Educación para la Salud

ICB
EDITORES

Editado por:
ICB, S.L. (Interconsulting Bureau S.L.)
Avda. Ortega y Gasset, 198. P.I. Alameda
29006 - Málaga. España
Tfno: (+34) 952 28 87 67
Web: www.icbeditores.com
Correo electrónico: info@icbeditores.com

Educación para la Salud

Coordinador de la obra: Juan Martín-Romo Mejías

Diplomado en Enfermería

2ª Edición

Reimpresión 2018

ISBN: 978-84-92980-31-4

CÓDIGO: MAIC000145

Impreso en España- *Printed in Spain*

MÓDULO 1: Antecedentes e Importancia de la Educación para la Salud

TEMA 1. Introducción. Importancia de la Educación para la Salud

TEMA 2. Marco Histórico

TEMA 3. Importancia y Necesidad de la Educación para la Salud en la Sociedad Actual

índice

TEMA 4. Educar en Valores

MÓDULO 2: Los Principales Retos en la Educación para la Salud

TEMA 5. Anorexia y Bulimia. Tabaco y Alcohol

TEMA 6. Accidentes de Tráfico

TEMA 7. Promoción de la Salud en la Inmigración

TEMA 8. Conceptualización, Clasificación y Tipología de Drogas

Educación para la Salud

Antecedentes e Importancia de la Educación para la Salud

TEMA 1. Introducción. Importancia de la Educación para la Salud

TEMA 2. Marco Histórico

TEMA 3. Importancia y Necesidad de la Educación para la Salud en la Sociedad Actual

TEMA 4. Educar en Valores

módulo 1

Educación para la Salud

Introducción. Importancia de la Educación para la Salud

- Concepto de Salud
- Importancia de la Educación para la Salud. Definición
- La Educación para la Salud. Marco Teórico
- Salud y Desarrollo Económico
- Indicadores de Salud
- Clasificación de los Agentes Causantes
- Acciones para Proteger la Salud
- Protección y Promoción de la Salud a Partir del Ambiente
- Medio Sociocultural y Salud
- La Educación para la Salud: Objetivos y Características Clave

tema 1

Objetivos:

- Conocer conceptos básicos relacionados con Educación para la salud.
- Adquirir nociones básicas sobre salud y enfermedad.

Concepto de Salud

El significado etimológico de la palabra salud viene del latín salus -utem, y significa estado en el que es ser viviente, animal o vegetal ejerce todas sus funciones.

La Organización Mundial de la Salud la define como un estado total físico, psíquico y social, y no solo como un estado de ausencia de afecciones y enfermedades.

Otra definición de salud es aquella manera de vivir autónoma, solidaria y alegre.

La salud como cualquier otro campo relacionado con el hombre esta en continuo movimiento, es por esto que el concepto de salud evoluciona a la par.

Si en épocas anteriores, gozar de salud suponía gozar de las funciones vitales, o lo que es lo mismo la ausencia de enfermedad., en la actualidad esta definición necesita completarse con otros conceptos como es tener en cuenta la dimensión mental y social del hombre.

El aumento de enfermedades cardio-vasculares, diabetes asociada a los malos hábitos alimentarios, unidos a una vida sedentaria, así como el aumento de depresiones, estrés, ansiedad y el aumento de determinados canceres asociados a malos hábitos, hace que se den definiciones nuevas para describir lo más acertadamente posible la situación de la población en el ámbito sanitario. Estos cambios, el paso de las enfermedades agudas a las crónicas, el aumento de la esperanza de vida y e cambio de las causas de mortalidad..., hizo que un equipo de médicos catalanes definieran la salud como "una forma de vivir autónoma, solidaria y alegre. "Autónoma, porque Una manera de vivir es sana cuando es autónoma, es decir, cuando exista una enfermedad o no, la persona tiene el mínimo de limitaciones. Es solidaria, teniendo en cuenta que la autonomía y el valor solidaridad juntos tienen un valor determinante, entendiendo la salud como un bien individual y social. Se define como alegre porque supone una forma de vivir alegre respetando la relación positiva que se puede tener frente a una realidad adversa, igual que frente a una realidad favorable.

Los problemas a los que nos enfrentamos la sociedad actual y la visión que tenemos de los mismos van cambiando a un ritmo muy acelerado, lo que exige por parte de los organismos oficiales, especialistas de la salud y otras organizaciones privadas, tomar medidas rápidas y eficaces.

Son varios los determinantes que intervienen en la salud: el medio ambiente, el estilo de vida, la biología humana y el sistema de asistencia sanitaria.

Observando la salud desde este prisma, esta se puede entender como u recurso para la vida diaria y no el objeto de la vida misma. Se entiendo como un proceso dinámico, responsable, participativo y equilibrado, que tiene como fin aproximarse a un estado ideal al que siempre podemos ir acercándonos un poco más.

Vemos que la salud es un concepto más amplio, que no solo se centra en las dimensiones biológicas y psico-sociales de la persona con o sin enfermedad.

La educación en el campo de la salud se presenta como un instrumento para la adquisición de conocimientos y aptitudes, además de favorecer el desarrollo de facultades como la responsabilidad, la participación y la toma de decisiones para que el sujeto alcance el máximo grado de adaptación y autonomía en el proceso de salud. Esta capacidad de adaptación de la persona determinará su propia calida de vida y la de su entorno.

El nexo de unión entre el campo de la salud y el campo de la educación se intensifican aun mas influyendo directamente en las nuevas formas de atención a personas tanto a nivel asistencial como a nivel social.

En esta línea la OMS considera prioritario fomentar la educación como instrumento básico de cambio, tanto a nivel individual como colectivo, con el fin de comprometer a toda sociedad en el proceso de salud.

Buena parte de este objetivo de fomentar la salud recae sobre la Salud Publica, entendiéndose esta por la ciencia y el arte de promover la salud, prevenir la enfermedad y prolongar la vida mediante esfuerzos organizados de la sociedad.

Como dice el aforismo médico: "Prevenir antes que curar", pero para prevenir, antes hay que educar.

Importancia de la Educación para la Salud. Definición

En la 36 Asamblea Mundial de la Salud (1983), se definió La Educación para Salud (EpS), "Cualquier combinación de actividades de información y educación que lleve a una situación en que la gente desee estar sana, sepa como alcanzar la salud y busque ayuda cuando la necesite."

El campo de Educación para la Salud es muy amplio, pues abarca muchas dimensiones del ser humano, no solo a nivel individual sino también a un nivel colectivo. Esta dirigido a toda la población, pero se hace hincapié en aquellos sectores que por una o múltiples causas son mas vulnerables a no alcanzar el estado de salud deseado .Jóvenes binomio alcohol - accidente de trafico, tabaco, drogas , inmigración, violencia de género, violencia infantil ...

El personal sanitario desde los Centros de Salud,, han llevado a cabo una labor muy importante en materia de salud preventiva (calendario de vacunaciones, planificación familiar, drogodependencia, tabaquismo, alcoholemia...).

La Educación para la Salud. Marco Teórico

La enfermedad es la cara opuesta a la salud. Son muchos los exámenes que se pueden realizar para diagnosticarlas. El origen de una enfermedad se puede conocer haciendo algún estudio como una radiografía, o un análisis de sangre, de orina, o de materia fecal. En otros casos se descubre observando el interior de la garganta o del oído. Pero hay otras enfermedades cuyo origen es más difícil de descubrir.

Por mucho tiempo se definía a la salud como la ausencia de enfermedad. A comienzos del siglo XX, en la posguerra, se observó que los excombatientes que regresaban a sus casas físicamente sanos, presentaban problemas de adaptación tornándose incapaces de funcionar como individuos normales.

La unidad indivisible del hombre es integrada por tres esferas, 1) esfera psíquica 2) esfera biológica 3) esfera social:

1. La esfera psíquica estaría compuesta por los sentimientos, el intelecto y las emociones.

2. La esfera biológica comprendería los sistemas que componen el organismo.

3. La esfera social demostraría la relación con los demás.

Cualquier alteración en alguna de ella puede destruir rápidamente la armonía de las otras dos, perjudicando la salud e impidiendo la normal relación con el medio.

Con anterioridad hemos definido el concepto de salud:

Salud es el completo bienestar físico, mental y social que permite la adaptación del hombre a su ambiente.

Bienestar físico: no sólo se quiere decir que el individuo sea normal y que tenga los órganos funcionando bien, sino que también quiere decir que debe lograr un organismo más perfecto y armónico, aumentar su capacidad y pueda desarrollar el máximo de actividad.

Bienestar mental o psíquico: no consiste solo en la ausencia de enfermedades mentales, como la psicosis o las neurosis, sino que supone que el individuo sea capaz de adaptarse adecuadamente a los numerosos cambios.

Bienestar social: es la buena relación que se debe tener con los que nos rodean.

La perdida del bienestar físico, mental y social constituye la enfermedad.

Definición: enfermedad es la ruptura del equilibrio físico y psíquico del organismo causado por factores externos e internos.

Pasaje de la Salud a la Enfermedad

Este pasaje desde la salud a la enfermedad comienza con la acción de una noxa o agente patológico.

Se entiende por noxa a cualquier agente capaz de producir daño en el organismo: ej. Virus, radiaciones, quemaduras, bacteria, etc.

Sobre el hombre sano actúan numerosos agentes o noxas de los cuales se defienden a través de diversos mecanismos en varias etapas.

- Primera etapa:

  Durante la primera etapa los procesos tienen lugar en las células. No pueden ser detectadas aún por ningún método pues no se manifiestan.

- Segunda etapa:

  Si las defensas del organismo no han sido eficaces, la segunda etapa la cual la noxa continua su acción aumentando su poder agresivo.

  En lo general tampoco se manifiesta, con diversos métodos, análisis clínicos, radiografías, ecografías, etc. Es posible efectuar un diagnostico de la enfermedad.

- Tercera etapa:

  La enfermedad puede ser vencida por las defensas del organismo o por tratamientos rápido y diagnostico temprano. Si eso no sucede la enfermedad sigue su desarrollo y comienza la tercera etapa, se presentan síntomas, signos característicos.

Una vez entrada la enfermedad en el sujeto, éste está enfermo, y puede seguir tres caminos. Recuperación total, recuperación parcial o muerte:

1. Recuperación Total:

   El organismo logra alcanzar el estado de salud.

2. Recuperación Parcial:

   - Con secuelas transitorias o con secuelas permanentes
   - Mediante la rehabilitación es posible lograr que desaparezcan por completo.
   - Cuando no es posible la recuperación quedan secuelas permanentes.
   - La rehabilitación tiene por finalidad lograr que el individuo alcance un nuevo estado y lograr que las secuelas desaparezcan para siempre.

3. Muerte:

El organismo del sujeto es atacado tan violentamente, que las noxas provocan la muerte.

PASOS DE LA ENFERMEDAD

1. Agente patológico o noxa (de origen fisicoquímico, hereditario, psicosocial, cultural, biológico).

2. Proceso activo de adaptación del organismo que se desarrolla en el interior de las células, sin exteriorizarse.

3. Proceso activo de adaptación del organismo que se descubre sólo por medios de estudios médicos.

4. Proceso activo de adaptación del organismo que se evidencia por la aparición de los primeros síntomas y signos.

ENFERMEDAD

1. Restitución integral de la salud, sin secuelas.

2. Restitución de la salud con secuelas transitorias.

3. Restitución de la salud con secuelas permanentes.

4. Muerte.

Al periodo que comprende desde la instalación de la noxa a la manifestación de la enfermedad se la conoce como período de incubación.

Salud y Desarrollo Económico

La salud es considerada uno de los derechos de todo hombre, determina una obligación. Desde un ámbito individual y social se debe hacer lo posible para estar sanos y no provocar enfermedad a los demás.

La salud es un valor moral y ético, también es un valor económico, ya que es una variable que mide el desarrollo y la riqueza de un país. La salud es una variable que mide el nivel económico de un país:

- A mayor desarrollo económico menor enfermedad.

- A menor desarrollo económico mayor enfermedad.

La baja renta, unos recursos insuficientes, producen una nutrición deficiente, vivienda precaria y educación incompleta. Este bajo nivel de vida favorece el desarrollo de la enfermedad.

La enfermedad necesita atención médica para la cual se invierten grandes sumas de dinero que el Estado podría utilizar en Medicina Preventiva.

La actividad disminuye y esto repercute sobre la economía del país. Se crea un círculo vicioso llamado ciclo económico de la enfermedad.

Los propósitos de todos los países en desarrollo son hacer participar a la comunidad en el proceso de superación socioeconómica para elevar el nivel de vida.

Las condiciones de salud de una población se miden con indicadores de salud.

Indicadores de Salud

Los indicadores son datos (números, tablas, etc.) que se utilizan para medir situaciones de salud.

Sirven para:

- Elaborar medidas preventivas.
- Planificar programas de atención da los enfermos.
- Disponer de recursos sanitarios.
- Prolongar la vida.

Los indicadores más comunes:

- La tasa de mortalidad.
- La tasa de natalidad.
- La tasa de morbilidad.

La tasa de natalidad indica el número de nacimientos en un tiempo determinado. La tasa es baja cuando es inferior al 20%, media cuando es de 20-30% y alta cuando es superior al 30%.

La tasa de mortalidad es el número de individuos que mueren en una población en un tiempo determinado. Es baja cuando es inferior al 10%, media entre el 0-13% y alta cuando es superior al 13%.

La tasa de morbilidad es el número de enfermedades ocurridas en una población en un tiempo determinado.

Los indicadores se extraen dividiendo el número de nacimientos, muertes, y enfermos por el número de individuos que componen la población. Ese resultado se lo multiplica por 100. N° de hechos ocurridos en un tiempo determinado.

Cuanto mayores son los bienes y servicios de una población menor es la fecundidad., por el contrario, una tasa de natalidad alta coincide con países subdesarrollados o en vías de desarrollo. Cuanto menor tasa de natalidad mas evolucionada es la población en el aspecto socioeconómico. En países subdesarrollados la baja producción está relacionada con salarios bajos y mayores posibilidades de contraer enfermedades. En países donde hay analfabetismo el nivel de vida es bajo y los riesgos de enfermar son mayores, la educación favorece una formación de conciencia sanitaria. El proceso tecnológico permite mayor bienestar socioeconómico y menor posibilidad de enfermedad.

Uno de los factores que separan los países desarrollados de países subdesarrollados o en vía de desarrollo, es la tasa de mortalidad infantil. Los países subdesarrollados tienen una alta tasa de mortalidad. Este índice se debe a la mala nutrición. Otras causas que incide en esta diferencia es la vivienda poco saludable, que no reúne las condiciones mínimas de salubridad. Los agentes patógenos influyen en la salud del lactante con mayor virulencia, ya que el lactante tiene un sistema inmunológico menos desarrollado que la de un adulto

Contaminación medio-ambiental. (Provoca enfermedades respiratorias), el bajo nivel de vida y la falta de educación, son otro de los factores que diferencia los países desarrollados de los países subdesarrollados.

En los países subdesarrollados las causas principales de mortalidad son las bronquitis, las neumonías y las gastroenteritis, asociadas a la mala higiene y las carencias nutritivas. En nuestro país las principales causas de mortalidad son las enfermedades cardiovasculares, los tumores malignos, y los accidentes.

Los indicadores de la salud se representan gráficamente sobre una pirámide.

Una pirámide es la representación de la estructura o composición de la población de un país, una ciudad o una provincia estructurada por edad y sexo.

Se llama pirámide porque la representación se hace por medio de bloques dispuestos horizontalmente. La base indica la cantidad de población en miles. El alto de la pirámide representa la edad de los habitantes. A la izquierda del 0 se representan los varones y a la derecha las mujeres.

La base ancha indica una alta natalidad.

Si la cúspide es reducida corresponde a una elevada mortalidad porque hay pocos ancianos.

Clasificación de los Agentes Causantes

Una noxa o agente causante de enfermedad es todo elemento capaz de producir un desequilibrio en nuestra salud.

El término noxa procede del latín y antiguamente se usaba este vocablo como sinónimo de malo.

Las enfermedades son causadas por microorganismos.

Los microorganismos son elementos muy pequeños, sólo observables con microscopio. Están formados por una sola célula, otros por varias.

Hay microorganismos aún más pequeños, como los virus que ni siquiera son considerados células.

Están en el ambiente que nos rodea, agua, aire, suelo, etc. El cuerpo de algunos seres vivos suele resultarles un ambiente muy apropiado para alimentarse y reproducirse.

Los microorganismos que causan enfermedades se llaman agentes patógenos o agentes infecciosos.

Clasificación de las noxas

Las noxas se clasifican según el ambiente del cual proceden:

- Físico Químico.

  Las noxas que provienen del ambiente físico - químico son las que están en el agua, aire, suelo, Ej.: sustancias químicas como el veneno, la contaminación, radiaciones, electricidad, fuego, ruidos.

- Sociocultural.

  Las noxas del ambiente sociocultural son las que nacen dentro de la familia, sociedad, cultura, política, dentro de todo lo que rodea al ser humano, Ej.: guerras, problemas económicos, racismo, paro, inadaptación social, etc.

- Biológico.

  Las noxas del ambiente biológicas son las más comunes, con los virus, bacterias, hongos , etcétera.

Los Agentes Patógenos

Lo agentes patógenos más conocidos son:

- Virus.
- Bacterias.
- Protozoos.
- Hongos.
- Parásitos.
- Artrópodos.
- Ofidios.

VIRUS

Los virus son agentes infecciosos que causan enfermedades en el ser humano, en los animales y vegetales. Son de reducido tamaño y no se puede ver con un simple microscopio.

Las características son: reducido tamaño, no se pueden ver con los simples microscopios. El virus completo con capacidad de infectar se llama VIRIÓN. Otra muy importante característica de los virus es la de ser parásitos celulares obligados. Esto se debe a que los virus para poder vivir necesitan utilizar los sistemas productores de energía de las células que parasitan. Usan a la célula infectada para su conveniencia. No tienen organelas. No cumplen funciones vitales, no comen, no respiran, etc. Los virus son seres vivos cuando están parasitando a una célula viva y pueden reproducirse. De lo contrario son seres inertes (sin vida) aunque conservan su poder de infección. Se inactivan con altas temperaturas.

ENFERMEDADES CAUSADAS POR VIRUS

- Gripe:

  Se transmite con gran rapidez y mucha facilidad.

  Contagio: es directo por medio de las góticas de saliva, que el enfermo elimina cuando habla, tose, o estornuda. Tiene una duración aproximada de una semana.

  Los síntomas son: estornudos violentos, fiebre, decaimiento, inapetencia, algunas veces vómitos, diarreas, bronquitis, etc.

- Varicela:

  Se produce en niños de corta edad, el virus que produce es poco resistente, se localiza en las vesículas que se forman al finalizar el periodo eruptivo. El contagio es directo con el enfermo cuando se tocan las vesículas en la descamación.

  Los síntomas son un leve estado febril, erupción que en 8 días se cae y deja una cicatriz cuando el enfermo se rasca.

  La erupción comienza en el tronco y luego se extiende a la cara, la cabeza y los brazos y piernas. El enfermo debe ser aislado para evitar el contagio.

- Sarampión:

  Es una enfermedad muy contagiosa, empieza con catarro, manchas en la mucosa bucal y una erupción. El virus que produce esta enfermedad es muy resistente. Es muy difícil inactivarlo. El contagio es directo por medio de las gotitas de saliva.

  Los síntomas son infecciones en los oídos, bronquios, a veces se complica con neumonía, hemorragias, etc.

- Papera:

  Es una enfermedad que ataca preferentemente a niños de 5 a 16 años de edad, es un aumento de las glándulas parótidas. Si se contrae de adulto puede extenderse a los testículos, páncreas u otra glándula dejando secuelas importantes.

  El contagio es directo por las gotitas de saliva. Los síntomas son aumento del tamaño de la o las glándulas parótidas, sequedad bucal. Existe también una vacuna.

- Rubéola:

  Es una enfermedad que en la mayoría de los países se presenta en primavera, se caracteriza por ser una enfermedad eruptiva, es común en niños menores de 15 años. El contagio es por vía directa, por medio de la saliva.

  Los síntomas son aumento de tamaño de los ganglios del cuello, catarro, fiebre no elevada. La erupción a diferencia de la varicela comienza en la cara para luego extenderse por todo el cepo.

  Es una enfermedad leve, su peligro reside en las embarazadas, sobre todo en las que están en el primer trimestre de embarazo pues ocasiona malformaciones en el feto.

BACTERIAS

Las bacteria son organismos muy pequeños, simple, que pueden o no causar enfermedades.

Esto depende de su tipo de nutrición.

Las bacteria con clorofila, se alimentan por si solas por lo tanto no necesitan de otros seres vivos, son las que no provocan enfermedades.

Las bacteria, deben alimentarse de otros seres vivos, estas son las que parasitan al hombre u otros seres vivos provocándoles enfermedades. Otras tienen gran valor para la producción de acetona, queso, yogurt, etc.

Características: poseen organelas que cumplen con las funciones vitales como nutrirse, respirar, reproducirse, etc.

Poseen una pared celular que las protege y gracias a su propiedad de teñirse pueden ser identificadas.

Se clasifican:

- Cocos forma esférica.
- Bacilos forma de bastón.
- Espirilos forma de espiral.

Las enfermedades bacterianas más conocidas son:

- Tétanos:

  Es una enfermedad provocada por las toxinas que libera un bacilo que suele entrar al organismo a través de una herida. Este bacilo está en la tierra, en los cuerpos sucios, oxidados, como por ejemplo, clavos, herramientas, latas, etc.

  El peligro es mayor cuando más profunda y cerrada sea la herida ya que la bacteria se desarrolla en lugares sin oxigeno.

  La enfermedad comienza con rigidez de los músculos del cuello, trae complicaciones respiratorias que llevan a la muerte.

  Se previene:

  Desinfectando las heridas rápidamente y seguir el calendario de vacunación, se cuenta con una vacuna llamada antitetánica.

- Tuberculosis:

  Esta enfermedad la produce una bacteria con forma de bacilo, se llama así porque en el ser humano forma tubérculos.

  Es una enfermedad muy contagiosa, el contagio se realiza por vía pulmonar o sea por la tos o los estornudos de enfermo. Los síntomas son adelgazamiento, palidez, ojos brillantes, elevación de la temperatura. Las radiografías de los pulmones de enfermos muestran los tubérculos en forma de cavernas que realizan las bacterias.

  En el pasado era una enfermedad muy temida debido al alto grado de mortalidad que provocaba.

  Actualmente la aplicación correcta de la vacuna BCG hizo que le perdiéramos el miedo.

- Cólera:

  Es una enfermedad bacteriana producida por una bacteria con forma de coma.

  Es una enfermedad muy contagiosa, se produce a través del agua contaminada con bacteria, por utensilios o alimentos contaminados. El tiempo de incubación es corto en algunos casos puede ser de horas.

  La enfermedad comienza con diarreas abundante, vómitos, deshidratación, piel fría debido a que baja mucho la temperatura. Todo esto lleva a la muerte al paciente si no es tratado rápidamente.

PROTOZOOS

Son seres unicelulares, es decir, formados por una sola célula que pueden actuar como consumidores saprofitos o parásitos.

Los protozoos parásitos son los que atacan la salud del hombre y de otros seres vivos.

Poseen núcleo con membrana nuclear, ADN y ARN en su interior.

Se replican por división celular simple como lo hacen las bacterias.

Se los clasifica según el modo de locomoción:

- Por seudópodos que son deformaciones del protoplasma. Ej.: la ameba.
- Por flagelos, esto protozoos poseen una prolongación única, larga, que le permite el movimiento, Ej.: el tripanosoma cruzi que produce la enfermedad de chagas.
- Por cilias. Poseen prolongaciones numerosas, pequeñas que se mueven coordinadamente.

- Fijos son los protozoos que no se movilizan. Ej: plasmodio.

ENFERMEDADES QUE PRODUCEN

- Disentería Amebiana:

  Es una enfermedad grave, muchas veces mortal, la produce un protozoo con pseudópodos llamado ameba disentérica. Este ser causa abundante diarreas produciendo un cuadro de deshidratación.

  Contagio tomando aguas contaminadas o ingiriendo algún elemento con protozoos.

- Chagas - Mazza:

  La produce un protozoo con flagelo llamado tripanosoma cruzi.

  El protozoo es tan pequeño cómo hace para entrar a nuestro organismo.

  Por si solo no puede entrar porque necesita un vehículo, alguien que lo transporte porque el único medio donde puede vivir es la sangre.

  El ser que lo transporta se lo llama agente transmisor o vector. En el caso del tripanosoma cruzi el vector es la vinchuca. La vinchuca es un insecto de 3 cm de largo y de color pardo.

  La enfermedad no es contagiosa de hombre a hombre, sólo en los casos de transmisión de sangre. El contagio más importante está dado cuando la vinchuca chupa sangre de un animal o de un hombre enfermo también chupa los tripanosomas, si esta vinchuca pica ahora a una persona sana en lugar de la picadura eliminara excrementos con protozoos. Cuando la persona se rasca, lastima la piel permitiendo que entren los tripanosomas y provocando la enfermedad.

  Lugares donde viven son oscuros, en grietas de la pared, en techos de paja. Una de las formas de prevención es la limpieza, desinfección de los techos y paredes bien revocadas.

  Los síntomas de esta enfermedad son: dolor de cabeza, dolores musculares, agrandamiento de los ganglios, y consecuencias fatales al corazón con el tiempo.

- Malaria:

  La produce un protozoario fijo plasmodio.

  El plasmodio vive en la sangre, dentro de los glóbulos rojos.

  El agente transmisor es un mosquito hembra llamado anofeles.

El mosquito pica a un enfermo y al chupar sangre se lleva también los plasmodios. Cuando pica ahora a una persona sana lo contagia transmitiendo los protozoos que tenía en su aparato chupador.

La persona se enferma y los primeros síntomas que tiene son: fiebre cada 24, 36, o 48 horas, según el tipo de plasmodio que sea, sueño profundo, calor, piel seca, todo esto lo puede llevar a la muerte.

Es una enfermedad común en zonas templadas.

LOS HONGOS

Los hongos pueden ser unicelulares como las levaduras y utilizadas por la alimentación, o bien puede ser pluricelulares, o sea formados por muchas células. Hay hongos parásitos.

Los hongos parásitos afectan la salud del hombre provocando enfermedades llamadas micosis.

Esta micosis puede ser superficial o profunda. Las más comunes son las superficiales que se desarrollan en la piel, especialmente en cuero cabelludo, axilas, ingle, espacios entre los dedos, vagina, uretra o en boca. No son infecciones graves pero pueden ser molestas porque provocan caída del cabello, abundante flujo, etc. son muy contagiosos y pueden aparecer luego del tratamiento.

Los hongos saprofitos descomponen los alimentos y si atacan al hombre le provocan micosis profundas que son muy peligrosas. Se llaman profundas porque atacan órganos como los pulmones u órganos digestivos.

Las enfermedades producidas por hongos más comunes son: muguet, tiña, pie de atleta, etc.

Una forma de evitar esta enfermedad es no compartir elementos íntimos como calzados, medias, ropa interior, no mantener contacto con baños ajenos, evitar la humedad secándose bien luego del baño.

- Saprófitos Micosis Profundas:

  Características:

  - No poseen órganos digestivos porque toman el alimento ya digerido del huésped.

  - No poseen órganos respiratorios ni circulatorios porque reciben alimento y oxígeno directamente de la piel.

  - Poseen ganchos y ventosas que le permiten sujetarse de la pared del intestino del huésped.

- Poseen gran desarrollo de los órganos reproductores para asegurarse la perpetuación.

PARÁSITOS

Las enfermedades que producen los gusanos o vermes se llaman parasitosis. Las más conocidas son la hidatidosis y la teniasis.

- Teniasis:

  Es una parasitosis provocada por un verme llamado tenia o lombriz solitaria. Este verme puede llegar a medir de 3 a 8 metros. Posee una cabeza con ganchos para tomarse de la pared del intestino. Presenta un cuerpo formado por anillos o segmentos.

  El ciclo de vida de este parásito.

  Un hombre con parásitos elimina materia fecal con huevos de parásitos. Si estas heces contaminan pasto o aguas y son ingeridas por una vaca (es el huésped intermediario porque en ellos) no desarrolla la enfermedad.

  En la vaca los huevos son disueltos y se libera el embrión que esta en su interior, en él no desarrolla el parásito porque no es el huésped definitivo, se enquista en los músculos del animal.

  Cuando una persona come carne de este animal, ingiere los quistes y desarrolla la enfermedad formado la lombriz solitaria. Esta persona tiene en sus heces huevos del parásito que disemina cuando defeca.

- Hidatidosis:

  Es una enfermedad causada por la larva de la tenia del perro (mide de 2 a 5 milímetros). Cuando comemos alimentos contaminados con huevos de este parásito desarrollamos un embrión que no sigue desarrollándose porque nosotros en esta parasitosis somos los huéspedes intermediarios. El embrión se enquista formando los llamados quistes hidatídicos que se ubican en pulmón, vejiga, corazón, etc. Cuando los perros comen vísceras contaminadas de un animal enfermo, desarrollan al parásito que forma rápidamente huevos que se liberan con las heces.

  Cuando estas heces se ponen en contacto con el agua o vegetales los contaminan comenzando el ciclo.

  En las dos enfermedades anteriores, los síntomas son: adelgazamiento, anemia, trastornos en la alimentación que pueden llevar a la muerte cuando el quiste estalla o, en el caso de la tenia cuando esta obstruye los intestinos.

Prevención:

1. Los alimentos que se consumen deben estar bien cocidos.

2. Se deben lavar bien las manos antes de las comidas y luego de salir del baño.

3. No dejarse lamer las manos ni la cara por los perros.

4. No abonar los cultivos con abono animal.

ARTRÓPODOS

Los artrópodos son animales invertebrados, es decir sin columna vertebral, dentro de este grupo están los insectos, arañas, etc. Muchos de los artrópodos no originan enfermedad por si solos, sino que son vehículo, vectores como la vinchuca, el mosquito anofeles.

- Pediculosis:

  Producen esta afección en pediculus hominis. Es un artrópodo sin alas no salta, coloca sus huevos llamados liendres en la base de los cabellos, barba y cejas.

  Los huevos se abren a los seis días y a los 18 se desarrollan como adultos. Una hembra adulta puede llegar a poner hasta 100 huevos. Producen una intensa picazón que se manifiesta con una leve alergia del cuero cabelludo. La forma de combatirlos es el corte de cabello y la aplicación de sustancias parasiticidas.

- Sarna:

  La produce un artrópodo pequeño con 4 pares de patas.

  Produce galerías debajo de la piel donde se ubican las hembras para colocar sus huevos. Sólo ocasionan una intensa picazón que lleva al individuo a rascarse agravando la lesión e infectándolas. La forma de prevención es no compartir la cama con un enfermo de sarna ni usar elementos personales. Otros artrópodos conocidos son: pulga, garrapatas, moscas, mosquitos, etc.

OFIDIOS

Los ofidios pueden ser venenosos o no. Los que son venenosos se llaman víboras y poseen glándulas salivales modificadas para la secreción de diferentes toxinas que en algunos casos provocan la muerte del ser que ha sido mordido.

Los ofidios no venenosos se llaman culebras.

Enfermedades que no se Contagian

Existen enfermedades que nada tienen que ver con la entrada de una noxa a nuestro organismo. A veces hacemos desarreglos en nuestra alimentación que puede tener consecuencias poco saludables.

Si hay una disminución en glóbulos rojos se diagnostica anemia que no tiene nada que ver con una noxa.

También nos enfermamos si no nos alimentamos correctamente, o sea que no cumplimos con nuestras necesidades básicas.

- Temperatura: la vida humana requiere una temperatura adecuada, si lo pasa entonces el hombre tendrá que adaptarse a las nuevas necesidades.

- Vivienda: la necesidad de una protección contra la intemperie, acorde al ambiente donde se desarrolla.

- Espacio Vital: el ser humano necesita disponer de un determinado espacio, dentro de cuyos límites se desarrolla su vida y la de su familia.

- Aire: el hombre resiste pocos minutos sin consumir aire. Las modificaciones en la calidad del aire, puede acarrear contaminación.

- Alimentos: si disminuye la cantidad de alimentos que el hombre debe ingerir o su composición puede ocasionar graves enfermedades como intoxicación, desnutrición etc.

- Luz: es la fuente natural de energía que hace posible la vida en la tierra.

  La obtención de luz artificial por medio artificiales le ha permitido prolongar las horas nocturnas.

- Actividad: es una necesidad que contribuye a mantener su estado físico.

- Reposo: es necesario porque actúa como complemento de la actividad física y mental.

- Agua: la necesidad de mantener el medio interno hace que el agua se torne importante.

  Es un riesgo si se encuentra contaminada.

- Vestimenta: al carecer el hombre de la protección externa, deben adaptarse a las condiciones del clima.

- Religión: cada ser humano siente la necesidad encontrar cuál es el sentido de su vida, más allá de lo material.

- Afecto: es una necesidad permanente en la vida del hombre. Está comprobado que falta de afecto es causante de problemas de conducta, etc.

- Seguridad: necesidad dispone de recursos destinados a proteger su vida y sus bienes.

Otras necesidades son atención médica, comunicación, tiempo libre, etc.

Las enfermedades vírales se curan gracias a nuestras defensas.

Las transmitidas por bacteria, se curan ingiriendo medicamentos recetados por él medico.

Debemos conocer el mecanismo de transmisión de las enfermedades transmisibles.

Al individuo enfermo se lo llama portador.

Tenga presente que no siempre el portador está enfermo. Hay casos donde una persona que consideramos sana puede transmitir.

El lugar por el cual el agente sale (huésped) se denomina puerta de salida. Las principales puertas son la piel, las mucosas como las vías respiratorias, el ano, la boca, las vías genitourinarias, etc. Para que el agente infeccioso que ha salido del portador pueda llegar hasta el huésped receptor, es necesario un mecanismo de transmisión que pueda ser directo o indirecto.

La transmisión directa se efectúa por contacto entre el huésped portador y el receptor.

En la transmisión indirecta pueden intervenir diversos elementos del ambiente.

- A través del aire en las gotitas de saliva o las secreciones nasales que se eliminan al hablar, toser o estornudar.

- A través del agua, al beber agua contaminada o al ingerir alimentos contaminados con ésta.

- A través de vectores que transmiten el agente infeccioso de un individuo enfermo a otro sano.

- A través de elementos que usa el individuo enfermo como toallas, pañuelos, etc.

Existe una puerta de salida también hay una puerta de entrada para la persona sana a través de las cuales el agente infeccioso penetra en un nuevo individuo.

El huésped receptor es el individuo susceptible de recibir al agente infeccioso.

No siempre se desencadena la enfermedad, pues si las defensas de este nuevo individuo son suficiente fuerte puede rechazarla.

Acciones para Proteger la Salud

Son las acciones destinadas a prevenir la enfermedad y a recuperar la salud.

- Acciones de promoción.
- Acciones de protección.
- Acciones de recuperación o de rehabilitación.

Acciones de Promoción

Están destinadas a suprimir o evitar los riesgos que puedan dañar al individuo o que afecten al medio ambiente.

Tienen a prevenir las enfermedades y a impedir su desarrollo. Al individuo y al ambiente que lo rodea.

Las acciones de protección sobre el individuo comprenden tres niveles.

- Prevención primaria.
- Prevención secundaria.
- Prevención terciaria.

Acciones de Protección

- El agregado de flúor al agua de consumo para evitar las caries.
- La aplicación de vacuna.
- Buen cocido de las carnes.

Las acciones tienen a evitar la contaminación del aire, del agua y del suelo.

Ejemplos:

- Potabilización del agua.
- Controlando las plagas de insectos y roedores.
- Controlando la evacuación de los residuos domiciliarios e industrias.

Acciones de Recuperación o Rehabilitación

- Recuperación: lograr que el enfermo recupere la actividad del órgano afectado. Si la enfermedad no deja secuelas, el individuo vuelve a su actividad anterior sin problemas, pero si aquella deja secuelas es necesaria la rehabilitación.
- Rehabilitación: es tratar de devolver al enfermo a su actividad, si la enfermedad ha dejado secuelas es necesario que acepte su nuevo estado y se siente útil.

Prevención Primaria

Son las acciones a conservar la salud del hombre y evitar los riesgos.

Entre ellas figuran:

- Higiene de la piel.
- Higiene de los ojos.
- Higiene de la boca.
- Postura.
- Ejercicios.
- Alimentación.
- Descanso.

Una piel sana y limpia impide la acumulación de los microbios.

Evitar tocar los ojos con las manos sucias o con pañuelos y toallas ajenas.

La falta de higiene favorece la pediculosis y la formación de hongos.

A la hora de estornudar una forma correcta es colocar un pañuelo sobre la nariz y la boca para evitar la diseminación de microbios.

Los restos alimenticios que quedan entre los dientes se descomponen y son origen de las caries.

Las personas que no realizan ejercicios padecen de trastornos digestivos, pulmonares.

Es necesario además de las horas de sueño, breves periodos de descansos y relajación entre las actividades diarias.

No sólo es importante cuidar qué se come sino cómo y cuándo se come.

Es necesario lavar las manos antes de las comidas.

Prevención Secundaria

Se aplica en los casos cuando las enfermedades, debido a sus características no siempre pueden ser evitadas. Ejemplo: el cáncer, las enfermedades mentales, infarto, etc.

Comprenden medidas denominadas diagnóstico temprano y tratamiento oportuno.

Medios más eficaces para realizar la prevención secundaria es el examen médico periódico, permite detectar cualquier problema.

Si los resultados médicos, presencia de alguna enfermedad es necesario poner en marcha un tratamiento.

Prevención Terciaria

La prevención terciaria. Se lleva a cabo sobre el individuo cuando las acciones anteriores han fracasado y la enfermedad se ha producido. Limitan a reparar los daños ya causado.

Sólo se ejerce en aquellas personas que han perdido su salud y no han recuperado totalmente. El objetivo de esta prevención es desarrollar las capacidades que no hayan sido afectadas por la enfermedad y que le permite volver a la vida social.

INMUNIDAD

La inmunidad (del latín inmunis, exento) permite al hombre adquirir un estado de resistencia frente a la entrada de gérmenes.

La inmunidad es un mecanismo de defensa con el que cuentan los seres vivos (en sus formas, natural o adquirida) a pesar de convivir con grandes cantidades de microorganismos.

Podemos encontrar dos tipos:

- Natural.
- Adquirida.

INMUNIDAD NATURAL

La inmunidad que nace con el individuo puede ser:

- Origen genético: cuando los genes determinan la resistencia a ciertas enfermedades.

  Ejemplo: la raza negra es inmune a la fiebre amarilla.

- De origen placentario: durante el embarazo, la madre pasa anticuerpos al bebé a través de la placenta.

- Lactancia: durante la lactancia, la madre pasa anticuerpos al bebé a través de la leche.

INMUNIDAD ADQUIRIDA

El hombre forma mecanismos de defensa en repuesta a la entrada de microorganismos o toxinas.

Puede ser espontanea después del primer ataque de una enfermedad queda inmunidad permanente para estar afección o artificial cuando inoculan gérmenes patógenos muertos, toxinas de esos gérmenes. El hombre forma sus propias defensas; es el caso de las vacuna.

Pueden inocularse defensas previamente formados por otros organismos, como ocurre con los sueros. Se dice que es activa porque el organismo trabaja formando sus propios anticuerpos y cuando ya se los adquiere de manera artificial es pasiva.

Se previene desinfectando las heridas rápidamente y seguir el calendario de vacunación, se cuenta con una vacuna llamada de virus atenuados: se prepara con virus vivos no patógenos, al ser administrado por vía bucal.

- Vacuna con toxinas modificadas: se preparan con toxinas, se llaman anatoxinas.

  Cada una tiene una vía de ingreso diferente:

  - Vía oral: por medio de gotas o píldoras.
  - Vía cutánea.
  - Vía subcutánea.
  - Vía intramuscular.

Una vez recibida la vacuna, el organismo tarda de 2 a 4 semanas en formar los anticuerpos, permanecen luego en la sangre por largo tiempo.

Las vacunas según cómo se administran:

- Univalente.

  Cuando inmuniza contra una sola variedad de un agente etiológica

- Polivalente.

  Cuando se utilizan distintas cepas y variedades del agente de una misma especie ejemplo vacuna antiestafilocócica.

- Mixta.

  Cuando se preparan con agentes patógenos de diversas especies ej: es la vacuna llamada triple.

SUEROS

Son sustancias que proceden de la coagulación de la sangre de diversos animales y que contienen anticuerpos ya formados por inmunización activa. Producen inmunidad pasiva.

El suero proviene de animales de laboratorios en los que se ha provocado activamente la formación de anticuerpos. Ejemplo: suero antitetánico, antidiftérico, antirrábico.

Los sueros se utilizan como medida preventiva o para impedir el desarrollo de la enfermedad una vez que se ha producido la infección. El suero tiene acción más rápida que la vacuna.

El suero entrega anticuerpos ya formados; la duración de su acción es más corta. En casos de epidemia o cuando hay peligro de contagio, se aplica primero el suero por su acción mas rápida, y luego la vacuna, por su mayor durabilidad.

Todo agente extraño posee una estructura especial para nuestro organismo se comporta como un antígeno, es decir una sustancia que provoca una reacción en su contra.

La reacción del organismo contra el antígeno puede manifestarse de dos modos.

Inmunidad Humoral - Inmunidad Celular

Nuestro cuerpo presenta varios obstáculos a los agentes causantes de enfermedades. Son las barreras primarias de defensas: piel, nariz, lágrimas, saliva, etc.

Nuestra piel es gruesa y difícil de atravesar por microorganismos siempre y cuando la piel este intacta. Las heridas son puertas abiertas al ingreso de microorganismos. Es importante limpiar las heridas con agua y jabón, y otros líquidos desinfectantes.

Las lágrimas, la mucosidad y la saliva tienen sustancias antimicrobianas que representan excelentes barreras anatómicas.

El PH ácido del estómago crea un ambiente poco propicio para los microbios ingeridos por los alimentos. Algunos microorganismos logran entrar; de otro modo, jamás nos enfermaríamos.

Si el microorganismo logra atravesar las barreras y penetra en el organismo se pone en marcha las barreras secundarias de defensas: el sistema inmunológico.

Dentro de nuestro cuerpo la batalla no está ganada por los microorganismos: deben enfrentarse a las barreras secundarias del mismo. Existen defensores llamados anticuerpos. Estos viajan por la sangre, unidos a los glóbulos blancos. Estos anticuerpos se fabrican una vez que el agente patógeno ingresa a nuestro cuerpo.

- Fabrican un tipo de anticuerpo para cada tipo de microorganismo.
- Tienen memoria, no lo olvidan fácilmente. La próxima vez que lo encuentre, atacarán inmediatamente.
- Tienen capacidad para distinguir al causante de una enfermedad entre millones de otras células y no suelen equivocarse.

FORMAN ESTE SISTEMA

Los glóbulos blancos: macrófagos, linfocitos B, etc.

Cuando un microorganismo supera una barrera, las células vecinas liberan HISTAMINA que aumenta la cantidad de sangre en el lugar.

Los glóbulos blancos son atraídos por estas sustancias y fagocitan al agente extraño, lo destruyen y los dividimos en dos tipos de respuesta:

- Inmunología Humoral.
- Inmunología Celular.

Los linfocitos B, originados en la médula ósea forman anticuerpos, proteínas conocidas como inmunoglobulinas. Alrededor de 2 mil millones de linfocitos B recorren el cuerpo humano patrullándolo. Son células pequeñas que no se dividen y no cumple funciones metabólicas hasta ser activadas Por un antígeno.

Cuando el linfocito B se pone en contacto con la inmunoglobulina se divide formando:

- Células plasmáticas, con abundante anticuerpo contra ese antígeno.
- Células de memoria, que responderán si tiempo después vuelve a entrar un antígeno igual (por esto nos enfermamos sólo una vez de ciertas enfermedades.)

Están a cargo de esta función los linfocitos T que forman en el timo: a diferencia de los B, los linfocitos T están dentro de las células con núcleo. Algunos de ellos liberan compuestos químicos que atraen macrófagos que destruirán al agente extraño por el proceso de fagocitosis.

Cuando el sistema inmune no actúa correctamente se producen enfermedades.

ENFERMEDADES DEL SISTEMA INMUNE

ALERGIA

Cuando el sistema reacciona en forma excesiva, se hipersensibilidad. Las alergias pueden ser causadas por penicilina, picadura de insectos, pelos plumas, hongos, plantas.

La mayoría de las alergias son determinadas por una combinación de factores y existe una predisposición hereditaria.

Es necesario realizar pruebas para prevenir las reacciones pues en algunos casos la respuesta puede ser tan extrema que amenaza la vida.

ASMA

Es una enfermedad de los bronquios que se caracteriza por la dificulta para respirar.

Esta enfermedad hace que los bronquios se estrechen y no permita que el aire circule normalmente. Existe dificultad para expulsarlo durante la respiración. La disminución del tamaño de los bronquios causa fatiga.

El asma no es contagiosa ni hereditaria, pero hay una predisposición en los hijos de padres asmáticos.

SIDA

Es una enfermedad infectocontagiosa que ataca al sistema inmune producido por un virus físicamente frágil pero hasta hoy indestructible por drogas y vacunas.

Protección y Promoción de la Salud a Partir del Ambiente

Contaminación del Aire

El aire constituye la atmósfera que rodea la corteza terrestre. Se halla formada por tres capas. La primera, llamada troposfera, tiene un espesor de 15 hm. La segunda capa, de hasta 80 Km., es la estratosfera, y la tercera capa o ionosfera, es la que se extiende más allá de los 1000 km. de altura.

La vida se desarrolla en la primera capa gracias a la protección que les brinda la segunda y tercera capa, que impiden el paso de las radiaciones perjudiciales.

El ozono (O3) de la estratosfera absorbe los rayos ultravioletas, y los iones de la tercera capa, los rayos gamma y otros que son incompatibles con la vida.

La principal fuente de contaminación atmosférica es la combustión, y la causa principal es el humo que emana de los caños de escapes, de las chimeneas industriales y domiciliarias, de la quema de basura, etc.

Los contaminantes se clasifican en primarios cuando nacen directamente de la fuente de emisión.

FUENTE DE EMISIÓN

A los elementos que eliminan las chimeneas, los caños de escapes, etc. Se les conoce como secundarios, éstos aparecen cuando reaccionan los contaminantes primarios con los elementos normales que componen el aire.

Los contaminantes pueden estar constituidos por gases o partículas. Entre los primeros se encuentran los compuestos de carbono como monóxido de carbono, dióxido de carbono, los compuestos con azufre, con nitrógeno, con plomo, etc. Dentro de las partículas, éstas pueden ser sólidas o líquidas.

Según su naturaleza:

- Partículas.
- Gases.

Según su origen:

- Primarios.
- Secundarios.

Los efectos que causan en la salud de los pacientes los clasificaremos en cuatro grados:

- Grado 1: sin efectos perjudiciales observados.
- Grado 2: irritación de los órganos sensoriales. Perjuicios a la vegetación.
- Grado 3: alteración de las funciones. Peligros para la salud en relación con el desarrollo de enfermedades crónicas.
- Grado 4: origen de las enfermedades agudas o mortales.

La contaminación produce en los vegetales destrucción de los órganos, producen la fotosíntesis porque los gases penetran por las estomas.

Sobre los materiales causa corrosión en los metales, desintegración de telas, caucho, mármol.

En los seres humanos si la contaminación actúa en forma constante produce afecciones respiratorias como bronquios, enfisema pulmonar, etc.

La luz solar es la parte visible, la demás radiaciones (infrarrojas, ultravioletas, rayos x, rayos gamma).Son invisibles para el ojo humano. Las radiaciones se clasifican en ionizantes y no ionizantes, las no ionizantes son las que no producen ningún efecto en el ser humano.

Las Radiaciones no Ionizantes

Las radiaciones como los rayos x, los rayos ultravioletas, producen lesiones graves en la piel, en otros órganos.

Las radiaciones ionizantes no pueden penetrar en la atmósfera, quedan retenidos en las dos capas superiores. Si la radiación pasase las capas de la atmósfera, tendríamos el problema que destruiría la vida sobre la tierra.

Contaminación que se realizan con el aire:

- El ruido: es una sensación auditiva molesta que proviene de sonidos inarticulados y molestos.

  En el hombre el ruido produce enfermedades psíquicas y físicas.

  En el oído produce pérdidas temporarias de la audición, sordera traumática y hasta puede llagar a la ruptura de la membrana del tímpano.

  En el organismo provoca dolores e cabeza, estados de fatiga, y depresión, pude originar taquicardia, reacciones de violencia, etc.

  En la mente interfiere en la comunicación, altera e sueño, causa alteraciones psíquicas y emocionales.

  La medición del ruido se hace mediante una unidad física llamada decibel. Esta medida se calcula partiendo del más bajo sonido que puede percibir el oído humano en un ambiente silencioso. F 38.

Contaminación del Agua

Los componentes indispensables para la vida del hombre y de los seres vivos.

Para su utilización, debe ser potable, es decir apta para beber y cocinar, sin riesgo, debe reunir las siguientes condiciones:

- Física: ser transparente, incolora, inodora y de sabor agradable.

- Química: contener gases(oxígeno, dióxido de carbona, nitrógeno) y sales (cloro, sodio, carbonato de calcio) en proporciones determinadas. Si contienen sales en exceso, se denominan aguas duras se caracterizan porque no disuelven bien el jabón.

- Bacteriológica: no debe contener más de cierta cantidad de gérmenes patógenos ni sustancias tóxicas.

El agua que consume el hombre se divide por tres grupos:

1. Agua meteórica: proviene de las precipitaciones. Es fresca y agradable, pero carece de sales.

2. Agua telúrica: circula debajo del suelo, por capas subterráneas. El agua de la primera capa, la más superficial, siempre es peligrosa porque puede estar contaminada con sustancias o desechos provenientes de infiltraciones de pozos ciegos, caballerizas, chiqueros.

   Con la extracción de agua se construyen pozos. El pozo común es el que llega a la primera capa; el pozo semisurgente, llega a la segunda, y el pozo surgente alcanza hasta la tercera capa.

3. Agua superficial: procede de arroyos, ríos, lagos u otras fuentes naturales superficiales.

   Aunque por su origen suele ser pura, conviene someterla a purificarla.

   Puede ser contaminada por elementos de distinta naturaleza: orgánica, química, radiactiva y térmica:

   - Origen orgánico:

     Comprende microorganismo responsable de diversas enfermedades como la fiebre tifoidea el cólera, la disentería, la hepatitis infecciosa y diversas gastroenteritis. Otras contienen huevos o larvas de parásitos. También son orgánicos los restos que provienen de las redes cloacales y de alguna industria, en especial frigorífico, lecherías, fábricas de mantecas, etc.

   - Origen térmico:

     La eliminación de agua caliente usada para refrigerar plantas termonucleares o industriales disminuye la cantidad de oxígeno del agua provoca que las formas de vida tenga problemas en su respiración.

   - Origen radioactivo:

     Provienen de las lloviznas radioactivas originadas por las experiencias atómicas que caen al mar. El peligro no solo es directo, sino también indirecto, a través de las cadenas alimentarias.

   - Origen químico:

     Principales elementos:

     - Plomo: proviene de las cañerías de distribución de agua y del los motores de los vehículos; eliminado por el caño de escape, se deposita sobre el suelo, el agua de las lluvias lo lleva hasta las bocas de tormenta y través de las redes cloacales, llega a los ríos.

- o Mercurio: se origina en fábricas de papel, de pestic das y fungicidas.
- o Detergente: el jabón, fabricado con grasa de animales y cenizas, es degradado por las bacterias del agua.
- o Plaguicidas: el producto aplicado a las plantas s arrastrado por el agua de lluvias.
- o Petróleo: gran enemigo del mar y proviene de las torres de extracción ubicadas en el mar por los derrames de los barcos

Los recursos destinados a preservar la calidad del agua son muy numerosos; pueden mencionarse, entre otros:

- Uso de plantas depuradoras de agua contaminadas en la misma industria que las produce.
- El enfriamiento del agua caliente antes de ser vertidas en el río.
- El reemplazo de plaguicida por medios de lucha menos peligrosos, como por ej la lucha biológica.

El agua pude servir como vehículo a diversos gérmenes patógenos causante de enfermedades que, por esa causa, son llamadas de ORIGEN HÍDRICO.

Las más importantes.

- Fiebre tifoidea:

  Es una salmonelosis producida por un bacilo. Se adquiere de modo semejante a la fiebre tifoidea: por contagio directo e industria.

  A diferencia de la tifoidea su comienzo es brusco y se manifiesta por fiebre continua, diarreas y vómitos. Lo más frecuente de adquirir la enfermedad es a través del agua con contaminada por materia fecales, especialmente si procede de la primera capa.

  La enfermedad se manifiesta por dolores de cabeza, falta de apetito, fiebre elevada, dolores intestinales y diarreas intensas. La mirada de estupor del enfermo y parece estar en las nubes. Una vez padecida confiere inmunidad para toda la vida esto quiere decir que no vuelve a padecer la enfermedad.

  Prevenir la fiebre tifoidea:

  - o Aislamiento riguroso del enfermo.
  - o Higiene y cuidadoso del enfermo.

- Desinfección de sanitarios.
- Consumo de agua potable.

- Cólera:

  El agente productor es el vibrión colérico, puede vivir mucho tiempo en las materias fecales, el suelo húmedo y el agua. Las manifestaciones son de tipo gastrointestinal es decir, afecta el estómago y el intestino.

- Amebiasis:

  Llamada también disentería amebiana, es producida por una ameba. Se adquiere por ingestión de agua de la primera capa.

  Es posible el contagio a través de las manos sucias o de alimentos contaminados por moscas o cucarachas que transportan quistes en sus patas. Estos son ingeridos, la ameba llega al intestino grueso y se localiza en sus paredes donde origina úlceras.

  El enfermo tiene fiebre ligera y se muestra fatigado. La forma de evitarlo es semejante a la aconsejada en los casos anteriores.

- Hepatitis infecciosa:

  Ataca especialmente a los niños y adolescentes y es producida por un virus que se encuentra en la orina y las deyecciones de los enfermos.

  Se transmite por la vía digestiva, después de 10 a 40 días de incubación se manifiesta bruscamente con síntomas semejantes a los de la gripe, fiebre, náuseas, vómitos y diarrea, la inflamación del hígado y la coloración oscura de la orina debido a los pigmentos biliares que contiene.

- Para evitar las enfermedades de origen hídrico:

  Lavar cuidadosamente las manos con agua, jabón y cepillo, después de ir al baño y antes de comer.

  Nunca beber directamente de la canilla.

  Lavar bien las verduras antes de ser ingeridas crudas.

  No tomar agua sin tener la seguridad de ser potable.

Contaminación del Suelo

Es la capa más superficial de la corteza terrestre, es un factor físico y biológico, composición intervienen componentes bióticos y abióticos. Se origina por la erosión de las rocas que se van fragmentando en particular de distintos tamaños.

El suelo esta constituido:

- Partículas minerales de diversos tamaños.
- Materia orgánica (restos vegetales y animales).
- Aire o atmósfera del suelo.
- Agua proveniente de las precipitaciones.
- Organismos vivientes.

El suelo cumple con dos procesos, uno de formación y otro de desgaste, el de formación que es el más lento. Para formar 3 cm de espesor son necesarios de 4 a 10 siglos.

Los factores de destrucción del suelo es la deforestación, la destrucción del bosque empobrece el suelo, forma de destrucción el uso abusivo del arado, el pastoreo abusivo debido al gran número de animales, originan su contaminación. Se incluye contaminantes de origen químico; producidos por las lluvias ácidas, desechos industriales, de laboratorios químicos, la combustión de motores de vehículos, los plaguicidas y herbicidas.

El suelo alberga gran cantidad de bacterias saprofitas que cumplen un importante papel en los ciclos naturales; viven en los gérmenes patógenos causante de enfermedades como el tétano y el carbunclo por eso llamadas TELÚRICAS.

Enfermedades Telúricas se Contagian a través del Suelo

TÉTANO

Es producida por una bacteria denominada CLOSTRIDIUM TETANI. Abunda en el suelo, las calles y la tierra.

El tétano no se contagia en forma directa. El bacilo no es capaz de atravesar la piel sana y solo penetra a través de heridas producidas con objeto sucio, ej: las hechas con herramientas, clavos oxidados, espinas.

El peligro es mayor cuando más profunda es la herida. El contagio también puede hacerse por mordedura de caballo, arañazo de gato, picadura de insectos.

El agente permanece en la puerta de entrada de la herida y allí secreta una toxina, que se difunde por todo el organismo. En los casos más graves se produce la muerte por asfixia debido al espasmo de la glotis.

CARBUNCLO

Es una grave enfermedad que ataca especialmente a los animales, y que puede ser transmitidas al hombre, la origina el bacillus. En los animales, el contagio se produce al comer pasto contaminado por esporos.

El hombre se contagia por vía cutánea en contacto con animales, y por vía respiratorias cargado con esporos como sucede en los obreros que trabajan con cueros, lana de piel.

Se evita el carbunclo al aplicar la vacuna preventiva al ganado, al incinerar los cadáveres de los animales muertos de este mal o enterrarlos a gran profundidad, y proteger a los trabajadores mas expuestos con vestimenta y material adecuado.

Los Principales Contaminantes

- Acumulación de residuos domiciliarios e industriales.
- Acumulación de insecticidas y plaguicidas.
- Destrucción de bacterias benéficas por acción de sustancias químicas.
- Residuos animales.
- Agentes transmisores de enfermedades.
- Efectos que tienen los residuos domiciliarios.

Los productos que la población utiliza se convierten en desechos. Entre ellos se encuentran madera, latas, botellas, hojas, ramas, etc.

Diversos son los destinos que pueden darse, el mas común es la acumulación al aire libre, otra forma de eliminar es la incineración, que reduce el 80% del volumen de los desechos e impide la difusión de enfermedades, pero produce contaminación del aire.

Urbanismo: se refiere a la construcción o reconstrucción de ciudades, teniendo en cuenta las necesidades del hombre. Un papel importante en las zonas urbanas es el que cumplen los espacios verdes, considerados los pulmones de la ciudad.

Medio Sociocultural y Salud

El ambiente en el cual los individuos desarrollan su vida no solo esta integrado por los factores físicos. Comprende además otros factores que pertenecen al ambiente sociocultural que tiene influencias sobre su salud a través de costumbres, creencias religiosas, sistema político, etc. La salud se afecta cuando las relaciones que se establecen entre los individuos y la sociedad se quiebran o se contaminan con ideas negativas o perjudiciales.

Ambiente familiar: Cuando se crea una nueva familia son varios los aspectos que la integran:

- Biológico: Cumple la misión de procreación, crianza de hijos, nutrición de los miembros, etc.
- Sociocultural: Facilita la transmisión de valores, tradic, costumbres, etc.
- Económico: Permite disponer de recursos para hacer frente a las necesidades.
- Educativo: Brinda conocimientos y ejemplo de actitudes.

La Educación para la Salud: Objetivos y Características Clave

La educación para la salud, ha sido considerada como uno de los campos de innovación de la reforma educativa en España y cobra cada vez mayor importancia como área de trabajo pedagógico en la educación reglada y en la educación social.

La Educación para la Salud tiene como objetivo mejorar la salud de las personas y se puede considerar desde dos perspectivas:

- Desde una perspectiva preventiva, que lo que pretende es capacitar a la persona para evitar problemas de salud, controlando las situaciones riesgo o evitando sus posibles consecuencias.
- Desde una perspectiva de promoción de la salud, capacitando a la población para que pueda adoptar formas de vida saludable.

Las características claves que presentan los programas de educación para la salud como efectivos respecto a la metodología son:

Que incorporen métodos de aprendizaje activos

Que vayan dirigidos hacia las influencias sociales y la de los medios de comunicación de masas.

Que refuercen los valores individuales y las normas grupales.

Que promuevan el desarrollo de habilidades, especialmente las sociales.

Una estrategia especialmente efectiva es el trabajo en grupo de iguales. Sus principales ventajas son:

- Mayor adecuación de los contenidos y estrategias.
- Mayor motivación y crédito de la información.

Los adolescentes conceden mucha más credibilidad a la información obtenida en el grupo que a la información que se le pueda suministrar.

LO QUE HEMOS APRENDIDO

- [ ] En 1956 la Organización Mundial de la Salud, define la salud como "el estado completo de bienestar físico, mental y social y no solo la ausencia de enfermedad

- [ ] La EpS se define como cualquier combinación de actividades de información y educación que lleve a una situación en que la gente desee estar sana, sepa como alcanzar la salud y haga lo que pueda individual y colectivamente para mantener su salud y busque ayuda cuando lo necesite.

- [ ] El fin de la Educación para la Salud es fomentar una actitud sana, que promueva un estilo de vida saludable.

- [ ] Es España desde 1986 se ha trabajado para que la educación para la Salud en el currículum de la Reforma Educativa.

- [ ] En nuestro país las principales causas de mortalidad son las enfermedades cardiovasculares, el cáncer y los accidentes.

- [ ] La principal fuente de contaminación atmosférica es la combustión, que produce enfermedades respiratorias.

- [ ] La pirámide de población representa la estructura por sexo y por edad de la población de un territorio.

- [ ] Un agente patógeno es un elemento capaz de producir un desequilibrio en nuestra salud.

ANOTACIONES

TEST

Marcar la respuesta correcta.

1. La OMS define el concepto de salud como:
   - ☐ Estado total físico, psíquico y social, y no sólo la ausencia de enfermedades.
   - ☐ Ausencia de enfermedad.
   - ☐ No tener lesiones ni heridas abiertas.
2. El fin de la Educación para la Salud es:
   - ☐ Incrementar la renta per capita de la familia.
   - ☐ Disminuir el número de artículos del Código Civil.
   - ☐ Promover un estilo de vida saludable.
3. Una forma de prevenir la caries es:
   - ☐ Ingerir productos ricos en azucares.
   - ☐ Agregar fluor al agua.
   - ☐ No cepillarse los dientes por la noche.
4. Agentes patógenos conocidos son:
   - ☐ Los virus, las bacterias, los hongos y los parásitos.
   - ☐ Los hongos, las setas y los champiñones.
   - ☐ La bacteria, el virus y los animales invertebrados.
5. La principal fuente de contaminación atmosférica es:
   - ☐ La combustión.
   - ☐ El uso de pesticidas.
   - ☐ El uso de aerosoles.
6. En el hombre el ruido produce enfermedades:
   - ☐ Físicas.
   - ☐ Psíquicas y físicas.
   - ☐ No produce ninguna enfermedad.

Educación para la Salud

tema 2

Marco Histórico

- La Educación para la Salud dentro de Europa
- Mensaje de Organización Mundial de la Salud (OMS) en la Educación para la Salud
- Objetivos para el Siglo XXI en Materia de Salud
- La Educación para la Salud dentro de nuestro País

Objetivos:

- Conocer los principales organismos que intervienen en la Educación para la salud.
- Adquirir nociones sobre los principales objetivos que se plantean en materia de salud.

La Educación para la Salud dentro de Europa

La incorporación de nuestro país a la Unión Europea ha obligado a nuestro gobierno a que asuma los objetivos propuestos por los organismos en materia de sanidad.

Esto ha hecho posible la creación de una Red Europea de escuelas promotoras de salud, favorecidas por la Organización Mundial de la Salud y apoyada por organismos como la Comisión Europea y el Consejo de Europa.

En nuestro país, la Subdirección General de Promoción de Salud y Epidemiología del Ministerio de Salud y Consumo y las Unidades de Promoción de la Salud de las Consejerías de Sanidad de las distintas Comunidades españolas, así como las ciudades autónomas de Ceuta y Melilla, promueven organismos como SIPES, que tiene como finalidad principal el intercambio de información y buenas practicas en Promoción de la Salud.

¿Qué es SIPES? Sipes, es un Sistema de Información de Promoción y Educación para la Salud.

Dentro de la aplicación se puede encontrar información sobre las entidades registradas en el mismo que están llevando a cabo actividades relacionadas con la Promoción y la Educación para la salud o que tienen alguna relación con la misma.

Las actividades con las que trabajan son programas, experiencias, investigaciones, campañas, así como publicaciones y material sobre Educación para la Salud.

Mensaje de Organización Mundial de la Salud (OMS) en la Educación para la Salud

El siglo XXI puede muy bien ser el primero en la historia de la Región en el que el principal interés de los países se centre en el desarrollo humano.

La Región Europea es una zona de amplios contrastes, en la que los países ricos se codean con las naciones más pobres, que tratan de hacer frente a las consecuencias de los cambios políticos y sociales, de la transición económica y de la creación de nuevas instituciones.

Estos fenómenos no son sino una parte de los profundos cambios que está experimentando el mundo, en el que el incremento de la globalización de los mercados puede aumentar la diferencia entre ricos y pobres. El rápido desarrollo de la ciencia y de las tecnologías de la información constituye el fundamento de los últimos nuevos descubrimientos, cuyo alcance todavía no se puede prever.

Con el fin de hacer frente a esta nueva situación, se requiere un modelo de desarrollo de políticas sociales, en el que la salud sea un factor y un resultado clave a tener en cuenta. El programa Salud para Todos establece dicho marco político.

La política de "Salud para Todos en el Siglo XXI", aprobada por la comunidad mundial en mayo de 1998, tiene el objetivo de aplicar la perspectiva de salud para todos, que es un concepto surgido en la Asamblea Mundial de la Salud celebrada en 1977 y que fue lanzado como movimiento global en la Conferencia de Alma-Ata en 1978. Dicho marco establece las prioridades globales para las dos primeras décadas del siglo XXI, así como diez objetivos que deben crear las condiciones necesarias para que las personas de todo el mundo alcancen y mantengan el máximo nivel posible de salud. Resulta importante tomar en consideración que el programa Salud para Todos no constituye un único objetivo definitivo. Se trata fundamentalmente de una carta de principios de justicia social, que proporciona una orientación científica sobre los mejores desarrollos sanitarios y que perfila un proceso que conducirá a la mejora progresiva de la salud de todas las personas.

Tal y como subrayaba la Declaración Mundial de la Salud, que fue aprobada por todos los Estados Miembros de la OMS en mayo de 1998, la consecución de la salud para todos depende del compromiso de considerar la salud como un derecho fundamental de la persona. Dicho compromiso supone el fomento de la aplicación de la ética y la ciencia a las políticas sanitarias, así como a la provisión de servicios y al desarrollo de la investigación. Asimismo implica la aplicación de estrategias y políticas orientados a la equidad y basados en la evidencia, que se centren en la solidaridad y que incorporen una perspectiva de género a dichos desarrollos. Tal y como estipula la Declaración Mundial de la Salud, la política global de salud para todos en el siglo XXI se deberá poner en práctica a través de estrategias y políticas regionales y nacionales y SALUD21 es la respuesta de la Región Europea a esta necesidad.

Salud para Todos es el marco de asistencia mutua para las políticas globales, nacionales y regionales.

Objetivos para el Siglo XXI en Materia de Salud

Desde su introducción en 1980, la política de salud para todos ha proporcionado un marco global en cuanto la mejora de la salud en el seno de la OMS, ésta ha tenido una importante influencia sobre el desarrollo sanitario.

Salud 21 se basa en experiencias colectivas de Estados Miembros de Europa desde su perspectiva regional de Salud para todos. La política de salud para todos establece un marco científico y ético para los responsables políticos en todos los niveles con el fin de evaluar el impacto de sus políticas en la salud y de utilizar la salud para dirigir las actividades de desarrollo.

Uno de sus objetivos más importantes es fomentar una mayor equidad y solidaridad en el desarrollo sanitario entre los estados miembros de la región, así como una mejora de la equidad en salud entre los diversos grupos de cada país.

Una tercera parte de la población de la parte oriental de Europa vive en condiciones de extrema pobreza. Las tasas de mortalidad infantil oscilan entre 3 y 43 fallecimientos por cada 1000 nacimientos, y la esperanza de vida oscila entre 79 y 64 años.

A continuación pasamos a enumerar los 21 objetivos establecidos para el Siglo XXI en materia de salud:

1º Objetivo: Reducir las desigualdades y mantener la seguridad y cohesión de la Región Europea.

2º Objetivo: Equidad en salud. Las diferencias sanitarias relacionadas con el nivel de ingresos constituyen una grave injusticia y reflejan uno de los mas importantes factores determinantes de la salud.

3º Objetivo: Iniciar la vida en buena salud. El consejo genético y dietético y un embarazo exento de tabaco, alcohol y drogas previene un bajo peso al nacer y anomalías congénitas.

4º Objetivo: Salud para los jóvenes. Políticas de salud y empleo, que permitan a los jóvenes la mejor educación posible y puedan acceder a los trabajos más productivos. Provisión de educación sexual que permita reducir riesgos de embarazo no deseados y enfermedades de transmisión sexual, incluidas el VIH.

Una inversión en puestos de trabajo seguros pueden beneficiar la salud y por tanto la productividad a la largo plazo.

5º Objetivo: Envejecer en buena salud. Llevar a cabo políticas sanitarias que prepara a las personas para que disfruten envejecimiento sano. Prevenir enfermedades crónicas y fomentar actividades físicas.

Reducir el consumo de alcohol, Una política que haga posible la reducción de lesiones, así como la violencia, así como invertir en enfermedades que parecen olvidadas como la tuberculosis, la sífilis y malaria.

6º Objetivo: Mejorar la salud mental. Mejorar la salud mental y especialmente la reducción de suicidios. La tensión laboral, constituye uno de las causas que provocan un factor riesgo para la salud física y psíquica, en la medida en que los trabajos no son seguros o no se da una suficiente garantía de empleo.

7º Objetivo: Reducir las enfermedades transmisibles.-

Hay que realizar políticas que integren la promoción de la salud, la prevención de la enfermedad y el tratamiento de los pacientes. Se tiene previsto dentro de Salud 21 la erradicación de poliomielitis, sarampión, y tétanos neonatal. Otras serán controladas a través de la inmunización. Malaria, tuberculosos, y Sida y otras de transmisión sexual coordinar esfuerzos para prevenirlas y tratarlas.

8º Objetivo: Reducir las enfermedades no transmisibles. Prevenir las enfermedades cardiovasculares, el cáncer, la diabetes y asma. Crear políticas sanitarias comunes para combatir los factores de riesgo muy comunes en las enfermedades que hemos citado.

9º Objetivo: Reducir las lesiones de actos violentos y accidentes. Reducir las lesiones provocadas por actos violentos y de accidentes requiere mejorar muchos de los servicios de urgencia de varios de los países de la, además hay que tomar medidas para la reducción de accidentes de trafico, los accidentes de hogar y los accidentes en el trabajo. Se debe dar una mayor prioridad a la violencia doméstica provocada por los abusos del alcohol.

Crear una salud duradera a través de un entorno físico, económico, social y cultural de promoción de la salud para todas las persona, no solo depende de los esfuerzos del sector sanitario, sino que se tiene que crear políticas bien diseñadas en materia de educación, empleo, estructura industrial, fiscalidad y asuntos sociales.

Muchos de los problemas sanitarios clave se deben a factores de riesgos similares, entre los cuales la pobreza y la falta de recursos socio-económicos son importantes.

Los impuestos de carácter ecológico promueven la salud al reducir la contaminación.

10º Objetivo: Un entorno físico sano y seguro. Las políticas comerciales y agrícolas deben seguir promoviendo la salud, proporcionar una nutrición segura y proteger el medio ambiente. Se debe seguir reforzando la seguridad en los alimentos.

11º Objetivo: Montar en bicicleta y pasear no solo no contamina la atmósfera, sino que también reduce los niveles de colesterol, reduce los accidentes mortales e incrementa las relaciones sociales.

12º Objetivo: Reducir los daños producidos por el alcohol las drogas y el tabaco. El tabaquismo es una "epidemia" en Europa, la aplicación de distintas políticas sanitarias proveen que se produzcan beneficios sanitarios y económicos.

Una mayor regulación de los productos del tabaco, así como una mayor disponibilidad de productos para dejar de fumar reducirá el numero de fallecidos.

Crear legislaciones que prohíban fumar, reduce el numero de consumo del tabaco.

Los daños producidos por el consumo del alcohol, incluidos los accidentes, representan un gran problema sanitario en Europa

En relación al consumo de drogas intensas en Europa de estima que son alrededor de dos millones de personas, y no solo representa un peligro por los efectos de estas drogas, sino que son un vehiculo de propagación de determinadas enfermedades infecciosas como son las hepatitis, el sida, especialmente en la zona meridional y occidental de Europa.

Se ha demostrado que buenas políticas de información y motivación a personas, y grupos hace posible que mejoren los resultados. El consumo de drogas no solo aísla a la persona de llevar una vida sana, sino que también esta vinculada con actividades criminales y antisociales.

13° Objetivo: Escenarios para la salud. El hogar es el entorno donde las personas pasan la mayor parte del tiempo. Es recomendable que los miembros de una familia habiten en una vivienda saludable, y se apliquen sus propias políticas sanitarias. En los centros escolares de deben trabajar temas relacionados con la higiene y la salud. Estos valores se pueden aprender desde la educación preescolar. En cursos mas avanzados de debe trabajar temas tales como eliminar el consumo de alcohol, tabaco, etc.

14° Objetivo: Responsabilidad multisectorial en relación con la salud. En el tema de la salud todos los sectores de la sociedad deben asumir responsabilidad. Programas donde se reconozcan los beneficios de una promoción para la salud.

Los miembros de un gobierno también deben asumir la responsabilidad de las políticas comerciales y de ayuda externa.

15° Objetivo: Sector sanitario integrado. En muchos de los países miembros se necesita de un sector sanitario mas integrado, que ponga el énfasis en la atención primaria. Este sistema consta de una enfermera bien preparada, que asesore en materia de hábitos de vida, atención domiciliaria y asistencia familiar. Cuando sea necesario servicios más especializados se recurrirá al médico de familia.

Crear hospitales simulando ambientes más hogareños, hospitales que apoyen la atención primaria centrándose en temas de diagnósticos y temas terapéuticos.

16° Objetivo: Gestionar para una atención sanitaria de calidad. Los indicadores europeos y la base de datos de salud proporcionan en herramienta para comprobar el éxito de las diferentes iniciativas que realizan los países. No obstante cada país debe hacer lo posible por perfeccionar estos indicadores y tenerlos en cuenta para la toma de decisiones estratégicas.

17° Objetivo: Financiar servicios sanitarios y asignar recursos. La financiación de la atención sanitaria debe garantizar la equidad y la sostenibilidad.

18° Objetivo: Desarrollar recursos humanos para la salud.- Debe existir una normativas clara en relación con las actividades de los profesionales de la salud pública, así como una infraestructura adecuada para el desarrollo de su trabajo.

19° Objetivo: Investigación y conocimiento para salud. La aplicación de los conocimientos existentes produciría un impacto fundamental en la mejora de la salud. La participación de los recursos y de los expertos en medios de comunicación, en especial en Internet y televisión, es una gran oportunidad para informar y predicar.

20° Objetivo: Movilizar agentes para la salud. Salud para todos constituye un marco político integrado y orientado al futuro, que sirve para establecer prioridades, seleccionar estrategias y movilizar los recursos para favorecer los recursos.

21° Objetivo: Políticas y estrategias para salud para todos. Conseguir que todos los agentes adopten los valores sanitarios estipulados en SALUD21, los beneficios en las personas, organizaciones, empresas y los hogares serán muy favorables.

La Educación para la Salud dentro de nuestro País

Los movimientos migratorios, los grandes cambios producidos en las instituciones sanitarias, las nuevas enfermedades aparecidas en este siglo, los nuevos enfoques sobre salud pública, incluyendo la incorporación de los conceptos de promoción de salud, son temas que se analizan por su relevancia en la Educación para la salud.

Las dimensiones culturales y los procesos de comunicación son aspectos tan importantes que es impensable poder trabajar en el campo de la promoción y EpS sin tenerlos en cuenta. Las relaciones con los demás y con el entorno son un proceso dinámico que hace del ser humano un ser en devenir, en permanente dialéctica con la realidad.

El bagaje ideológico, las creencias y modos de vida de las personas, su modo de comunicar y comunicarse consigo y con el entorno, el modo de actuar frente a la salud y la enfermedad son saberes que forman parte de la vida diaria, transmitidos en la relación del día a día, de manera no metódica, partiendo de la evidencia inmediata. El modelo cultural del que se parta tendrá claras incidencias sobre cómo educar a la población en salud. La EpS parte entonces tanto del saber cotidiano como del saber científico. Conocer y respetar el primero permite introducir conocimientos que llevan a la reflexión sobre el por qué de una acción, a razonamientos lógicos y al pasaje de actos intencionados positivos y saludables.

El proceso de educación para la salud pasa por la comunicación e interacción personal; una comunicación efectiva atraviesa el dialogo que se basa en hablar y escuchar con el fin de entender y hacerse entender. El trabajo de grupo permite la apropiación de los saberes y experiencias de los otros y la posibilidad de comunicar y ofrecer los propios mediante la reflexión y discusión en grupo.

Merece destacar el logro que ha supuesto la inclusión de la EpS como materia transversal en el curriculum educativo. No vamos a caer en la tan manida afirmación de que el medio escolar es el más idóneo para desarrollar la EpS; también lo son el medio laboral y cualquier otro ámbito donde los distintos grupos de la comunidad viven y se desenvuelven habitualmente. Sin embargo, es cierto que la escuela nos permite, desde el primer momento y de forma espiral, trabajar e incidir en la adquisición de actitudes y hábitos positivos para la salud así como comportamientos coherentes con el fomento de una vida saludable. Permite además poder incidir sobre toda la comunidad escolar incluidos padres y madres.

Pero si bien es un paso importante que la EpS se recoja y reconozca en la Ley Educativa, no es menos cierta la necesidad de continuar apoyando, reforzando y estimulando el desarrollo de proyectos y acciones de educación para la salud en el medio educativo. La existencia de una Red Europea de Escuelas Promotoras de Salud auspiciada por la Organización Mundial de la Salud y apoyada por organismos como la Comisión Europea o el Consejo de Europa y a la que España está adherida, pone de manifiesto la importancia de esta última afirmación.

En los problemas de salud que específicamente habrá que afrontar en el siglo XXI (cardiovasculares, cáncer, drogas, VIH, accidentes, etc.) el papel de la EpS será imprescindible, bien para atajarlos, bien para reducir el dolor y el sufrimiento que las mismas conllevan.

La salud mental, tema tan escasamente tratado habitualmente en promoción de la salud, es imprescindible si de verdad nos interesa el bienestar de las personas. Todavía seguimos aplicando nuestro esfuerzo en prevenir los aspectos físicos olvidándonos de algo tan esencial como es el equilibrio emocional de las personas y el sentirse bien en el seno de una sociedad que se precie de ser saludable.

En las enfermedades crónicas y los accidentes de tráfico se han de tener presentes los componentes individuales y sociales que actúan en ellos y por tanto la posibilidad de educar en estos aspectos.

La programación y planificación de las intervenciones en EpS, muchas veces descuidadas, son fundamentales. Las acciones educativas exigen de una adecuada programación que parta de un profundo conocimiento de la población a quien va a dirigirse la acción, de la delimitación y formulación del problema sobre el que se va a trabajar, de una estudiada definición de los objetivos que se pretende alcanzar así como de los contenidos y recursos disponibles y necesarios; la utilización de metodologías activas y participativas son imprescindibles sin olvidarnos, cosa que ocurre muy a menudo, de la necesidad de evaluar la pertinencia tanto del proceso como de los resultados de los programas aplicados.

Se deben realizar proyectos llevados a cabo con grupos específicos como el de los niños y adolescentes diabéticos, enfermos terminales, grupos de autoayuda, grupos de mujeres, escuelas de padres y madres.

La Educación para la Salud juega un papel fundamental en la sociedad actual como respuesta a las necesidades de salud de los grupos y como el mejor medio de adquirir comportamientos positivos en relación con la salud individual y comunitaria y de modificar aquellos, contrarios al fomento de la salud. Este concepto de educación va unido al desarrollo de la capacidad de toma de decisiones conscientes y coherentes con un modo de vida saludable, de responsabilidad frente a la propia salud y la de los demás y de la adecuada utilización de los servicios sanitarios.

El desarrollo de la EpS es un indicador claro de calidad y bienestar de los pueblos. Desde esta realidad, se hace necesario no sólo profundizar en los conceptos, aunque sean prioritarios para avanzar, sino también una adecuada programación y planificación, eficaces metodologías, recursos, y sobre todo unos profesionales con una sólida formación en esta materia.

La conclusión tal vez sea que la EpS se puede aplicar en una realidad presente y palpable desde un enfoque integral basado en conocimientos sobre la persona y la realidad social actuales, desde una postura positiva hacia la sociedad y un reconocimiento de su capacidad para sortear los peligros y riesgos siempre que se les proporcionen las herramientas y recursos necesarios para ello.

LO QUE HEMOS APRENDIDO

- ☐ La incorporación de nuestro país a la Unión Europea ha obligado a nuestro gobierno a asumir unos objetivos a nivel sanitario propuestos por los organismos internacionales haciendo posible la creación de una red europea de escuelas promotoras de salud.

- ☐ La Organización Mundial de la Salud desea dirigir sus esfuerzos en acortar las diferencias entre los países ricos y pobres de los Estados miembros de la región europea y para ello propone 21 objetivos: erradicar determinadas enfermedades infecciosas, ingresos equitativos, salud para la infancia y los jóvenes, envejecimiento saludable, mejora de la salud mental, etc.

- ☐ La Educación para la Salud juega un papel fundamental para adquirir comportamientos saludables.

- ☐ El desarrollo de la EpS es un indicador claro de calidad y bienestar de los pueblos.

ANOTACIONES

TEST

Marcar la respuesta correcta.

1. El SIPES tiene como finalidad principal:
   - ☐ Intercambio de información y buenas prácticas en promoción de la Salud.
   - ☐ Evitar la venta de música estridente que dañe los oídos.
   - ☐ Patrocinar concursos televisivos.
2. La Región Europea es una zona de amplios contrastes en los que:
   - ☐ No existen grandes diferencias económicas.
   - ☐ Los países ricos se codean con las naciones más pobres.
   - ☐ Existe un contraste económico apenas apreciable.
3. La política de Salud para todos pretende:
   - ☐ Crear diferencias y desigualdades en el desarrollo sanitario entre los Estados miembros de la región.
   - ☐ Fomentar una mayor equidad y solidaridad en el desarrollo sanitario entre los Estados miembros de la región.
   - ☐ Fomentar un mayor consumo de aspirina y otros analgésicos.
4. Entre los objetivos de la OMS para los Estados miembros de la región están:
   - ☐ Que la moda sea compartida por todos los países miembros.
   - ☐ Disminuir el consumo de frutas y verduras.
   - ☐ Envejecer en Buena salud.
5. Temas de la EPS son:
   - ☐ Conocer la diferencia fonética entre la b y la v.
   - ☐ Prevenir el consumo de drogas legales e ilegales.
   - ☐ El incremento de Producto Interior Bruto de los países más desarrollados.
6. La EPS es un indicador claro de calidad y bienestar de los pueblos:
   - ☐ Verdadero.
   - ☐ Falso.

Educación para la Salud

Importancia y Necesidad de la Educación para la Salud en la Sociedad Actual

- Educación para la Salud (EPS) y las Consideraciones Metodológicas
- Fundamentos de la Educación para la Salud (EPS) en los Centros Docentes
- Análisis de la Salud y Priorización
- Metas de la Salud Pública
- Educación para la Salud (EPS) en los Niveles Educativos

Objetivos:

- Valorar la importancia de la educación para la salud en la sociedad actual.
- Conocer las organizaciones que analizan las necesidades en materia de salud.
- Analizar la educación para la salud en las diferentes etapas educativas.

tema 3

Educación para la Salud (EPS) y las Consideraciones Metodológicas

La Educación para la Salud (EPS) ha sido considerada como uno de los campos de innovación de la Reforma Educativa en curso en España, y cobra cada vez mayor importancia como área de trabajo pedagógico en la educación reglada y en la educación social (no reglada).

Sin embargo, la Educación para la Salud (EPS) es una práctica antigua, aunque ha variado sustancialmente en cuanto a su enfoque ideológico y metodológico como consecuencia de los cambios paradigmáticos en relación a la salud: De un concepto de salud como no-enfermedad hacia otro más global, que considera la salud como la globalidad dinámica de bienestar físico, psíquico y social.

El paso del concepto negativo de la salud a una visión positiva ha conducido a un movimiento ideológico, según el cual, las acciones deben ir dirigidas a fomentar estilos de vida sanos, frente al enfoque preventivo que había prevalecido hasta entonces. Paralelamente, se ha producido un cambio terminológico: De la tradicional denominación de Educación Sanitaria a la actual Educación para la Salud (EPS).

Así pues, la EPS, que tiene como objeto mejorar la salud de las personas, puede considerarse desde dos perspectivas:

- Preventiva:

  Desde el punto de vista preventivo, capacitando a las personas para evitar los problemas de salud mediante el propio control de las situaciones de riesgo, o bien, evitando sus posibles consecuencias.

- De promoción de la salud:

  Desde una perspectiva de promoción de la salud, capacitando a la población para que pueda adoptar formas de vida saludables.

Esta revolución ideológica ha llevado, como consecuencia, a la evolución en los criterios sobre los que se sustenta el concepto de EPS.

Consideraciones metodológicas:

Las características clave que presentan los programas de EPS evaluados como efectivos respecto a la metodología son:

- Que incorporen métodos de aprendizaje activos.

- Que vayan dirigidos hacia las influencias sociales y la de los medios de comunicación de masas.

- Que refuercen los valores individuales y las normas grupales.

- Que promuevan el desarrollo de habilidades, (sociales, fundamentalmente).

Una estrategia especialmente efectiva es el trabajo en grupo de iguales. Sus principales ventajas son:

- Mayor adecuación de los contenidos y estrategias.
- Mayor motivación y crédito de la información.

Los adolescentes conceden mucho mayor valor a la información obtenida en el grupo que a la suministrada desde arriba. El alumno debe llegar a hacer suya la actividad de aprendizaje, y el educador debe jugar el papel de facilitador del aprendizaje. En este sentido, hay que procurar siempre usar métodos participativos:

Que potencien:

- La adquisición de habilidades sociales.
- La competencia en la comunicación.
- La resolución de conflictos.

Que incidan:

- En la responsabilidad.
- En la autoestima.
- En la toma de decisiones.

Que faciliten:

- La práctica de las habilidades aprendidas.

En este sentido decía la OMS (1983): Si enfocamos la educación sanitaria desde un modelo participativo, y adaptado a las necesidades, la población adquirirá una responsabilidad en su aprendizaje y éste no estará centrado en el saber, sino también en el saber hacer.

Fundamentos de la Educación para la Salud (EPS) en los Centros Docentes

La introducción de la Educación para la Salud en el currículum escolar conlleva una reflexión sobre las diferentes actitudes, conductas y concepciones de las personas ante la Salud. Incluye relaciones personales, modelos de comportamiento más frecuentes, actitudes de los docentes hacia los alumnos, el medio ambiente y otras características de la vida de la escuela.

Una de las tareas principales es la de potenciar la autoestima de los alumnos. Un centro promotor de salud es el que:

- Considera todos los aspectos de la vida del centro educativo y sus relaciones con la comunidad.
- Se basa en un modelo de salud que incluye la interacción de los aspectos físicos, mentales, sociales y ambientales.
- Se centra en la participación activa de los alumnos con una serie de métodos variados para desarrollar destrezas.
- Reconoce una amplia gama de influencias sobre la salud de los alumnos e intenta tomar en consideración sus actitudes, valores y creencias.
- Reconoce que muchas destrezas y procesos básicos son comunes a todos los temas de salud y que estos deberían programarse como parte del currículo.
- Considera que la autoestima y la autonomía personal son fundamentales para la promoción de una buena salud.
- Reconoce el papel del personal docente.
- El apoyo y cooperación de los padres y madres son esenciales para una escuela promotora de salud.

En resumen, a la hora de desarrollar la Educación para la salud, es clave para la cooperación entre el centro docente, la familia y la comunidad, a la vez que se potencia la colaboración con los centros sanitarios de la zona.

Objetivos Generales de la Educación para la Salud

Los objetivos los podemos definir como: "las intenciones que orientan el diseño y la realización de las actividades necesarias para la consecución de las grandes finalidades educativas".

Constituyen un marco de referencia para decidir las direcciones que deben seguirse durante el transcurso de la enseñanza, desempeñando un papel fundamental como referencia para revisar y regular el currículum.

En lo referente a la Educación para la Salud, se observa una fuerte relación entre las capacidades que se contemplan en la misma y las señaladas en los siguientes Objetivos Generales:

- Desarrollar una autonomía progresiva en la realización de las actividades habituales, por medio del conocimiento y dominio del propio cuerpo, de la capacidad de asumir iniciativas y de la adquisición de los hábitos básicos del cuidado de la salud y del bienestar.

- Formar una imagen positiva de sí mismo y construir su propia identidad a través del conocimiento y la valoración de las características personales y de las propias posibilidades y límites.

- Establecer relaciones afectivas satisfactorias, expresando libremente los propios sentimientos, así como desarrollar actitudes de ayuda y colaboración mutua, y de respeto hacia las diferencias individuales.

- Establecer relaciones sociales en ámbitos cada vez más amplios.

- Conocer, valorar y respetar de forma personal y creativa distintos aspectos de la realidad vivida o imaginada y de expresarlos a través de las posibilidades simbólicas del juego y otras formas de representación y expresión habituales.

- Utilizar el lenguaje verbal de forma cada vez más adecuada a las diferentes situaciones para comprender y ser comprendido por otros y para regular la actividad individual.

- Observar y expresar su entorno inmediato, para ir conociendo y buscando interpretaciones de algunos de los fenómenos y hechos más significativos.

- Intervenir en la realidad inmediata cada vez más activamente y participar en la vida de su comunidad.

El sistema educativo no sólo contempla una educación integral de la persona preparando a los alumnos para la vida, hacerles personas capaces de tomar decisiones razonables. Decisiones que van a repercutir sobre su salud y la de los que les rodea.

La Educación para la Salud se contempla en el sistema de valores de la escuela, en el currículo oculto, incluyendo las relaciones personales, modelos de comportamiento mas frecuentes, actitudes del personal hacia los alumnos y hacia el medio ambiente y hacia otras características de la escuela.

Es necesario que el alumno tome conciencia de los hábitos, valores y conductas adquiridas en su medio socio-familiar y si procede un cambio para tener comportamientos más saludables hacerlo.

Para la EpS, en el amplio sentido de la palabra, los procesos y experiencias de aprender son tan importantes como el contenido. Las relaciones personales tienen una gran influencia educacional. Las actitudes y la manera de comportarse tienen un gran efecto en el desarrollo social de los alumnos. Los docentes subestiman el poder de sus actitudes, ejemplos y expectativas.

Una de las tareas principales de la escuela en el campo del desarrollo social y afectivo es potenciar la autoestima de los alumnos y alumnas (una baja autoestima es causa de determinados comportamientos perjudiciales para la salud). El centro docente debe convertirse en un agente promotor de salud, que incluye en su currículo contenidos relacionados con el tema, pero que además toma una serie de decisiones que contribuyan a que el alumnado respire realmente en el centro una vida saludable

Un centro promotor de salud es aquel que posee las siguientes características:

- Considera todos los aspectos de la vida del centro educativo y sus relaciones con la comunidad.
- Se basa en un modelo de salud en el que incluye la interrelación de los aspectos físicos mentales sociales y ambientales.
- Se centra en una participación activa de los alumnos con métodos variados que permita el desarrollo de destrezas.
- Reconoce una amplia gama de influencias sobre la salud de los alumnos e intentan tener en cuenta las actitudes valores y creencias.
- Reconoce que muchas destrezas y procesos básicos son comunes a todos los temas de salud y que estos deberían programarse como parte del currículo.
- Considera que la autoestima y la autonomía personal son fundamentales para una buena salud.
- Da gran importancia al entorno físico del centro.
- Da una gran importancia a la promoción de la salud por los beneficios que pueden producirse en las personas que conviven en el centro.
- Es consciente de la importancia que supone el apoyo y cooperación de los padres en materia de salud.
- Tiene una visión amplia de los servicios de salud escolar que esto incluye prevención, exámenes de salud, vacunaciones, y también la participación activa n el desarrollo del currículum de EpS.

La relación que se produce entre escuela, casa y comunidad repercute en EpS en el centro.

La experiencia en casa influye en los niños en relación con su comportamiento en salud; por ejemplo, los hábitos en la alimentación, con la bebida, el tabaco, etc.

El centro tiene que partir haciendo un análisis de los problemas de salud de su entorno, es decir, a la hora de desarrollar la EpS es fundamental que el centro escolar coopere con la familia, la comunidad y los centros sanitarios y así poder decidir cualquier iniciativa en materia de EpS.

Para un desarrollo de la Eps en los centros escolares es necesario tomar una serie de medidas que potencien los siguientes elementos:

- Investigación básica en torno al concepto de salud que tienen la comunidad escolar.
- Formación de personas docentes en este campo.
- Investigación, evaluación y difusión de experiencias que se han llevado a cabo en materia de EpS dentro del ámbito escolar.
- Coordinación entre los centros de salud y los centros docentes.

Análisis de la Salud y Priorización

Hacer un análisis de la realidad es tener la información necesaria ya sea de problemas o necesidades de l entorno donde se sitúa el centro, para tomar cualquier acción en materia de EpS.

Otra cuestión a tener en cuenta son los factores que influyen en los problemas de salud de la comunidad, (falta de higiene, bajo rendimiento escolar, consumo de drogas, embarazos no deseados...).

Cuando hacemos referencia a priorización estamos considerando y evaluando cuales son las necesidades de la comunidad y que esta participe en la priorización de las necesidades de la comunidad.

Los pasos para la priorización de un problema de salud son:

- Valorar las situaciones de riesgo de nuestra comunidad.
- Gravedad del problema detectado.
- Oportunidad de intervención en ese momento y en ese problema: Proponiendo o aprovechando campañas de salud de otras instituciones...

- Valorar alternativas de intervención.

- Posibilidad de solución. Cuando se diseñe las acciones para la EpS, tener en cuenta los objetivos a corto, medio y largo plazo.

Metas de la Salud Pública

La Salud Publica se encarga de:

- Prevención y promoción.

- Sanidad Ambiental y Laboral.

- Sanidad Exterior.

- Medicina transfuncional.

Dentro de la Prevención y la Promoción, se tratan temas sanitarios como el calendario de vacunas, VIH, interrupción voluntaria del embarazo, promoción de la salud, nutrición, alcohol, accidentes y lesiones, tabaco y salud materno infantil.

Educación para la Salud (EPS) en los Niveles Educativos

La educación par la Salud ha sido considerada como uno de los aspectos más innovadores de la Reforma Educativa en España, a lo largo de los años ha variado el enfoque ideológico y metodológico, de un concepto de salud en que se entendía la salud como la ausencia de enfermedad al concepto actual que tiene en cuenta el bienestar no solo físico sino también psicológico y social , así como una EpS que tiene como objetivo mejorar la salud de las personas a supuesto un gran cambio en materia de salud dentro del ámbito escolar

La EpS se contempla desde dos ámbitos o perspectivas: preventivas y de promoción de hábitos saludables.

En la actualidad los diferentes programas de EpS implican ambas perspectivas.

En un principio se empezaron a diseñara programas de EpS con una finalidad exclusivamente preventiva, pero a medida que se iben solucionando situaciones aparecían otras nuevas, y es así como nace la Promoción para la Salud.

La EpS en las escuelas nace con el buen hacer de los docentes que toman la iniciativa de incluir contenidos de salud en el currículo escolar.

Hoy en día existe un marco legal que promueve la salud en los colegios.

La existencia de entornos sociocomunitarios promotores de salud, es fundamental para que la educación que se aporte al alumnado se consolide. Es importante el papel que desempeñan otros agentes sociales como la Administración Local, Autonómica y Centros de Salud.

La EpS da información sobre los riesgos y las consecuencias de las conductas pocos saludables. Todos estos argumentos no son lo suficientemente validos si no van acompañados de:

- Actitudes y valores.
- Percepción de riesgos asociados a una conducta o hábito.
- Los modelos de comportamiento que se producen en el entorno.
- Los hábitos adquiridos a través de la costumbre y la cultura.

La situación de la Educación para la Salud varía de una Comunidad Autónoma a otra, pero todas coinciden en que es necesario estar planificadas y orientadas a toda la población.

Considerando que la Educación Infantil es el principio de crecimiento de la persona con una repercusión posterior en todos los niveles, y por tanto fundamental, vamos a exponer los contenidos de la Educación en esta etapa.

Contenidos de la Educación para la Salud en la Etapa Infantil

Se refiere a los objetivos de enseñanza-aprendizaje que se consideran útiles y necesarios para promover el desarrollo personal del alumnado.

En la Educación Infantil, consideramos los contenidos como un amplio conjunto de elementos de la realidad que incluyen al propio niño/a, para que, a través de la interacción, intervengan en la construcción de algún tipo de aprendizaje.

Se agrupan en varios ámbitos de conocimientos y experiencias:

- Ámbito I: Identidad y Autonomía Personal.
  - El cuerpo y el movimiento:
    - Utilización del cuerpo como medio de expresión y de intervención en el medio.
    - Facilitar la relación de experiencias que favorecen un control y coordinación visual.
    - Reconocer y aceptar las propias características y asumir su identidad sexual.
    - Valoración de las propias posibilidades.

- Conocimiento e imagen de sí mismo:
  - Elaboración de la propia identidad personal.
  - Participación en grupos distintos en un clima de ayuda y colaboración.
  - Facilitar la realización de experiencias de exploración en el medio para un conocimiento más preciso y ajustado.
  - Facilitar el intercambio de informaciones permitiendo conocer lo que otros sienten y piensan acerca de uno mismo.
  - Valoración de los propios logros y dificultades y, de la actitud de los demás hacia ellos.
  - Contribuir a la adquisición de sentimientos de seguridad y confianza en sí mismo y en la mejora de la autoestima y de la propia imagen.
  - Favorecer un clima de aceptación y de respeto, para que los niños puedan expresarse libre y espontáneamente.
- Salud y el cuidado de sí mismo:
  - Relación e interacción con los adultos y compañeros.
  - Elaboración de formas de comportamiento y criterios de actuación propios.
  - Colaboración en la conservación y mejora del entorno.
  - Adquisición y desarrollo de hábitos de salud y cuidado personal.
  - Gusto por la limpieza y deseos de sentirse bien.
  - Aprecio por el bienestar propio y el de sus compañeros.
  - Respeto a las necesidades de cada uno.
  - Adoptar las medidas adecuadas para cuidar de sí mismo.
  - Colaboración con los adultos que lo cuidan.
- La vida en sociedad:
  - Elaborar normas que permitan la convivencia.
  - Participar en la vida social.
  - Respetar los hábitos y normas de convivencia
  - Valorar la vida en común y en sentimiento de amistad.

        - Dar importancia a un ambiente de seguridad y confianza que les permita actuar con autonomía.
        - Respeto y aceptación de las diferencias de las personas.
        - Tomar posición frente a posibles prejuicios sociales, sexuales o racionales.
- Ámbito II: Medio Físico y Social.
    - Acercamiento a la naturaleza:
        - El movimiento interactivo con el entorno y las otras personas.
        - Observación y exploración de diversos aspectos de la realidad.
        - Manipulación de lo observado.
        - Coordinar su actuación con la de los demás para llevar a cabo una tarea en común.
        - Cuidado de animales y el cultivo de plantas.
        - Respeto y valoración del mundo natural: animales y plantas.
        - Valorar los fenómenos naturales: temperatura, viento, lluvia...
        - Valorar las propias posibilidades de actuación.
- Ámbito III: Comunicación y Representación:
    - Expresión corporal:
        - Desarrollar la capacidad de representar de forma personal y creativa distintos aspectos de la realidad vivida y de expresarlo a través de las posibilidades del juego y otras formas de representación y expresión habituales.
        - Exploración de los propios recursos expresivos y de la imitación de los otros.
        - Utilización de los movimientos aprendidos en situaciones y contextos diversos.
        - Utilizar gestos y movimientos aprendidos de forma simbólica.
        - Interpretación de personajes o papeles distintos.
        - Interiorizar algunas normas sociales.
        - Valoración de los vínculos afectivos.

- Expresión plástica:

  - Descripción e interpretación de imágenes reproducidas en libros, carteles, anuncios, fotografías...
  - Establecimiento a través del consenso de algún código gráfico.
  - Participación en proyectos colectivos que correspondan a manifestaciones sociales.
  - Interés y disfrute de la exploración de diversos materiales plásticos y la curiosidad por los resultados de la acción ejercida por ellos.
  - Actitudes de cuidado hacia los materiales plásticos y respeto a las normas establecidas acerca de su utilización y conservación.

Educación para la Vida en Sociedad

INTRODUCCIÓN

Una de las líneas fundamentales del modelo de Educación Infantil es el desarrollo de capacidades de índole no sólo cognitivas, sino también afectiva, social y moral. De esta manera se pretende que los alumnos se integren progresivamente en la vida de la comunidad, interviniendo en los problemas sociales y desarrollando un código moral de valores éticos y morales. Para ello se propugna la presencia transversal de la Educación en Valores a lo largo del currículum y se incluyen contenidos específicos en los diversos ámbitos de conocimiento y experiencia.

Es importante resaltar desde el primer momento que este carácter transversal no puede significar que quede diluido o inconcreto en la planificación y en la práctica educativa diaria del aula y del centro; explicitando las intenciones que se persiguen, los momentos concretos de trabajo y las actividades y recursos que se van a utilizar para desarrollar la Educación para la vida en Sociedad.

El aula y el centro son agrupamientos humanos de carácter social, por lo que se enfrentan a problemas vinculados a la vida de los grupos, lo que hace necesario el desarrollo de actitudes prosociales en los niños para afrontar los conflictos existentes. Existen problemas relacionados con la paz, el medio ambiente, los derechos humanos, el racismo, la xenofobia y los conflictos de marginación social, etc.

Una Perspectiva dentro de la Educación Moral

Esta propuesta se inserta en una línea de construcción de la persona por medio de las experiencias morales significativas que permita integrar en los niños los valores, actitudes, hábitos y conductas. Creemos que a esta edad, es el momento en el que se constituyen las actitudes vitales más sólidas y duraderas, y donde se enraízan muchos de los hábitos y conductas más habituales de la edad adulta.

Para nosotros el educar para la Sociedad es ayudar a construir respuestas a los problemas vitales, especialmente a la convivencia social. Para nosotros esta perspectiva se sitúa en la línea de desarrollo de la prosocialidad, entendiéndola como: "aquella que beneficia a otro niño, adulto o grupo, realizada autónomamente según sus propios criterios y sin manifestar ningún refuerzo ni coacción externa".

El desarrollo socio-afectivo es muy importante porque:

- Facilita el desarrollo de la autonomía (tanto intelectual como socio-afectiva).
- Para el desarrollo es necesario un cierto equilibrio emocional.
- El aprendizaje depende en gran parte de la motivación.

Posibilidades y Límites de la Edad: Aportaciones de la Psicología del Desarrollo

Veamos esquemáticamente algunos de los avances más significativos del período y sus implicaciones educativas, serían los siguientes:

Proceso de desarrollo	Implicaciones Educativas
Diferenciación progresiva de sí mismo y de los otros como unidades independientes	Potenciar el conocimiento de sí mismo y de los otros. Aumentar el grado de autonomía por el descubrimiento de las propias posibilidades.
Comunicación cada vez más rica y compleja con el medio y las otras personas. Paso del lenguaje de tipo geocéntrico a un lenguaje socializado, instrumento de expresión y comunicación.	Favorecer los procesos de comunicación por medio de actividades sociales y la potenciación de los lenguajes de la comunicación como vehículos de relación.
Establecimiento de afectos (simpatías, antipatías) y primeras valoraciones de los otros.	Fomentar actividades de aprecio, de valoración de los otros.
Inicio de las relaciones con el grupo de iguales.	Desarrollar actividades de cohesión grupal y de cooperación.
Progresivo descentramiento de perspectivas para ir descubriendo las sensaciones y pensamientos de los otros como diferentes de los propios.	Impulso de la empatía y posibilidades de iniciar procesos de regulación de problemas por medio del diálogo.

OBJETIVOS GENERALES DE LA VIDA EN LA SOCIEDAD

De los objetivos, presentamos aquellos que inciden de manera más específica en nuestro tema. Algunos de ellos son:

- Desarrollar una autonomía progresiva en la realización de las actividades habituales, por medio de conocimiento y dominio del propio cuerpo, de la capacidad de asumir iniciativas y de la adquisición de los hábitos básicos del cuidado de la salud y el bienestar.
- Ir formándose una imagen positiva de sí mismo y construir su propia identidad a través del conocimiento y la valoración de las características personales y de las propias posibilidades.
- Establecer relaciones afectivas satisfactorias, expresando libremente los sentimientos, así como desarrollar actitudes de ayuda, y colaboración mutua, y de respeto hacia las diferencias individuales.
- Establecer relaciones sociales en ámbitos cada vez más amplios, aprendiendo a articular progresivamente los intereses, las aportaciones y puntos de vista propios con los demás.
- Conocer, valorar y respetar distintas formas de comportamiento y elaborar criterios de actuación propia.
- Intervenir en la realidad inmediata cada vez más activamente y participar en la vida de su familia y su comunidad.
- Participar y conocer algunas de las manifestaciones culturales y artísticas de su entorno, y desarrollar una actitud de interés y aprecio hacia la cultura, y la valoración y respeto hacia la pluralidad cultural.

Objetivos-Eje de un Programa de Vida en Sociedad

Vamos ahora a concretar los objetivos en cinco facetas prioritarias, que pueden servir de guía a la actuación de los Centros.

1. Autonomía personal.

   Los niños de Educación Infantil necesitan afianzar el conocimiento de sí mismos y el desarrollo de sus capacidades en cuanto individuos. La asertividad tiene gran importancia, entendiendo por ella como: "la capacidad de afirmarse a sí mismos y sus puntos de vista en las diversas situaciones y conflictos, sin ceder ante las precisiones o manipulaciones externas y sintiéndose sólidos e independientes para opinar y actuar".

2. El aprecio mutuo.

Nos referimos a la necesidad de afianzar en el alumnado la conciencia del valor intrínseco y único de cada persona en sí misma, con la colaboración en uno y en los otros de las facetas positivas y la aceptación de las negativas. Se propone desarrollar la capacidad de aceptarse a sí mismo y a los demás, sentirse apreciado y valorar lo bueno que hay en cada uno.

3. La comunidad de apoyo.

Es necesario desarrollar un trabajo educativo sistemático que permita construir en el aula una comunidad de apoyo, en la que los alumnos aprendan a compartir sus sentimientos, experiencias y necesidades, se ayuden mutuamente y aprendan a crear un clima de cooperación y confianza en los otros y en el grupo, de forma que todos cuenten a la hora de actuar.

4. La regulación de la vida y los conflictos del grupo.

Los conflictos aparecen en todos los grupos humanos, por ello uno de los objetivos-eje fundamentales debe ser la capacidad de vivir en una comunidad regulada por normas que permite el desarrollo psicoevolutivo, así como el aprendizaje práctico de las técnicas para afrontar los conflictos sociales de forma constructiva y no violenta; contando con la implicación y las necesidades de todos los afectados por cada conflicto.

Es muy importante familiarizar desde pequeños a los niños con otras posibilidades de respuesta a los problemas de la sociedad.

5. La alegría de vivir.

Sólo las personas capaces de valorar lo positivo y lo bueno de la vida pueden enfrentarse de manera constructiva y solidaria a las situaciones difíciles de la realidad. Por lo que uno de los ejes del programa es el de fomentar las experiencias satisfactorias, impidiendo que los niños se "ahoguen" en los problemas.

Contenidos de la Vida en Sociedad

El término contenidos de refiere a "los objetos de enseñanza-aprendizaje que se consideran útiles y necesarios para promover el desarrollo personal del alumnado." Se insiste en que los contenidos no se rijan a conceptos, datos, hechos..., sino que deben integrar en pie de igualdad los procedimientos de construcción del conocimiento y el sistema de actitudes, valores y normas.

Contenido Base: Experiencias del Grupo y el Yo en Relación

En la Educación Infantil se han de considerar, "un amplio conjunto de elementos de la realidad que, a través de la interacción, intervienen en la construcción de algún tipo de aprendizaje."

Los elementos de la realidad que han de interactuar con los alumnos para lograr el desarrollo moral orientado a la Vida en Sociedad, es el de las experiencias de sí mismo y de los otros en el marco de la vida de los grupos en los que están inmersos niños y niñas, centrándolos en el grupo-clase.

Para construir la convivencia utilizaremos la propia convivencia. Lo podemos hacer de dos formas: creando situaciones específicas para el desarrollo de los objetivos, y utilizando cada momento de la vida de la clase como oportunidad para abordar las problemáticas de índole moral y de convivencia comunitaria.

Un esquema conceptual: del Conocimiento a la Valoración, y de ahí a la Construcción común.

¿Cómo estructurar la variedad de experiencias que pueden constituir los contenidos de un desarrollo moral en la Educación Infantil? Por una parte hemos considerado tres formas de trabajo:

1. El desarrollo integral de las personas (de sí mismo y de los otros).

2. El establecimiento de las relaciones humanas constructivas en los grupos cercanos.

3. El desarrollo de la comunidad y el medio global.

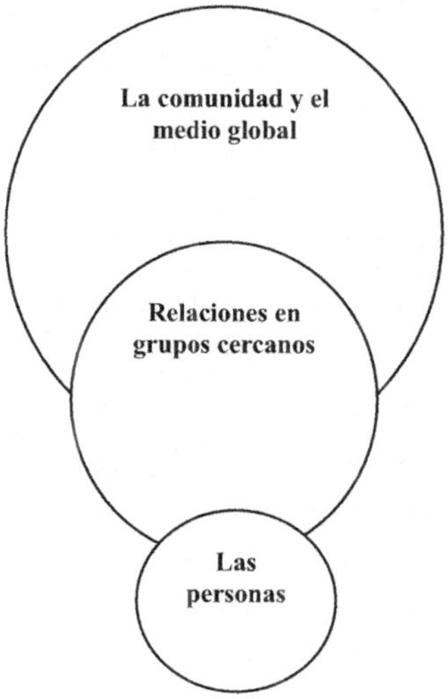

Son tres espacios concéntricos de aprendizaje moral, y el paso de uno a otro permite ampliar perspectivas y descubrir realidades cada vez más amplias.

En el caso de la Educación Infantil el tercer nivel sólo puede ser abordado por aproximación y al final de la Etapa, dado que el concepto de medio que tienen los niños no está desarrollado, por lo que no tienen nociones espacio-temporales ni esquemas conceptuales de comprensión del mundo que les permitan entender realidades complejas y/o distantes.

En cualquiera de los niveles se pueden impulsar aprendizajes morales de tres categorías:

1. El Conocimiento de la realidad: quién soy yo quiénes son los otros.

2. La Valoración de la realidad: respeto y estima por sí mismo y los otros.

3. La Construcción en la realidad social: tanto de sí mismo como de la comunidad.

	PERSONAS	GRUPOS	COMUNIDAD GLOBAL
CONOCIMIENTO ("Existo-Existen")	- Conocimiento de las diversas facetas del sí-mismo propio y de los otros.	- Descubrimiento de los otros. - Comunicación. - Participación. - Expresión.	- Conocer la propia cultura. - Conocer otras culturas. - Conocer los problemas del medio natural y humano. -
VALORACIÓN ("Soy valioso – Son valiosos)"	- Autoestima. - Confianza.	- Empatía. - Respeto. - Aceptación. - Valoración aportaciones de otros.	- Identificación con la cultura propia. - No discriminar. - Evitar estereotipos. - Valorar lo relacionado con otras culturas.
CONSTRUCCIÓN COMÚN ("Me desarrollo-Ayudo a otros")	- Creatividad. - Cuidado de sí mismo y de la salud. - Autonomía. - Asertividad. - Sensibilidad. - Calidad de vida.	- Solidaridad. - Cooperación. - Responsabilidad. - Aceptación de normas comunes. - Resolución de conflictos.	- Aportación a la comunidad. - Intercambio cultural. - Actuación ante los problemas comunes.

Contenidos del Currículum de Educación Infantil Relevantes para la Educación para la Vida en Sociedad

Los contenidos propuestos vienen agrupados en tres grandes ámbitos de conocimientos y experiencias, relacionados con la Educación para la Vida en Sociedad:

ÁMBITO I: IDENTIDAD Y AUTONOMÍA PERSONAL

Se trazan unas líneas generales de los contenidos que lo integran, entre las que resaltamos:

CONOCIMIENTO DE SÍ	Hace referencia al conjunto de experiencias que hacen posible el progresivo conocimiento que los niños van adquiriendo de sí mismos en interacción con los demás.
INTEGRACIÓN SOCIAL	Deberán ir configurando su propia imagen, capaces de integrarse activamente en diversos grupos y organizaciones sociales, integrando los nuevos roles que tienen los hombres y mujeres en la sociedad.
AUTONOMÍA	Ir logrando una autonomía creciente en su actuación, en sus sentimientos y en su forma de pensar, para que cuiden de sí mismos y del entorno en el que viven.
COOPERACIÓN ACEPTACIÓN	Favorecer un clima de ayuda y colaboración, de aceptación y respeto a la diversidad, que les permita valorar la vida del grupo y elaborar sus propios criterios de actuación.
CONFIANZA	Se he de ayudar a los niños a conseguir seguridad emocional y confianza estableciendo con ellos vínculos afectivos adecuados y preocupándose de que se sientan comprendidos y atendidos en sus demandas e iniciativas.

ÁMBITO II: MEDIO FÍSICO Y SOCIAL

- El conocimiento del medio implica la toma de conciencia progresiva de las sensaciones, interrogantes y actitudes que se ponen en juego en la interacción y adquisición de sentimientos, respeto, interés y valoración de cada una de las características y opciones elegidos por cada miembro del grupo.

- Se debe favorecer su confianza y ofrecerles seguridad para que se aventuren a explorar lo desconocido y ayudarles a resolver los conflictos que puedan aparecer en su relación con el medio.

ÁMBITO III: COMUNICACIÓN Y REPRESENTACIÓN

- Los distintos lenguajes permiten la regulación de las relaciones sociales y facilitan el que la organización de la actividad individual y colectiva se vaya ajustando a los modelos propios de la cultura en la que se vive.

- La Escuela Infantil debe ofrecer un clima de aceptación y respeto que facilite la comunicación.

LO QUE HEMOS APRENDIDO

- [ ] La EpS tiene como objetivo mejorar la salud de las personas. Para ello se beneficia de dos herramientas: la prevención y la promoción de la salud.

- [ ] La Prevención es una herramienta que capacita a las personas para evitar o reducir las situaciones de riesgo.

- [ ] La Promoción de la salud es una herramienta que capacita a la población para que pueda adoptar formas de vida saludables.

- [ ] La OMS enfoca la educación sanitaria desde un modelo participativo y adaptado a las necesidades que permiten a la población adquirir una responsabilidad en su aprendizaje centrado no sólo en el saber, sino también en el saber hacer.

- [ ] La EpS dentro de la escuela engloba temas que reflexionan sobre las actitudes, conductas y concepciones de las personas ante la salud.

- [ ] Tarea primordial de los Centros es potenciar la autoestima de los alumnos y alumnas.

- [ ] Los Centros docentes se convierten en centros promotores de la salud asumiendo trabajos de información para los alumnos, la familia y la comunidad. También actúa como detector de posibles problemas para con posterioridad solucionarlos.

ANOTACIONES

TEST

Marcar la respuesta correcta.

1. Una de las tareas principales en la EPS en el currículo escolar es:
   - ☐ Potenciar la autoestima del alumno y de la alumna.
   - ☐ Crear un ambiente donde los alumnos y alumnas puedan dialogar cuando quieran.
   - ☐ Formar personas adictas a los refrescos sin gas.

2. Potenciar una coordinación entre Centros de Salud y Centros Docentes es:
   - ☐ Indiferente.
   - ☐ Nefasto.
   - ☐ Beneficioso.

3. La EPS tiene como objetivo:
   - ☐ Mejorar la salud de las personas.
   - ☐ El funcionamiento óptimo de la sociedad protectora de animales y plantas.
   - ☐ Enseñar a todas las personas la terminología científica de la Salud.

4. La EPS se puede considerar desde una perspectiva:
   - ☐ Preventiva.
   - ☐ De promoción de la Salud.
   - ☐ Preventiva y de promoción de la Salud.

5. Los adolescentes conceden mayor valor a la información obtenida:
   - ☐ En la familia.
   - ☐ En el grupo.
   - ☐ En los libros infantiles.

6. La EPS da información sobre:
   - ☐ Los riesgos y las consecuencias de las conductas poco saludables.
   - ☐ Lo positivo que es el consumo masivo de laxantes.
   - ☐ Los beneficios de la reducción de la actividad física.

Educación para la Salud

tema 4

Educar en Valores

- Mensaje y Comunicación
- Educar en Valores
- La Educación Física como Valor
- La Educación de la Alimentación como Valor para la Salud

Objetivos:

- Valorar la importancia de la educación en valores.
- Fomentar el deporte como valor y medida preventiva de enfermedades.
- Conocer los beneficios de la alimentación saludable.

Mensaje y Comunicación

La comunicación para la salud se define como: "Modificación del comportamiento humano y de los factores ambientales relacionados con ese comportamiento, que directa o indirectamente promueven la salud, previenen enfermedades o protegen a los individuos del daño".

Otra definición: "La comunicación para la salud es el proceso de presentar y evaluar información educativa persuasiva, interesante y atractiva que dan por resultado comportamientos individuales y sociales sanos."

Comunicar los riesgos que puede presentarse en un país, región o en el mundo, es un instrumento muy importante con el que cuenta los organismos y departamentos encargados de la salud. Dada la importancia de la comunicación, es necesario, que la información que se maneje sea lo mas acertada al fin que deseamos conseguir. La información que llegue a la población debe ser la mas adecuada, y dirigida a todos los niveles socioculturales y económicos. Esta debe ser clara y concisa.

Los elementos claves de un programa de comunicación para la salud son el uso de la teoría de la persuasión, la investigación y segmentación de la audiencia, y un proceso sistemático de desarrollo de programas.

El interés por entender lo que motiva a las personas a adoptar o no adoptar comportamientos que mejorarán su calidad de vida ha sido un tema de investigación para muchas disciplinas desde los años setenta. Entre las teorías usadas con frecuencia para explicar este proceso se encuentran las relacionadas con los modelos de las etapas del cambio de comportamiento y las teorías de la persuasión, que pueden aplicarse a distintas culturas y a distintos comportamientos relacionados con la salud.

Las teorías o los modelos del cambio de comportamiento postulan que la adopción de comportamientos sanos es un proceso en el cual los individuos avanzan, a través de diversas etapas, hasta que el nuevo comportamiento se convierta en parte de la vida diaria. Los modelos recalcan que los mensajes y programas transmitidos por los medios de comunicación son más eficaces en las etapas iniciales. aunque las comunicaciones interpersonales y las redes comunitarias de apoyo social son sumamente importantes durante las etapas posteriores.

La investigación sobre el público destinatario, clave para elaborar programas exitosos de comunicación para la salud, se usa para preparar mensajes, información y materiales pertinentes y para identificar los canales que tienen más probabilidades de llegar a los que se encuentran en gran riesgo y, así, tener alguna influencia sobre ellos. El público destinatario se segmenta para identificar grupos más amplios de personas que comparten valores similares, tienen las mismas creencias o tienen en común otros atributos claves que repercutirán en su atención y en su respuesta a la información sanitaria.

Los programas de comunicación para la salud se planifican, se ejecutan y se evalúan después de un proceso sistemático. La División de Promoción y Protección de la Salud de la OPS utiliza un proceso de seis etapas, con la intención de comprender las percepciones, las creencias, los valores y las prácticas de la población en riesgo, para desarrollar programas de comunicación que atraigan y persuadan al público destinatario a que adopte modos de vida sanos.

La información y la comunicación en salud son fundamentales para la adopción de modos de vida sanos, en forma individual y colectiva. "Dado que el comportamiento humano es un factor primordial en los resultados de salud, las inversiones sanitarias deben centrarse tanto en los comportamientos como en los establecimientos de salud y la prestación de servicios. La solución de los problemas de salud requiere que las personas comprendan y estén motivadas para adoptar o cambiar ciertos comportamientos. Por lo tanto, la comunicación eficaz debe formar parte de cualquier estrategia de inversión sanitaria" (Communicating for Behavior Change: A Tool Kit for Task Managers, Banco Mundial).

Los programas de comunicación para la salud han mostrado gran eficacia en algunos proyectos; por ejemplo, la reducción del 50% de la mortalidad por cardiopatía isquémica, lograda mediante extensas actividades de comunicación en Karelia del Norte, Finlandia, y el aumento del uso de las soluciones de rehidratación oral en Honduras y otros países. Muchos países han aplicado con éxito la comunicación para la salud para lograr una cobertura elevada de vacunación, controlar el cólera y alcanzar otras metas de salud pública.

Cooperación Técnica y Ejecución de Programas

La comunicación para la salud abarca varias áreas programáticas, las principales son:

- Comunicación organizacional: abarca los procedimientos internos de comunicación de una organización para asegurar que su misión, metas, objetivos, prioridades programáticas y estrategias sean entendidos y promovidos por los miembros del personal a todos los niveles y luego transmitidos a la comunidad y a los pacientes. Las buenas estrategias de comunicación en las organizaciones también facilitan las comunicaciones entre los gobiernos para beneficio de la cooperación técnica entre países.

- La educación de los medios: también conocido como educación sobre los medios de comunicación. El ABC de los medios es el proceso de enseñar a niños y adolescentes aptitudes de pensamiento crítico acerca de los medios (televisión, películas, video, radio, impresos, publicidad). Debido al atractivo y al poder de penetración que tienen, los medios se han convertido en un canal fundamental del enriquecimiento cultural; aunque algunos autores indican que el medio ya no se considera como parte de la cultura, sino que es cultura.

Los educadores especializados en medios se esfuerzan por enseñar a los jóvenes a que evalúen, descodifiquen, analicen, y critiquen los mensajes mediáticos y comprendan cómo influyen los medios en las costumbres, las actitudes y los comportamientos sociales.

- Periodismo especializado en salud: es la presentación de la información sanitaria en la prensa y los medios electrónicos. Se calcula que cerca de una cuarta parte de todos los artículos de los periódicos en los Estados Unidos incluyen algún aspecto de la salud.

  En encuestas realizadas en este país se determinó que había 25 veces más probabilidades de que los entrevistados identificaran a los medios como fuente de información sobre el SIDA que a los médicos.

- Mercadeo social: se define como la aplicación de las prácticas de mercadeo a actividades sociales y sin fines de lucro. El mercadeo social se basa en cuatro principios de la comercialización: producto, precio, lugar y promoción; utiliza los canales de la amplia gama de medios para persuadir al público a adoptar una idea, un producto, una práctica, o las tres.

  El mercadeo social también puede aplicar las teorías del comportamiento y de investigación del público, pero generalmente no pone en práctica las estrategias de comunicación interpersonal.

- Comunicación sobre los riesgos: es definida por el Consejo de Investigación Nacional como "... un proceso interactivo de intercambio de información y opinión entre individuos, grupos e instituciones. La base teórica de la comunicación sobre los riesgos se basa en las teorías del comportamiento, en particular las que se relacionan con la forma en que las personas eligen opciones en situaciones que crean estrés. La investigación indica que las percepciones individuales, tanto de la salud como de los riesgos financieros, se basan en un análisis de probabilidades de ganancia, pérdida, statu quo y beneficios esperados.

  Además, los individuos tienden a ser optimistas, y piensan que unas personas corren menos peligros que otras similares frente a amenazas concretas para la salud.

- Eduentretenimiento: La educación por medio del entretenimiento tiene sus orígenes en América Latina, concretamente en una telenovela peruana que promueve la costura, en la telenovela mexicana "Ven conmigo" que promueve la alfabetización de adultos, y otros. Una premisa básica de la programación entretenimiento-educación es que la información sanitaria orientada al entretenimiento sea atractiva, fácil de entender y capaz de influir en los comportamientos. Casi una tercera parte de los hogares mexicanos con televisión vieron el programa "Ven conmigo".

El año anterior a la serie, la matrícula en los programas de alfabetización de adultos patrocinados por el gobierno fue de 7%; esta cifra aumentó a 63% durante la programación que duró 13 meses y bajó a 2% un año después del programa.

Hasta la fecha, los programas de "edurrecreación" han promovido la alfabetización de adultos, la planificación de la familia, el uso de anticonceptivos y condones, la crianza responsable de los niños, el control del abuso de sustancias y la reducción de la violencia, entre otros.

- Comunicación social: Estos programas empezaron a aparecer a fines de los años sesenta, principalmente en América Latina, como respuesta a una mayor centralización de los medios de comunicación comerciales. Su objetivo principal era promover la participación comunitaria y la programación cultural y educativa para mejorar la estructura de la sociedad.

Lecciones Aprendidas

Muchos países tienen grandes sumas de dinero para formular programas de comunicación para la salud que promuevan modos de vida sanos. La cooperación técnica seguirá apoyando al sector de la salud, para que se ejecuten programas comunitarios de comunicación para la salud, fundamentados en la teoría, multidisciplinarios y que hacen uso de múltiples canales. La promoción de los modos de vida sanos es una preocupación importante de los ministerios de salud que están invirtiendo recursos nacionales para brindar oportunidades educacionales continuas en comunicación para la salud.

La población está buscando información sobre la salud que presente con claridad las ideas sobre lo que puede hacerse para mantener, mejorar y recuperar modos de vida sanos, tanto individuales como colectivos. Los ministerios pueden centrarse en el trabajo con los medios de comunicación para promover la adopción de comportamientos sanos y, por lo tanto, mejorar el éxito de sus inversiones de salud.

Todos los medios de comunicación están interesados en presentar información que promueva la salud y el bienestar para su público. Los medios se adelantan a los hechos, dan apoyo y se interesan por divulgar la verdad. Ha quedado demostrado que "la salud es un tema que atrae al público".

El trabajo con los medios de comunicación plantea dificultades para gran parte del personal de salud a todos los niveles, pero esto puede solucionarse con el adiestramiento adecuado. El personal de salud no suele estar familiarizado con las exigencias de los medios, la velocidad con la cual trabajan, su naturaleza competitiva como empresas con fines de lucro, ni con la forma de tener acceso a niveles clave de la toma de decisiones en los medios.

Muchas escuelas de salud pública se interesan por las estrategias, y las están desarrollando, para incorporar la promoción y la comunicación para la salud en sus programas de estudios.

Muchas facultades de comunicación están elaborando programas de adiestramiento, tanto de pregrado como de postgrado, ejecutando protocolos de investigación y publicando trabajos sobre comunicación para la salud.

Se están definiendo las prácticas aceptables en relación con la publicidad de bebidas alcohólicas y de tabaco, dirigida a niños y adolescentes, violencia y sexo durante las horas de la programación de televisión para la familia, y programas educativos para niños.

Los profesionales de la salud, los organismos estatales y las organizaciones no gubernamentales, son los responsables de dar la información adecuada a la población. Las campañas de información dan a conocer el riesgo de determinadas actitudes, comportamientos y malos hábitos de la población.

Médicos, Enfermeros, etc., todos los que componen los profesionales de la salud, constituyen el colectivo con mayor capacidad para inferir de un modo positivo o negativo sobre determinados temas de la salud. Los profesionales de la salud cumplen cuatro funciones:

- Función modélica. El profesional de la salud debe dar ejemplo, (no fumar, no beber, etc.).

- Función educadora. En campañas masivas colaborar, dar la información a los pacientes, sensibilidad a la población a través de los medios de comunicación. (realizar revisiones en los colegios, vacunas, caries, sobrepeso, etc.).

- Función terapéutica. Consiste en aconsejar. Dar a conocer las investigaciones y las consecuencias en la historia clínica de las diferentes enfermedades a todos los pacientes. Debe ayudar a dejar determinadas conductas, etc.

- Función social. Algunos temas son de tal índole, como el tabaco, por ejemplo, que dejan de ser un asunto estrictamente sanitario para convertirse en un asunto político, económico y social.

La educación en salud y la comunicación se constituyen en pilares fundamentales de las acciones de promoción y prevención en salud. Su unión tiene como fin lograr conocimientos, actitudes y comportamientos y estilos de vida saludables en la población.

Para maximizar sus resultados se les vincula con el uso de las tecnologías de la comunicación y la información, y esta multidisciplinaridad hace que se produzca un resultado con mayor y mejor difusión.

La comunicación, la educación y la salud son tres dimensiones del ser humano:

- La comunicación favorece el desarrollo de comportamientos y estilos saludables a través de los medios de comunicación y de la comunicación interpersonal.
- La educación activando sus capacidades para el desarrollo de las mismas y su ejercicio en la vida social
- La salud, creando las condiciones físicas, mentales, sociales y ambientales para que esa persona pueda serlo y actuar como tal.

Educar en Valores

La sociedad actual se mueve tan deprisa, son tan rápidos los cambios que se producen en la sociedad a todos los niveles culturales, sociales y económicos, que el ser humano tiene que adaptarse a ellos con rapidez. Ya decía Ortega y Gasset que el gran reto de la humanidad para el siglo (el autor se refería al siglo XX) sería la adaptación del hombre a los cambios tan acelerados y a la que gran parte de la humanidad no estaba preparada para hacerla satisfactoriamente.

Nos encontramos en un sistema que nos ofrece en forma constante desarmonías entre nuestras expectativas y la posibilidad de logros, con los concomitantes riesgos que entraña la posibilidad de tener una baja autoestima.

Educar en valores es "pragmatizar"y articular en las relaciones sociales y en las instituciones lo que nos ha dicho durante mucho tiempo desde la filosofía moral, política y desde el derecho.

Educar en valores, en la actualidad es formar personas que puedan desenvolverse en la sociedad que tienen que vivir. Sujetos capaces de asumir los retos de la globalización y puedan comprometerse en la construcción de un mundo mas justo.

Educar en valores en los profesionales de la salud exige:

- Respeto, participación e integración de todos los profesionales y colaboradores de la organización.
- Maximizar la confidencialidad, respeto y eficiencia en las relaciones paciente-médico-hospital.
- Compromiso de ayudar y educar a los ciudadanos en todos los temas relacionados con la salud.
- Incorporación e integración de centros y profesionales con diferentes culturas, hábitos y procedencias.

Vivimos en una sociedad pluralista, por lo tanto los centros escolares son reflejos de esa sociedad. (En el centro escolar conviven adultos con niños, niños con niños de diferentes culturas, de diferentes razas, etc.), por todos estos motivos es necesario una educación en valores tales como:

- Tolerancia.
- Respeto.
- Responsabilidad.

La educación debe ser integral, es decir es necesaria una formación intelectual tanto como socioafectiva.

Los valores medioambientales y la salud son puntales básicos en la educación que deseamos para nuestra sociedad. El formar sujetos sensibles ante la problemática medioambiental y la vida sana ha de ser prioritaria.

Se pondrá especial énfasis en los aspectos higiénicos y sanitarios del centro y los alumnos, así como potenciar estilos de vida saludables (hábitos alimentarios, higiene, tiempo libre...). El centro mantendrá una actitud de colaboración con las instituciones sanitarias y sociales para la prevención detección y solución de problemas de salud.

El consumo o la dificultad de acceso al empleo, entre las causas del fracaso escolar. Los jóvenes españoles atraviesan en la actualidad una difícil situación, marcada por altos índices de fracaso escolar, la creación de grupos cerrados con conductas agresivas y de rechazo al sistema, y una edad media de emancipación de 29 años. Son conclusiones del I Congreso Nacional de Educación en Valores, organizado por la Fundación de la Solidaridad y el Voluntariado de la Comunidad Valenciana (FSVCV) y la Universidad de Valencia realizado en febrero de 2005. En 2008 la edad media de emancipación en España es una de las más altas de Europa, cercana a los 30 años.

De todos es sabido que una determinada orientación de la enseñanza se manifiesta posteriormente en el comportamiento de las personas.

Francisco Alcantud, profesor titular de la Facultad de Psicología de la Universidad de Valencia, señaló que el rechazo social "está cada vez más extendido entre los jóvenes porque la sociedad no les facilita el acceso al trabajo, ni a la vivienda ni, en general, a un proyecto de vida".

El presidente de Movimiento contra la Intolerancia, Esteban Ibarra ha atribuido este tipo de situaciones al avance actual de las sociedades democráticas, donde "imperan más los intereses de las empresas, basados en la lógica del mercado; de los medios de comunicación, que dan más importancia a las situaciones negativas que a sus posibles soluciones; y de la actuación del Estado, que obra con cautelas, en conformidad con el poder establecido".

Sin embargo, Ibarra ha destacado que el avance de la democracia no es explicable sin la existencia de una sociedad civil activa (ONG, asociaciones, fundaciones...) ya que su fortaleza radica en "la lógica de la solidaridad y la conciencia de participación en un proyecto común a partir del fomento de valores como la igualdad, la educación y la transparencia".

María Vicenta Mestre, ha subrayado la existencia de estudios que revelan que la empatía es "una cualidad más extendida entre las mujeres que entre los hombres", lo que influye en las actitudes agresivas, ya que "los sujetos más inestables emocionalmente, con menos recursos para frenar la impulsividad, son los más propensos a la agresividad, mientras que los adolescentes más empáticos son más prosociales y, por tanto, menos agresivos".

Por su parte, Antonio Ariño, en la conferencia que cerró el Congreso citado, analizó los efectos de la inmigración en la educación intercultural en España y ofreció datos de encuestas, que revelan "una clara ambigüedad y dilemas morales entre los ciudadanos".

Así, aunque la mayoría de los encuestados asegura tratar con normalidad a los inmigrantes, son muchos los que consideran que "los españoles los tratan con desconfianza, desprecio o indiferencia", aunque sólo un 11 por ciento de los encuestados "responde con un rechazo rotundo a la inmigración".

Conclusiones del I Congreso Nacional de Educación en Valores (2005)

Con respecto a las conclusiones que se han realizado se pueden sintetizar las siguientes:

Los ciudadanos somos responsables de un problema de salud pública tan grave como son los accidentes de tráfico, que no se producen por ignorancia sino por la ausencia de respeto a las normas de tráfico y, por tanto, a las normas de comportamiento en sociedad.

Problemas como la anorexia se deben al rango superior que se otorga a la estética frente a la ética, a pesar de que la estética nos viene dada mientras que la ética la forjamos.

Los grandes principios universales (justicia, libertad, igualdad, fraternidad, amor, justicia, solidaridad, etc.) son atemporales. Los valores, la forma de jerarquizar estos principios, evolucionan. Los valores no se "pierden", cambian. De acuerdo a la Encuesta Mundial de Valores 2000, los países anglosajones siguen ligados a valores tradicionales. En los países del Este tienen muy poco desarrollados los valores postmaterialistas. En las sociedades rurales apenas se han producido cambios. En los países islámicos existe mayor diferencia en cuanto género, aunque a nivel mundial seguimos creyendo que los hombres son mejores líderes que las mujeres. En la Encuesta Mundial de Valores de 2008 observamos como se ha desarrollado una cultura de confianza y tolerancia, en el cual la gente da mayor valor a la libertad individual y a la expresión personal, así como tiene orientaciones políticas de "activista". Éstas son exactamente las cualidades que la literatura de cultura política define como cruciales para la democracia.

En este sentido, se confirma el objetivo de alcanzar la sociedad pluralista, en la que distintos códigos morales comparten unos mínimos comunes, lo que permite el respeto y la convivencia. Siempre sin perder de vista que los esquemas estereotipados tienen doble filo: facilitan la comprensión y comunicación con el entorno, pero contribuyen a mantener prejuicios sociales basados en la jerarquización de grupos humanos.

La Responsabilidad Empieza en Casa

La educación comienza en la familia, donde se aprenden conductas, roles y las formas de reaccionar ante conflictos. Se ha comprobado la importancia de la dimensión afectiva en las relaciones familiares. El estilo educativo familiar basado en el amor (evaluación positiva del hijo/a, interés y apoyo emocional) junto con la coherencia en la aplicación de las normas, se traduce en principios de igualdad y orientación a las necesidades del otro.

También se ha puesto de manifiesto que aunque la familia ha cambiado mucho, en España sigue siendo un encuentro entre generaciones, donde los abuelos juegan un papel de "guardianes" de la estabilidad familiar.

La educación continúa en la escuela, donde se postula la conducta modélica del docente, el uso de las normas para ejercitar el autocontrol, la participación en la toma de decisiones, la promoción de la reflexión, la enseñanza de la empatía, de la solución y gestión de conflictos, el razonamiento prosocial, la regulación de las emociones, etc.

Asimismo, el "grupo de iguales" marca su socialización y actitudes. Y no olvidemos que la sociedad fomenta en los jóvenes la atracción por el riesgo y la sobrevaloración de sus propias capacidades.

PROPUESTAS PARA MEJORAR

Enseñar a "degustar" los valores. No enseñarlos ni imponerlos, darlos a probar como una forma de vivir la vida, de afrontar las situaciones y de actuar.

Dotar a los jóvenes, durante su educación, de un sentimiento de autoeficacia y competencia personal, fomentar su inteligencia social y emocional y desarrollar su capacidad de definir metas y creencias compatibles con los demás.

Dotar a los educadores de materiales, estrategias y recursos para que puedan desarrollar esta escuela de convivencia en el aula.

Estamos sumergidos en los medios masivos de comunicación, que nos invade continuamente. En éste panorama se encuentra la escuela en sus dos dimensiones:

Por un lado la escuela es reproductora social o integradora en el sistema sociocultural dominante en el territorio al que pertenecen sus habitantes.

Como liberadora, potenciadora del crecimiento personal y colectivo, produciendo cambios sociales, culturales y políticos que generan el proceso en los ámbitos como el de las libertades, los derechos, las criticas, la participación y el poder de los ciudadanos.

La educación de valores no es una práctica reproductora, no se puede asociar a las prácticas inculcadoras de determinados valores, sino que debe entenderse como un espacio de cambio y transformación personal y colectiva.

La educación de valores en el ámbito escolar, tiene como objetivo formar ciudadanos y ciudadanas críticas que participen activamente en la construcción de un mundo que combata contra todo tipo de discriminación, que sea más saludable y más respetuoso con el medio ambiente.

El ámbito de la educación ambiental está relacionado con el desarrollo sostenible y la adquisición de valores de respeto y relación con el entorno.

El ámbito de calidad de vida personal está relacionado con el desarrollo de valores personales de salud y consumo, de esfuerzo y trabajo, de desarrollo artístico...

El ámbito social se relaciona con el desarrollo de valores para la convivencia: cooperación, solidaridad, amistad, tolerancia, diálogo, rechazo a la discriminación...

La educación en valores no sólo corresponde al Ministerio de Educación, sino que en ella también participan otros Ministerios, Consejerías, Organismos y Entidades.

Se debe y se puede educar en valores beneficiosos para la salud, como son educar en el valor del deporte, y educar en nutrición y alimentación.

La Educación Física como Valor

Educación Física es la ciencia en cuyo proceso educativo se busca la formación armónica e integral del hombre a través del movimiento humano, no formalizando en técnicas y tácticas.

La vida moderna nos ha llevado a desatender nuestra salud. Pero aun hoy en el siglo XXI, no existe medida alguna que pueda restituir la salud si esta totalmente dañada. La mejor manera de curarla es conservarla, esa es la medicina preventiva.

Una persona necesita hacer actividad física y mantener su cuerpo en movimiento. Cada día habrá algo nuevo en la sociedad que lo hará caminar menos y se convertirá en un sedentario precoz.

Los avances tecnológicos han provocado admiración, pero debemos movilizarnos para no transformarnos en personas sedentarias, ese conjunto de enfermedades crónicas caracterizado por un progresivo deterioro de los diversos órganos del cuerpo por no realizar ningún tipo de actividad. Principalmente enfermedad cardiovascular, obesidad y diabetes, dislipidemias y artrosis.

Lo que más cansa a una persona es una vida sedentaria, es lo que menos nos podíamos imaginar, el ejercicio, a través de la contracción y relajación de las fibras musculares y por la secreción de endorfinas, nos hace sentir mejor, más activos, con mas ganas de hacer cosas, en definitiva, menos cansados.

El trabajo, los problemas de familia y otros problemas nos producen cansancio psíquico que termina paralizándonos.

Se mueven cada vez menos y se transforma de algo psíquico a algo físico. El sedentarismo se relaciona con la ansiedad y con la depresión. Si sentimos un cansancio muscular luego de hacer ejercicios es diferente a sentir cansancio por el sedentarismo.

Los músculos reaccionan al entrenamiento haciéndose mas fuertes, resistentes y flexibles.

Hacer ejercicio es la forma más eficaz de cuidar nuestra salud y mejorar nuestro estado o acondicionamiento físico. Los siguientes son diez de los beneficios más importantes que el ejercicio aporta:

1. Previene la enfermedad coronaria, principal causa de mortalidad.

2. Ayuda a prevenir, controlar y tratar la hipertensión arterial, leve y moderada.

3. Previene la diabetes no insulodependiente.

4. Controla la osteoporosis.

5. Previene la obesidad en adultos y niños.

6. Ayuda combatir la depresión y la ansiedad.

7. Actúa en la prevención de lesiones lumbares.

8. Ayuda a prevenir la incidencia de accidentes cerebrovasculares.

9. Disminuye la incidencia de ciertos tipos de cáncer.

10. Mejora el descanso nocturno y el sueño.

El síndrome del sedentarismo está caracterizado por la combinación de la mala dieta y una vida sedentaria, puede conducir a obesidad, hipertensión arterial, diabetes no insulodependiente, enfermedades cardiovasculares, accidentes cerebrovasculares, retinopatías. El sedentarismo es una de las mayores causas de muerte. Comúnmente se asocia la edad con el sedentarismo, lo cuál es falso dado que el envejec miento innecesario se da cada vez en personas más jóvenes. Además a mayor edad más capacidad aeróbica se tiene.

Beneficios de la Actividad Física

Es probable que pueda vivir bien hasta los 30 años con hábitos de vida pobres en calidad. Las consecuencias de estos desarreglos son acumulativas, y van dejando marcas o secuelas que se traducirán en el proceso de envejecimiento. Si no toma ninguna medida para retrasarlo, comenzara a verlo en su propio cuerpo, pero por sobre todo empezara a sentirlo.

Hay 5 componente fundamentales para el acondicionamiento físico y son críticos para mantener el buen funcionamiento orgánico y la salud:

- Resistencia cardiovascular o capacidad aeróbica.
- Fuerza y resistencia musculares.
- Flexibilidad.
- Composición corporal.
- Equilibrio y coordinación.

Beneficios sobre la Resistencia Cardiovascular

Los ejercicios aeróbicos son particularmente beneficiosos para el sistema cardiovascular y ayudan, entre otras cosas, a mantener un peso corporal adecuado.

Por ejercicios aeróbicos entendemos: "Método de ejercicio físico que produce cambios beneficiosos en los sistemas respiratorio y circulatorio, por medio de actividades que requieren tan sólo de un moderado incremento en el consumo del oxígeno y por eso pueden ser mantenidas durante varios minutos". Algunas actividades aeróbicas:

- Caminatas.
- Jogging.
- Carrera.
- Ciclismo.
- Natación.
- Danza.
- Esquí de cross country.
- Remo.
- Trekking.

LA FUNCIÓN CARDIORRESPIRATORIA DEPENDE DE

1. La eficiencia de los sistemas respiratorio y cardiovascular.
2. Los componentes de la sangre (glóbulos rojos, hemoglobina, hematrocitos y volumen sanguíneo).
3. Los componentes celulares que ayudan a utilizar el oxígeno.

Beneficios sobre la Fuerza y la Resistencia Musculares

La fuerza muscular es necesaria para mantener una calidad óptima de vida y es una de las causas de envejecimiento precoz, entendiendo por envejecimiento la pérdida de la eficacia o del funcionamiento; en este caso, el de los músculos.

Cuando perdemos peso muscular hay una concomitante reducción en el metabolismo basal. Frecuentemente esta reducción del metabolismo basal no va acompañada de una disminución en la ingestión de calorías en le dieta, y el resultado es el comienzo de aumento de los depósitos grasos.

Beneficios de la Práctica Deportiva que Previenen el Envejecimiento Innecesario

La actividad física es fundamental para prevenir el envejecimiento innecesario porque:

- Incrementa el tono y fuerza muscular.
- Previene el síndrome metabólico del sedentarismo.
- Disminuye la fatiga ante el esfuerzo físico.
- Previene la pérdida de masa ósea, manteniendo los huesos fuertes y alejándolos de fracturas grandes y pequeñas.
- Acelera el metabolismo evitando la acumulación de grasa, especialmente en tronco y zona abdominal, que es peligrosa para la salud del corazón.
- Mejora el equilibrio y la coordinación evitando las caídas.
- Mejora el humor, combatiendo el estrés y la ansiedad.
- Mejora la movilidad, el rango de movimiento y la flexibilidad.
- Mejora la calidad de sueño.
- Mejora la actividad sexual.

SISTEMA RESPIRATORIO

La respiración es un proceso involuntario y automático, en que se extrae el oxígeno del aire inspirado y expulsan los gases de desecho con el aire aspirado. Respiración consiste en tomar oxígeno del aire y desprender el dióxido de carbono que se produce en las células.

El aire entra en los pulmones y sale de ellos mediante los movimientos respiratorios que son dos:

1. La Inspiración: el aire penetra en los pulmones porque estos se hinchan al aumentar el volumen de la caja torácica, lo cual es debido a que el diafragma desciende y las costillas se levantan.

2. La Espiración: el aire es arrojado al exterior ya que los pulmones se comprimen al disminuir de tamaño la caja torácica, pues el diafragma y las costillas vuelven a su posición normal.

Respiramos entre 15 a 20 veces por minuto y cada vez introducimos en la respiración normal 1/2 litro de aire. El número de inspiraciones depende del ejercicio, de la edad, etc. La capacidad pulmonar total de una persona es de cinco litros. Cundo el aire llega a los alvéolos pulmonares, parte del oxígeno que lleva atraviesa las finísimas paredes y pasa a los glóbulos rojos y transportado por las venas cavas hasta el corazón y de allí es llevado a los pulmones para ser arrojado al exterior.

La Respiración de las células de los músculos es fundamental dado que son ellas las que toman el oxígeno que les lleva la sangre y/o utilizan para quemar los alimentos que han absorbido, allí producen la energía que el cuerpo necesita.

SISTEMA CIRCULATORIO

El aparato circulatorio sirve para llevar los alimentos y el oxígeno a las células y para recoger los desechos, metabólicos que se han de eliminar después por los riñones, en la orina, y por el aire exhalado en los pulmones, rico en dióxido de carbono (CO_2). De toda esta labor se encarga la sangre, que está circulando constantemente.

El aparato circulatorio se compone del corazón, arterias, arteriolas, venas, vénulas y capilares. Representa un conjunto de órganos especializados en transportar los alimentos y gases respiratorios por todo el cuerpo, se especializan para facilitar la circulación de la sangre en el organismo.

El sistema Cardiovascular sirve para:

1. Distribuir los nutrientes por todo el cuerpo.

2. Está relacionado con el intercambio de gases (oxígeno y bióxido de carbono).

3. Recoge y retira los productos de desecho del metabolismo celular y los lleva al sistema excretor.

4. Transporta reguladores químicos, tales como hormonas o sustancias formadas en las glándulas de secreción interna.

5. Lleva energía calorífica desde las regiones internas del cuerpo hasta la piel, o sea, tiene que ver con la regulación de la temperatura corporal.

La sangre describe dos circuitos complementarios llamados circulación mayor y menor.

LA SALUD DEL CORAZÓN

Cuando el ser humano va envejeciendo, las arterias coronarias van estrechándose como consecuencia de la formación de una placa grasosa a lo largo de la parte interna de sus paredes, lo que ocasiona una progresiva disminución de la luz de la arteria, que dificulta la circulación de la sangre para llegar y oxigenar el tejido miocárdico. Este proceso es conocido como ateroesclerosis.

La ateroesclerosis puede involucrar no solamente las arterias del corazón sino también de los miembros inferiores, provocando un síntoma conocido como claudicación intermitente.

Al comenzar la enfermedad, sólo el incremento de la intensidad del movimiento desencadena el dolor. También puede afectar a las arterias del sistema nervioso central, principalmente las del cerebro, provocando lo que se conoce como enfermedad cerebrovascular. Cuando se produce una obstrucción en estas arterias el resultado es un accidente cerebrovascular, que puede ocasionar diversas alteraciones. La velocidad con la que la ateroesclerosis se propaga está dada por dos factores: genética y forma de vida. Cuando decimos forma de vida nos referimos a que hay factores de riesgo que nos vuelven vulnerables a la enfermedad, como ser, el cigarrillo, el sedentarismo, los lípidos, y la hipertensión arterial.

Lo recomendado para prevenir estos casos es:

- Reducir las grasas.
- Incrementar la actividad física diaria.
- Reducir el consumo de cigarrillo.
- Reducir el consumo de alcohol.
- Tener un sueño y descanso apropiado.
- Controlar su nivel de estrés.

HIPERTENSIÓN ARTERIAL

La hipertensión arterial es la elevación crónica de la presión arterial por encima de valores considerados deseables o saludables para una persona de acuerdo con su edad y tamaño corporal. La presión arterial tiene directa relación con la constitución corporal, de ahí que los niños y adolescentes en general tengan una presión arterial más baja que los adultos.

La hipertensión arterial se relaciona con:

- Actores genéticos.
- Alta ingesta de sodio.
- Obesidad.
- Resistencia insulínica.
- Sedentarismo.
- Estrés.
- Combinación de estos factores.

COLESTEROL

El colesterol es uno de los factores de riesgo más importantes para desarrollar una enfermedad coronaria. En la actualidad existe una gran confusión acerca de si el colesterol elevado es realmente tan nocivo. Muchas personas piensan que los laboratorios, en su afán por vender medicamentos, le atribuyen a este factor mayor importancia que la que realmente tiene. Además, los pacientes se niegan sistemáticamente a asumir que deberán tomar un medicamento por mucho tiempo. El colesterol es un lípido (grasa). La actividad física, y una dieta equilibrada contribuyen al equilibrio del colesterol.

SEDENTARISMO

El sedentarismo es uno de los factores más relevantes en la producción y desarrollo de la enfermedad coronaria. Constituyó un verdadero desafío demostrar que el sedentarismo podía ser considerado un factor de riesgo. Pero hoy en día es aceptado como un factor independiente de la producción de enfermedades coronarias.

ACTIVIDAD FÍSICA

El ejercicio especialmente aeróbico ayuda a mantener sano el corazón. Actúa directamente sobre él. Además la actividad física controla el peso corporal y es el único factor estadísticamente asociado al mantenimiento de un peso ideal logrado.

Deporte y Doping

La Educación Física es un encuentro con lo natural, es decir con las propias potencialidades y limitaciones de nuestra naturaleza humana. Lo natural se opone a lo artificial. Por eso, el doping es un artificio.

El doping ataca a la naturaleza humana, a la salud, a la lealtad deportiva, pero fundamentalmente lesiona al actor más importante del deporte, que es el deportista.

El doping es el uso por parte de un deportista, de cualquier sustancia fisiológica tomada en cantidad o por vía anormal, con la sola intención de aumentar artificial y deshonestamente su resistencia y habilidad en una competición.

El doping es uno de los números intentos que el ser humano realizo a través de la historia para mejorar artificialmente su propia resistencia a la fatiga en la guerra, en la caza y también en el deporte (mezclándolo frecuentemente con la magia y la brujería).Actualmente se lo relaciona solo con el deporte de competición y no es correcto referirse al doping en un ámbito que no sea el deportivo.

La existencia actual del doping se debe a factores externos como el abuso de fármacos y a la presión que ejerce la sociedad sobre el deportista al exigirles una superación continua de su rendimiento deportivo.

EL DOPING DEBEMOS COMBATIRLO

El doping debemos controlarlo porque:

- El doping es una pieza que no encaja en la estructura del deporte.
- Su práctica es contraria a la ética y a la lealtad deportiva y destruye todos los beneficios que se hallan logrado a través del deporte.
- Induce al abandono del entrenamiento del deporte
- Es potencialmente peligroso para la salud del deportista ya que expone al organismo a sobrepasar sus límites normales.
- Trastorna la coordinación normal de nuestras funciones orgánica y psicológica.
- Conduce al uso prolongado de medicamentos y su futura adicción al provocar una dependencia.
- Causa un deterioro físico, en muchos casos, irreversible.

El doping es un problema muy grave, pero tiene solución.

Lo fundamental es reconocer el problema y convencerse de que debe curarse.

Existen tres tipos de acciones que pueden ayudar a solucionar este problema y son: las preventivas (que se ejercen mediante programas de divulgación, información y educación); las controladoras (los controles antidoping en diferentes deportes) y las sancionadoras (que son las complementarias al antidoping; sin sanciones en los casos positivos, los controles serian inútiles).

LAS SUSTANCIAS QUE SE CONSIDERAN PROHIBIDAS SON

Los estimulantes, las anfetaminas, la marihuana, la cocaína, la cafeína, los diuréticos, los analgésicos narcóticos, los anabólicos esteroides, los beta bloqueantes, las hormonas de crecimiento, entre otros.

Los estimulantes son varios tipos de drogas que aumentan la actividad orgánica a través de sus efectos sobre el sistema nervioso central. Se busca a través de los estimulantes reducir la sensación de fatiga, mejorar la velocidad del ritmo cardiaco, suprimir el apetito para perder peso y aumentar psicológicamente el deseo de competir.

Están prohibidos porque produce agresividad, ansiedad, deshidratación, disminución de la circulación, aumento del gasto cardiaco de la presión arterial, arritmias cardiacas y también la muerte.

Las anfetaminas es un tipo de estimulante compuesto exclusivamente por tres drogas: la anfetamina, la dextroanfetamina y la metanfetamina.

Cuando estas se toman, se experimenta casi inmediatamente un aumento de la velocidad del ritmo cardiaco y de respiración con aumento de la presión arterial. De esta forma se piensa que el oxigeno llegara mas rápido al músculo y por ende se eliminaran mas rápidos los productos de deshecho. Nada mas lejos de la verdad, dado que su uso provoca ulceras, déficit de vitaminas, trastornos en el lenguaje, trastornos en el pensamiento, daños renales, ataques cardiacos, arritmias cardiacas, accidentes cerebrovasculares y por ultimo la muerte.

La cocaína es un estimulante del sistema nervioso central. Se piensa que con su consumo se estimula la velocidad de reacción ante determinada acción. Lo que produce en realidad la cocaína es un aumento muy excesivo del gasto cardiaco y respiratorio, provocando con esto alteraciones psicológicas, psicosis y por ende la muerte.

La cafeína es un estimulante, que en condiciones naturales se encuentra en el café. Hay quienes sugieren que es beneficiosa para deportes de resistencia dado que al movilizar ácidos grasos nos brinda más energía. Lo que no aclaran que esta prohibida porque produce deshidratación, aumenta la presión arterial, produce perdida de la coordinación, disminuye el apetito, provoca temblores, insomnio y en dosis elevadas provocan convulsiones nerviosas y la muerte.

Los diuréticos son drogas que se usan para bajar de peso rápidamente y para reducir los restos de otras drogas que se encuentran en la orina.

Están prohibidos porque producen una peligrosa deshidratación, hipotensión (baja) arterial y calambres musculares debido a la excesiva eliminación de sales.

Los analgésicos narcóticos son drogas que eliminan el dolor y/o retardan la llegada de él. Producen una estimulación psicológica con un falso sentimiento de creerse invencible (fundamentalmente en deportes de lucha) Están prohibidas porque producen una importante depresión respiratoria con la consecuente disminución del oxigeno en sangre. Además puede hacer que un deportista no reconozca una lesión y sea llevado a lesiones mas graves. La más conocida es la heroína.

Los anabólicos esteroides son hormonas sintéticas derivadas de la hormona masculina, llamada testosterona. Los anabólicos esteroides aumentan la fuerza, la resistencia y la agilidad. Provoca la hipertrofia muscular (aumento del volumen del músculo) para posibilitar una mayor cantidad de sesiones de entrenamientos. Aumenta el transporte de oxigeno con mayor capacidad aeróbica. Pero también poseen efectos muy perjudiciales que son enfermedades hepáticas y problemas coronarios. En los adolescentes provoca el cierre del cartílago de crecimiento de los huesos largos del cuerpo.

En los varones adultos provoca aumento de la agresividad, aumento del deseo sexual, comportamiento sexual aberrante, comportamiento criminal, disminución en la creación de espermatozoides, impotencia sexual, disfunción renal, atrofia testicular. En las mujeres adultas provoca la masculinización, trastornos en el ciclo menstrual, crecimiento de barba y pelos en todo el cuerpo, disminución del deseo sexual, esterilidad y masculinización de la voz. Todas estas de carácter irreversible.

Los beta bloqueantes son drogas usadas por los médicos para tratar enfermedades cardiacas, para disminuir la presión arterial y disminuir la frecuencia cardiaca elevada. Están prohibidas porque fueron utilizadas en deportes como el tiro para calmar los nervios y mejorar el pulso.

Las hormonas de crecimiento son hormonas sintéticas que provocan dentro del cuerpo humano una estimulación para la producción natura de la hormona llamada testosterona. Se prohíbe su consumo dado que éticamente es igualable al consumo de anabólicos esteroides. Sus peores efectos son el aumento del tamaño de la cabeza (acromegalia), el aumento del tamaño de los dedos, agrandamientos de la nariz y orejas, diabetes, desordenes menstruales, disminución del deseo sexual, impotencia y disminución de la expectativa de vida.

El consumo de alcohol por parte de un deportista no esta prohibido porque no aumenta ni mejora las posibilidades del deportista, sino todo lo contrario. Se sabe que el alcohol es un gran depresor del sistema nervioso central y afecta el funcionamiento de la coordinación. Un deportista que posee alcohol en la sangre tiene menor tiempo de reacción ante una acción deportiva, menor fuerza, menor resistencia, menor velocidad, nula coordinación muscular y del lenguaje.

Con respecto al tabaco, su consumo no esta prohibido por los mismos motivos que el alcohol. Su consumo en el deportista provoca una disminución de su capacidad pulmonar total y disminuye la llegada de oxigeno a los músculos entre otras cosas.

No existe ninguna droga que no deje un efecto secundario peligroso, es mas, casi todas llevan a la muerte. Tampoco existen drogas que logren borrar los restos de otras drogas que suelen aparecer en los análisis de antidoping deportivos.

Limpiar totalmente los restos de drogas en la orina de un deportista puede tardar desde dos días y hasta seis meses (según la droga), lo que no se puede limpiar nunca son los efectos colaterales y secundarios que dichas drogas le han dejado por el resto de su vida. No se puede usar drogas en ninguna actividad deportiva aunque estas hallan sido prescriptas por el médico, dado que hay otros remedios que los médicos pueden recetar para el mismo problema y que no contienen las drogas que están prohibidas en el deporte.

No existe una lista completa que enumere a todas las drogas que están prohibidas en el deporte, porque día a día se van fabricando drogas nuevas que se las suele usar en detrimento del deporte.

La Educación de la Alimentación como Valor para la Salud

En lo único que todo el mundo está de acuerdo es en que una dieta equilibrada es aquella que contiene todos los alimentos necesarios para conseguir un estado nutricional óptimo. Este estado de gracia nutricional es aquel en que la alimentación cubre los siguientes objetivos:

- Aportar una cantidad de nutrientes energéticos (calorías) que sea suficiente para llevar a cabo los procesos metabólicos y de trabajo físico necesarios. Ni más ni menos.
- Suministrar suficientes nutrientes con funciones plásticas y reguladoras (proteínas, minerales y vitaminas). Que no falten, pero tampoco sobren.
- Que las cantidades de cada uno de los nutrientes estén equilibradas entre sí. El grupo de expertos de la FAO/OMS (Helsinki 1988), estableció la siguientes proporciones:
    - Las proteínas deben suponer un 15 % del aporte calórico total, no siendo nunca inferior la cantidad total de proteínas ingeridas a 0,75 gr/día y de alto valor biológico.
    - Los glúcidos nos aportarán al menos un 55-60 % del aporte calórico total.
    - Los lípidos no sobrepasarán el 30 % de las calorías totales ingeridas.

Algo en principio muy sencillo, pero que aún hoy es el campo de batalla de cuatro quintas partes de la humanidad.

Cuando se consigue el primer punto con una dieta mixta (carne o lácteos y huevos con vegetales frescos), es bastante fácil que el segundo se complete también en cuanto a las proteínas, aunque normalmente más bien se supera. Si se sigue una dieta vegetariana estricta es posible tener problemas para alcanzar el mínimo proteico necesario, pero no se tendrán problemas con la mayoría de los minerales y vitaminas si se consumen vegetales variados. Sin embargo, sí es muy probable tenerlos con la vitamina B_{12} o con el hierro y el calcio.

Para asegurarnos de que no sufrimos carencias en nuestra dieta, existen tablas con las necesidades mínimas de los nutrientes esenciales (como las que incluimos con los requerimientos de proteínas, de vitaminas o de minerales), pero es difícil ser consciente de cuáles son los nutrientes incluidos en cada uno de los alimentos que consumimos cada día. Para ello deberíamos pesar y anotar cuidadosamente la composición de cada comida a lo largo del día. Después consultaríamos las tablas de composición de los alimentos que se editan en nuestro país y tras llevar a cabo algunos cálculos, compararíamos los resultados con los de las tablas de necesidades mínimas que hayamos elegido.

Así sabríamos si estamos cubriendo nuestras necesidades reales de proteínas, aminoácidos y ácidos grasos esenciales, vitaminas, minerales, fibra, etc. Este método funcionaría siempre y cuando hubiéramos pensado bien cada alimento, no nos hubiéramos equivocado en ningún cálculo y todas las tablas que hubiéramos utilizado fuesen correctas, ya que cada día están cambiando los criterios.

Puesto que en la realidad este método no resulta muy práctico, parece más sensato dar unas recomendaciones generales que aseguren el cumplimiento de la mayor parte de las premisas que definen una buena alimentación. En este sentido, la Comisión de Nutrición del Senado de los EE.UU. difunde periódicamente unas recomendaciones dietéticas generales aplicables a prácticamente todas las personas sanas.

1. Comer variadamente de todos los grupos de alimentos, aumentando el consumo de carbohidratos hasta un 55 o 60% del ingreso energético total, sin que la ingestión de azúcares simples sobrepase el 10% del total. Se recomienda aumentar el consumo de frutas, vegetales y granos completos de cereales, con reducción del consumo de azúcar refinada y alimentos ricos en ella.

2. Reducir el consumo de grasas hasta un 30% del ingreso energético total, siendo el reparto entre la grasa saturada, monoinsaturada y poliinsaturada algo diferente a lo que se venía recomendando hasta ahora. En base a la prevención de enfermedades cardiovasculares se ha pasado a recomendar que las grasas monoinsaturadas constituyan un 15% del total de las calorías ingeridas, a costa de la reducción a un 5% de las poliinsaturadas. Las grasas saturadas deben constituir menos de un 10% del total. Además se recomienda reducir el consumo de colesterol hasta 300 mg/día.

3. Limitar la tasa de proteínas hasta un 15% del ingreso energético diario o 0,8 gr por kilo de peso y día, siempre y cuando las calorías ingeridas sean suficientes para cubrir las necesidades diarias de energía. De no ser así, las proteínas se utilizarían como combustible celular en vez de cumplir funciones plásticas (construcción y regeneración de tejidos) y se produciría un balance de nitrógeno negativo. También se sigue recomendando disminuir el consumo de carnes rojas y aumentar el de aves y pescados.

4. La cantidad de fibra vegetal presente en la dieta no debe ser nunca inferior a los 22 gr/día. Se ha añadido una nueva recomendación en el sentido de que la fibra aportada no debe estar constituida únicamente por fibras insolubles (con celulosa), sino que un 50% del total corresponderá a fibra solubles (con pectinas).

5. La dieta debe aportar las calorías necesarias para cubrir las necesidades metabólicas de energía. En general, recomiendan unas 40 kcal por kilo de peso y día. En las últimas recomendaciones se ha pasado a matizar que el aporte mínimo de proteínas de 0,8 gr/día no se tenga en cuenta al calcular las calorías aportadas por la dieta, ya que éstas en realidad se utilizan exclusivamente con funciones plásticas y no como combustible celular.

6. Se aconseja no sobrepasar el consumo de sal en 3 gr/día para evitar un aporte excesivo de sodio, que podría dar lugar a sobrecarga renal e hipertensión. Evitar también los alimentos con alto contenido de sal. Estos son la mayoría de los alimentos procesados y conservas de comidas preparadas.

7. Finalmente nos recomiendan que si consumimos bebidas alcohólicas, debemos hacerlo con moderación. Parece obvio y sin embargo una gran parte de la población juvenil de los países industrializados consume alcohol en exceso y en cantidades cada vez mayores.

Añadir que los alimentos deben estar libres de contaminantes tóxicos o peligrosos resultantes del proceso de producción y distribución en la industria alimentaria.

En los estudios llevados a cabo en España sobre la calidad de nuestra dieta se ha llegado a la conclusión de que, si es verdad que estas recomendaciones son aplicables también a nosotros (que parece que lo son), la dieta de los españoles deja todavía mucho que desear.

- Las calorías ingeridas por los españoles sobrepasan en un 17% a las recomendadas. Ingerimos una cantidad excesiva de alimentos de origen animal.

- El exceso de proteínas de nuestra dieta sobrepasa en un ¡¡71%!! las RDA, consumiéndose unos 90 gr al día de media.

- El aporte de carbohidratos es insuficiente: un 12 % por debajo.

- El aporte de fibra también es insuficiente: un 14 % por debajo.

- El exceso de grasas consumidas es del ¡¡ 82 %!! del recomendado.

También se han detectado carencias y subcarencias de vitamina A y B2 en niños y de vitamina C en poblaciones marginadas, niños y ancianos. El déficit de Zinc se está empezando a detectar en cada vez mayor parte de la población y el consumo de alcohol parece que va en aumento.

La Dieta Equilibrada. Recomendaciones Nutricionales

La nutrición es el conjunto de procesos mediante los cuales el ser vivo utiliza, transforma e incorpora en sus propias estructuras las sustancias que recibe del mundo exterior con el objetivo de obtener energía, construir y reparar las estructuras orgánicas, y regular los procesos metabólicos. Estas sustancias, llamadas nutrientes se encuentran en los alimentos: proteínas, carbohidratos, lípidos, vitaminas, minerales, elementos traza, y agua. El ser humano necesita para vivir energía (calorías), agua, y de unos cuarenta a cincuenta nutrientes: de 8 a 10 aminoácidos esenciales obtenidos de las proteínas, ácidos grasos esenciales, carbohidratos, trece vitaminas y dieciocho elementos de la tabla periódica, además del hidrógeno, carbono, nitrógeno y oxígeno, todo ello obtenido de los alimentos.

Los aportes dietéticos recomendados (RDA), son definidos como "los niveles de ingesta de nutrientes esenciales considerados adecuados para satisfacer las necesidades nutricionales de la totalidad de las personas sanas, con actividad física moderada, a la luz de los conocimientos científicos del momento". Fueron establecidas por primera vez en EEUU en 1941, y son revisadas periódicamente. Las RDA permiten valorar y planificar la alimentación de grupos poblacionales.

La persona sana mantiene relativamente constante su peso corporal y el estado de las reservas energéticas, en función, principalmente, de su comportamiento alimentario que, si es normal, tiende a ingerir la misma cantidad de energía que gasta. El comportamiento alimentario a su vez depende de un sistema biopsicosocial complejo.

El gasto energético cotidiano es la suma de:

- El gasto basal de la persona en reposo (1.100-1.600 Kcal para adultos). Son las necesidades calóricas para el mantenimiento de las funciones básicas del organismo.

- El gasto por actividad. Este se relaciona con el trabajo muscular y es extremadamente variable oscilando entre 500 y 1500 Kcal.

- El gasto por crecimiento. Oscila entre 100 y 300 Kcal día.

- El gasto energético adaptativo, llamado también termogénesis adaptativa, nfluido por la alimentación y la genética, pero poco importante desde el punto de vista cuantitativo.

Las proteínas son componentes básicos estructurales celulares; constituyen además la mayor parte de los sistemas enzimáticos, estructuras cromosómicas, sistema inmune y mecanismos de comunicación neurohormonal.

Su ingesta en una cantidad mínima es imprescindible para la vida, en la medida en que no podemos sintetizar los aminoácidos llamados esenciales (muchos de los considerados no esenciales lo son en situaciones fisiológicas como crecimiento, vejez..., o ante la presencia de enfermedades).

El organismo humano no posee un "reservorio proteico" como tal. Las necesidades de un adulto sano y sedentario son de aproximadamente 0.8-1 g/kg. de peso y día. Al menos el 50% de las proteínas ingeridas deben ser de origen animal, más ricas en aminoácidos esenciales

El resto se debe completar con proteínas de origen vegetal, las cuales presentan la ventaja de ser pobres en grasas saturadas y colesterol (20 g de proteínas se contienen en 100 g de carne = 100 g de pescado = 1 + huevo mediano = 80 g de legumbre en crudo = 100 g de frutos secos = 75 g de pasta ≈ 250 g de arroz = 200 g de pan). La ingesta de proteínas produce mayor saciedad que el del resto de nutrientes (el doble que el consumo de grasas por ejemplo), y en su utilización y metabolismo se "consume" hasta el 34 % de la energía que aporta.

Los hidratos de carbono, aportan energía al organismo. La ingesta diaria de hidratos de carbono recomendada a un adulto sano y sedentario es de 3-5 g/kg. de peso y día, es decir unos 200-300 gramos/día.

Existen 2 tipos de hidratos de carbono en los alimentos:

- Simples. Son los mono y disacáridos de sabor dulce y de rápida absorción intestinal. Los azucares refinados no deben representar mas del 10-15 % del total energético (equivalente a 8-10 terrones de azúcar de 5 g).

- Polisacáridos. De sabor escasamente dulce y de absorción intestinal más lenta. El almidón es el más abundante.

Los Lípidos es un grupo heterogéneo de moléculas complejas cuya característica común es la insolubilidad en el agua. Constituyen el nutriente energético por excelencia, pero tienen otras funciones metabólicas y estructurales vitales:

- Vehiculizar ácidos grasos esenciales (linoleico, linolénico y araquidónico) y vitaminas liposolubles.

- Ser precursores de sustancias como las prostaglandinas, endoperóxidos, prostaciclinas, tromboxanos, hormonas y sales biliares.

- Ser componentes estructurales de membranas celulares, tejido nervioso, etc.

Constituir la forma de almacenamiento de energía del organismo.

Los lípidos alimentarios principales son los triglicéridos, fosfolípidos y esteroles sobre todo el colesterol, cuya estructura molecular es básica para la síntesis de muchas hormonas. Los triglicéridos, formados por la asociación de glicerol y tres ácidos grasos, son los componentes de las grasas naturales de la dieta. Según el grado de insaturación (dobles enlaces) de estos ácidos grasos, y la longitud de su cadena (número de átomos de carbono), los triglicéridos de la alimentación presentarán diferentes propiedades:

- Los ácidos grasos saturados (sin dobles enlaces) más importantes son: el butírico (8:0), laúrico (12:0), mirístico (14:0), palmítico (16:0) y esteárico (18:0). Todas las grasas de origen animal (manteca, mantequilla, tocino, embutidos, grasa de la carne...) son ricas en ellos, lo que les confiere la consistencia sólida, pero algunas grasas vegetales, como la de coco y palmito también lo son. Mirístico y palmítico son los más aterogénicos (los que más favorecen la arteriosclerosis).

- Los ácidos grasos poliinsaturados (varios dobles enlaces) de los alimentos pertenecen fundamentalmente a dos series:

    - Omega 6 (cuando el primer doble enlace está en sexta posición) cuyo principal representante es el ácido linoleico (esencial), que se encuentra en los aceites de semillas (girasol, maíz, etc.). Los dobles enlaces pueden oxidarse ("enranciarse"), y también saturarse en presencia de hidrógeno y un catalizador, cambiando su configuración a la forma trans y adquiriendo la consistencia sólida. Por mecanismo de saturación se obtienen las margarinas.

    - Omega 3: los pescados, principalmente los azules (atún, bonito, caballa, sardina, etc.), tienen ácidos grasos poliinsaturados esenciales omega-3 (primer doble enlace en posición 3). Los representantes más abundantes de esta serie son el linolénico (18:3), docosahexaenóico (22:6) y el eicosapentaenóico (20:5). Son hipotrigliceridemiantes y poseen una acción antiagregante y vasodilatadora. Recientes investigaciones empiezan a cuestionar el excesivo consumo de ácidos grasos poliinsaturados por su acción prooxidativa.

    - El ácido graso monoinsaturado más abundante es el ácido oleico, presente en el aceite de oliva, y en menores cantidades en otros alimentos como el huevo y la carne de cerdo. El aceite de oliva ejerce modificaciones interesantísimas en el perfil lipídico: disminución del colesterol LDL, con mantenimiento y/o ascenso del HDL, disminución de la oxidabilidad de las partículas lipoproteicas y disminución de la agregabilidad. Resiste temperaturas más elevadas sin alterar su composición y, en consecuencia es el más indicado para cocinar y sobre todo freír.Actualmente se recomienda el aceite de oliva (preferiblemente virgen) para la prevención de la enfermedad cardiovascular.

Las grasas son un gran motivo de preocupación en la sociedad actual, donde la obesidad y las enfermedades derivadas de la misma (hipertensión arterial, diabetes mellitus, enfermedad cardiovascular, etc.), cada vez son más prevalentes.

Las grasas son el nutriente de más rendimiento energético: no sólo son menos saciantes y más "sabrosas", también se pierde sólo un 4 % de las ingeridas, en la termogénesis consumen el 9 % únicamente y el trabajo metabólico para almacenarlas es muy pequeño (4 %).

La dieta está constituida por el conjunto de sustancias que ingerimos habitualmente y que nos permiten mantener un adecuado estado de salud y una capacidad de trabajo. Una dieta cuantitativamente es correcta cuando aporta la energía adecuada, permite el mantenimiento o consecución del peso ideal y aporta todas las vitaminas y minerales en cantidades no inferiores a 2/3 de las RDA. La contribución porcentual de macronutrientes a las calorías totales debe ser:

- 50-55% carbohidratos.
- 30-35% grasas. (15-20 % monoinsaturados).
- 10-15% proteínas.

No existe ningún alimento que contenga todos los nutrientes esenciales. El trigo y la harina integrales carecen de vitaminas A, B12, C y D, y contienen muy poco calcio. Sin embargo poseen mucha fibra dietética. La ternera contiene muy poco o casi nada de calcio, vitaminas A, C, D, y fibra pero posee hierro y vitamina B12.

Al tomar los dos grupos de alimentos, recibimos los elementos procedentes de ambos, pero necesitamos añadir cítricos o ensaladas que aporten la vitamina C, y leche o queso que contienen vitamina D y calcio. Así, combinándose se completan los aportes de los cuatro grupos de alimentos. En EEUU y Canadá se recomienda ingerir más de una ración diaria de cada uno de los cuatro grupos:

1. Grupo del pan y los cereales.
2. Grupo de la carne, pescado y aves.
3. Grupo de frutas y verduras.
4. Grupo de lácteos.

En España se adoptó un modelo basado en 7 grupos de alimentos:

- Grupo 1: leche y derivados: quesos y yogur.
- Grupo 2: carne, huevos y pescado.
- Grupo 3: patatas, legumbres y frutos secos.
- Grupo 4: verduras y hortalizas.
- Grupo 5: frutas.

- Grupo 6: pan, pasta, cereales, azúcar y dulces.
- Grupo 7: grasas, aceite y mantequilla.

Según la función que cumplen en el organismo, los alimentos se clasifican en:

1. Alimentos plásticos,
2. Alimentos energéticos y
3. Alimentos reguladores.

Una dieta equilibrada debe aportar:

- 4-6 raciones/día de alimentos de los grupos 3 y 6.
- 2-4 raciones/día del grupo 4.
- 2-3 raciones del grupo 5.
- 2-3 raciones del grupo 1.
- 2-3 raciones del grupo 2.
- 40-60 gramos de grasa

No basta con tomar diariamente raciones del mismo alimento de cada grupo sino que hay que variarlos por dos razones:

1. Los nutrientes característicos de cada grupo varían mucho entre los alimentos del mismo.
2. Las toxinas y contaminantes naturales se distribuyen en todos los grupos. Cuanto más variada sea la alimentación, menor será la posibilidad de que se tomen en cantidades dañinas.

La pirámide de la alimentación es la representación gráfica de las raciones recomendadas diariamente de cada grupo de alimentos. Es la mejor guía cualitativa y en ella queda patente que la base de la alimentación son los cereales, tubérculos, hortalizas y legumbres (carbohidratos) junto con la leche y derivados. Las proteínas animales fuera de los lácteos se recomiendan procedentes de pescado, carnes blancas y huevos. Las carnes rojas y el hígado, deben estar presentes sólo con frecuencia semanal/ quincenal.

La Dieta Mediterránea

Estudios llevados a cabo durante los últimos 35 años, pusieron de manifiesto que los países de la cuenca mediterránea: España, Italia, Francia, Grecia y Portugal tenían un menor porcentaje de infarto de miocardio y una menor tasa de mortalidad por cáncer.

Los investigadores, sorprendidos, buscaron las posibles causas y descubrieron que la dieta tenía un papel fundamental. A partir de entonces, se empezó a hablar de la dieta mediterránea como un factor a tener en cuenta en la prevención de estas enfermedades.

Tras este descubrimiento, los científicos fueron perfilando los elementos que definen la dieta mediterránea: pasta y arroz, verduras, legumbres, abundante fruta, aceite de oliva, poca carne y mucho pescado, pan integral, y todo sazonado con algunas especias como el ajo, el orégano, algo de pimienta y pequeñas cantidades de buen vino. (Sólo en adultos sin contraindicaciones médicas).

En un principio no se sabía a ciencia cierta por qué funcionaba tan bien esta determinada combinación de alimentos. Pero, poco a poco, los nuevos descubrimientos en bioquímica y nutrición humana desvelaron los secretos de una sabiduría milenaria.

ACEITE DE OLIVA

En 1986, tras 15 años de trabajo con científicos de 7 países diferentes, el profesor A. Keys sacó a la luz el llamado Estudio de los 7 países. Este trabajo demuestra que la presencia de ácidos grasos insaturados en la dieta disminuye el riesgo de padecer obstrucciones en las arterias del corazón.

También puso de relieve la relación directa entre los niveles de colesterol en sangre y la incidencia de infarto de miocardio, y entre la cantidad de grasas saturadas y los niveles de colesterol. El aceite de oliva virgen, ampliamente utilizado en la dieta mediterránea, tiene un 80 % de ácido oleico (monoinsaturado) y sólo un 14 % de ácidos grasos saturados.

A partir de 1983, aparecieron publicados nuevos trabajos que completaban las investigaciones anteriores (Jacotot en Francia 1983, M. Oya y R. Carmena en España 1985, Mattson y Grundy en EE.UU. 1985). En pocas palabras, demostraban que los ácidos grasos monoinsaturados hacen aumentar la proporción entre el colesterol HDL y el LDL. También, se descubrió que el colesterol HDL tiene un marcado efecto protector frente a la acumulación de placas de ateroma en las paredes de las arterias.

Los aceites de semillas (soja, girasol, etc.) tienen grandes cantidades de ácidos grasos poliinsaturados y pocos monoinsaturados. Aunque hacen descender el colesterol total en sangre, no aumentan la proporción de colesterol HDL frente al LDL, y no tienen por tanto el mismo efecto protector frente a las enfermedades cardiovasculares, que el aceite de oliva.

No son éstas las únicas ventajas del aceite de oliva. A pesar de tener pocos ácidos grasos poliinsaturados, tiene la suficiente cantidad para cubrir las necesidades diarias mínimas (unos 10 gr). Además, es más resistente a la oxidación (saturación de sus ácidos grasos) cuando se calienta que otros tipos de aceites vegetales, soportando sin cambios apreciables los 200° C de temperatura, frente a los 100° C de media que soportan los aceites de semillas. Esto implica que podemos freír los alimentos con aceite de oliva sin temer que sus ácidos grasos se saturen.

El aceite de oliva también tiene un alto contenido de carotenos, vitamina E y propiedades colagogas y coleréticas. Gran parte de estas características se pierden al final, ya que el aceite se calienta a altas temperaturas en este proceso. Por este motivo, siempre preferiremos el aceite de oliva virgen de primera prensa en frío al refinado.

PESCADOS

Otra característica significativa de la dieta mediterránea es el reducido consumo de carnes en comparación con el de pescados. En los estudios llevados a cabo sobre los esquimales pobladores de Groenlandia, se descubrió que la incidencia de enfermedades cardiovasculares en estas poblaciones era prácticamente nula.

A pesar de que apenas consumían aceites vegetales, sus niveles de lipoproteínas de baja densidad (LDL) eran extremadamente bajos en comparación con los de lipoproteínas de alta densidad (HDL).

El alto contenido de ácidos grasos poliinsaturados de la serie omega-3 de los pescados grasos que consumían en grandes cantidades explicó este hecho. Estos ácidos grasos son un componente fundamental de los fosfolípidos de las membranas celulares y un factor decisivo en su capacidad de llevar a cabo intercambios químicos.

FRUTAS, LEGUMBRES, VERDURAS, PASTAS Y CEREALES INTEGRALES

También cabe destacar el alto consumo de pastas "al dente" y cereales integrales de la dieta mediterránea. Estos carbohidratos tienen un índice glucémico muy bajo. El índice glucémico refleja la relación entre la subida de glucosa en sangre producida por un hidrato de carbono cualquiera en comparación con la que produciría un aporte de las mismas calorías en forma de glucosa pura o pan blanco refinado. Es preferible que la glucosa se vaya liberando paulatinamente en la corriente sanguínea para conseguir una adecuada captación en las células y evitar así la formación de grasas, la acidosis y otros trastornos.

Los alimentos más recomendables por tener un índice glucémico menor son las legumbres, hortalizas, pasta italiana (al dente) y frutas, que son justamente los más abundantes en la dieta mediterránea.

La fibra también tiene un papel fundamental en al regulación del índice glucémico al retener parte de los nutrientes y retardar su absorción. El consumo de frutos secos también es típico de la Dieta Mediterránea, y sus beneficios están demostrados.

La Alimentación en las Primeras Etapas de la Vida

Aunque el crecimiento es un fenómeno continuo, el ritmo o velocidad y los cambios cualitativos y madurativos son diferentes en las distintas etapas de la vida. Desde el nacimiento pueden separarse tres periodos con distintos patrones de crecimiento, y por tanto, distintas necesidades nutricionales.

PRIMERA INFANCIA

Comprende los dos primeros años de vida y se caracteriza por ser un periodo de crecimiento rápido que va desacelerándose progresivamente. La talla aumenta un promedio de 18 cm. en el primer año y 10 cm en el segundo; paralelamente existe un incremento de peso de 7 Kg. y 2,5 Kg. respectivamente.

Los parámetros antropométricos varían también ampliamente. Destaca el gran aumento del perímetro craneal, como reflejo del desarrollo del sistema nervioso central, y el estiramiento de los miembros inferiores. A nivel tisular se produce un aumento de grasa corporal, proteínas y minerales y una disminución de la proporción del agua.

Hay que vigilar estrechamente la alimentación para que se cubran las enormes necesidades energéticas, con relación al peso se aporten equilibradamente vitaminas y minerales y se adecuen a la limitada capacidad digestiva y metabólica del niño. Es un periodo en el que el riesgo de malnutrición es elevado. Durante los 4 a 5 primeros meses de vida sólo existe un alimento capaz de cubrir estas exigencias: la leche humana. La transición a la alimentación variada debe hacerse de una manera prudente e individualizada en torno a los 5-6 meses. La intolerancia a la leche y la introducción de otros alimentos son dos de los problemas más importantes y frecuentes de este periodo.

PERIODO PREESCOLAR Y ESCOLAR:

Entre los tres años y la aparición de la pubertad se mantiene un ritmo de crecimiento mucho más lento y estable, con cierta tendencia, incluso, descendente. La talla aumenta de 5 a 7 cm por año; la ganancia de peso, en cambio, sigue siempre una curva ascendente, dentro de unos márgenes estrechos que oscilan entre 2,5 y 3 Kg por año. Las necesidades de energía para el crecimiento disminuyen muchísimo en comparación con el periodo anterior: basta con un 1% de las calorías ingeridas para que el ritmo de crecimiento se mantenga adecuadamente, en comparación con casi un 50% del periodo anterior Por tanto, es una etapa de crecimiento poco vulnerable, en la que los retrasos de crecimiento son, en ausencia de enfermedad, poco frecuentes. Sin embargo, este periodo reviste interés por otros motivos:

Es en esta época de la vida cuando se adquieren los hábitos alimentarios de los que dependerá, posteriormente, el estado de salud.

Debido a que los requerimientos de energía y proteínas son menores, aparece un riesgo real de obesidad. Es muy importante recordar que casi todos los niños, hacia los 2 ó 3 años, atraviesan una fase de menor apetito, en relación con la menor necesidad energética. Es un hecho fisiológico que para algunos padres supone un motivo de preocupación y agobio que desencadenan verdaderas "batallas campales" en el momento de comer, con el consiguiente riesgo de rechazo de los alimentos por parte del niño.

Es en este período cuando se escogen las pautas de alimentación. Actualmente se asiste a un fenómeno de "americanización" de la dieta (exceso de proteínas y grasa, defecto de hidratos de carbono y fibra) que muchos escolares adoptan (con la permisividad de los padres), en respuesta más a criterios puramente consumistas que a criterios de salud. Conviene actuar para contrarrestar esta tendencia.

PERIODO PUBERAL

La pubertad es un periodo caracterizado por importantes cambios somáticos del organismo, cuantitativos y madurativos, que coinciden con la maduración sexual. La masa corporal casi se duplica y la composición del organismo cambia. Las necesidades energéticas, de micronutrientes y, sobre todo, de las proteínas aumentan extraordinariamente, hasta ser probablemente en términos cuantitativos las mayores de la vida.

El aporte de proteínas debe suponer el 15-20% del total de calorías ingeridas, en comparación con un 6% y un 12% de los periodos anteriores. Esta variación en los requerimientos de proteínas se explica por las enormes necesidades que conlleva el estirón puberal. En la primera infancia y el periodo escolar los requerimientos de proteínas se cubren fácilmente con sólo asegurar las calorías que deben consumirse. Sin embargo, en esta etapa, las proteínas pueden ser el nutriente limitante del crecimiento.

En nuestro medio, donde la cantidad de proteínas está más que asegurada, pueden ser otros, como la carencia de determinadas vitaminas o el déficit de algún oligoelemento, por ejemplo el zinc o el hierro, los responsables de que disminuya la velocidad de crecimiento.

La pubertad va seguida de una serie de cambios psicológicos y psicosociales (adolescencia) que también influyen en la alimentación con frecuentes perturbaciones de los hábitos alimentarios adquiridos en el periodo escolar.

Prevención y Tratamiento de las Enfermedades con una Buena Dieta

En los países pobres, debido al déficit parcial o total de nutrientes por la escasez alimentaria, la malnutrición energético-proteica es la causa más frecuente de hipocrecimiento.

Las principales causas de muerte y la patología dominante en dichos países están directamente relacionadas con el consumo de dietas de valor calórico insuficiente y bajo contenido de nutrientes específicos.

Debe recordarse que la malnutrición, con independencia de otros condicionantes, es en la actualidad un problema universal que incide sobre todo en los países pobres y en estratos de población de países ricos.

La sobrealimentación, característica de los países industrializados o desarrollados, se relaciona actualmente con el incremento de enfermedades cardiovasculares, obesidad, neoplasias, caries e incluso con otras enfermedades que, presentándose en forma de trastornos psicológicos y anomalías del comportamiento ocasionan problemas muy graves de salud, como es el caso de los trastornos del comportamiento alimentario (anorexia nerviosa y bulimia). Todas ellas constituyen las enfermedades de la sociedad de la abundancia.

ENFERMEDADES CARDIOVASCULARES

La causa más frecuente de reducción de riego sanguíneo es la arteriosclerosis, que consiste en un depósito de lípidos (que puede empezar ya en la infancia), sobre todo colesterol y ésteres de colesterol, en la pared arterial, una infiltración de leucocitos y una hipertrofia e hiperplasia (aumento de número y tamaño) de las fibras musculares lisas de la pared vascular. Con el tiempo, estas lesiones crecen, se calcifican y se endurecen, con lo que disminuye la luz del vaso arterial afectado comprometiendo así la irrigación del tejido, pudiendo llegar un momento en el que el estrechamiento sea tan importante que aquél tejido no reciba la cantidad de sangre necesaria y muera.

En los países europeos, las enfermedades cardiovasculares siguen siendo la primera causa de muerte, responsables de casi un 50% de la mortalidad total. Así ocurre en España, donde la enfermedad cardiovascular sigue siendo la primera causa de muerte, aunque la tasa de mortalidad ha ido disminuyendo en los últimos 20 años.

Desde los años 50, los estudios epidemiológicos vienen demostrando la relación entre dieta, niveles plasmáticos de lípidos y arteriosclerosis.

Los factores más implicados son, por este orden: La grasa saturada, la grasa total de la dieta, el colesterol de la dieta, las calorías totales, la fibra dietética y los antioxidantes, aunque evidentemente otros factores no dietéticos influyen mucho en la aparición de dicha patología como la hipertensión arterial, la diabetes, el consumo de tabaco, el estrés, etc.

Desde hace décadas se ha ido poniendo de manifiesto los niveles elevados de colesterol de los niños en España en distintos estudios, como el estudio CAENPE. Algunos alimentos, tomados habitualmente por los niños y jóvenes como golosinas, meriendas y snacks ("chucherías") son muy ricos en grasa saturada y a veces en colesterol.

NEOPLASIAS

En los países industrializados el cáncer causa el 25% de las muertes y se considera que el 40% de los cánceres en hombres y el 60 % de las mujeres, pueden ser atribuidos a la dieta. Los cánceres de mama, colon y próstata, son más frecuentes en los países desarrollados.

El riesgo de su aparición se ha relacionado fundamentalmente con el consumo de grasa saturada y con el consumo de carne y derivados.

Las dietas ricas en frutas frescas y vegetales (fundamentalmente vegetales crudos) son protectoras contra diversas neoplasias de origen epitelial, principalmente las del tracto respiratorio superior y los digestivos. Un 87% de estudios epidemiológicos realizados en las últimas décadas, encuentran una asociación positiva debida quizás a bastantes factores:

- Las frutas y los vegetales contienen sustancias con efecto antitumoral, como son algunas vitaminas, betacaroteno, vitamina C, vitamina E, la fibra, algunos minerales como el selenio y otras sustancias como los glucosinolatos, los indoles, los isotiocianatos, los flavonoides, los fenoles, los inhibidores de proteasas y los esteroles. Las propiedades antitumorales de estas sustancias se deben a distintos mecanismos de acción:

    - Detoxificación de enzimas, efecto antioxidante,

    - Inhibición de formación de nitrosamina,

    - Fijación y dilución de los carcinógenos en el tracto digestivo

    - Alteración del metabolismo hormonal, etc.

- La ingesta elevada de frutas y verduras, se asocia con menor consumo de grasas, proteínas y otros nutrientes. Las crucíferas (col, coliflor, etc.) están entre los alimentos con un mayor efecto protector ante el cáncer. Las preferencias por estos vegetales pueden estar codificadas genéticamente. Esto podría explicar algo las diferencias individuales que existen en cuanto a la aceptación o rechazo de estos alimentos, así como la distinta prevalencia de los cánceres de origen alimentario.

DIABETES TIPO 2

La diabetes mellitus tipo 2, o no insulinodependiente, constituye el subtipo más frecuente de diabetes (aproximadamente el 80% de todos los casos) y su prevalencia oscila entre el 3 y el 5% de la población en nuestro entorno.

En los países en vía de desarrollo se está observando un incremento notable de la prevalencia de diabetes mellitus, coincidiendo con la rápida modernización y los nuevos estilos de vida. Es sorprendente comprobar que determinadas poblaciones autóctonas, como tribus de indios, aborígenes o esquimales, con baja frecuencia de diabetes en su entorno habitual, alcanzan, al occidentalizarse, frecuencias de esta enfermedad en torno al 40% de la población, y es que, probablemente, razas con una capacidad de almacenamiento de energía muy desarrollada debido a siglos y siglos de carencias alimentarias, en un entorno de gran disponibilidad de alimentos muy energéticos y muy grasos desarrollan obesidad con mucha facilidad, y la obesidad aumenta de forma importante el riesgo de desarrollar diabetes tipo 2.

Según Willet y Colditz se podría prevenir el 64% (en hombres) y el 74% (en mujeres) de la diabetes existente en el mundo si la población no llegara a ser obesa.

La relación dieta/diabetes va más allá de la influencia en su aparición, porque una vez contraída la enfermedad, su evolución también se ve condicionada por los hábitos alimentarios.

OBESIDAD

La obesidad representa actualmente un problema de salud en los países desarrollados, o incluso en determinados colectivos de países que están en vías de desarrollo o, en lo que se ha dado en llamar, de economía transicional. En Europa la obesidad afecta entre el 10 y el 40 % de los adultos. Se calcula que hay unos 1200 millones de obesos en el mundo.

La obesidad, independientemente de factores genéticos, se produce como consecuencia de una ingesta calórica excesiva y de inactividad física. La variedad alimentaria así como la alta densidad energética de los alimentos de que hoy disponemos, hacen que la alimentación actual sea hipercalórica, lo que junto al gran sedentarismo de nuestra sociedad facilita enormemente el acúmulo de grasa. Es importante promocionar el ejercicio físico desde la infancia, para atenuar este efecto.

La obesidad es un factor de riesgo importante para la diabetes, la hipertensión arterial, la enfermedad coronaria, la enfermedad cerebrovascular, las enfermedades de la vesícula biliar, gota, artrosis y algunos tipos de cánceres.

La duración y el reparto de la grasa corporal influyen en la presentación de estas enfermedades. El reparto central (obesidad en forma de manzana o androide) tiene mucha mayor repercusión sobre la aparición de los trastornos metabólicos y cardiovasculares que la obesidad periférica o ginoide.

PREVALENCÍA DE LA OBESIDAD INFANTIL

El estudio de la prevalencia de la obesidad infantil se encuentra con un problema importante, que es la no-existencia de un criterio universalmente aceptado para definir la adiposidad. Aunque el empleo del Índice de Masa Corporal para su diagnóstico se va generalizando, las diferencias de metodología que se encuentran en los distintos trabajos dificultan extraordinariamente los estudios comparativos y pueden explicar algunos resultados discordantes.

Reflejado el carácter dinámico del proceso de crecimiento en el niño, el IMC cambia a lo largo del desarrollo, de tal forma que asciende rápidamente en el primer año de vida, cae hasta la edad de 6 años, para volver a ascender hasta la vida adulta, en la que permanece estable. Por este motivo, y al contrario de lo que ocurre en el adulto, en el niño no puede utilizarse un punto de corte que diagnostique la obesidad y se precisan curvas de referencia del IMC, siendo lo óptimo que cada población tenga sus datos de referencia específicos construidos mediante métodos normalizados.

En países desarrollados encontramos una prevalencia de obesidad en la edad escolar del 7,6% en niños franceses, del 13,4% en italianos, del 3,6 al 4,3% en finlandeses y del 10,8% en niños norteamericanos.

En nuestro país, el estudio nutricional PAIDOS'84 reclutó datos antropométricos de niños de 6 a 12 años de diferentes zonas de la geografía española, y mostró una prevalencia global de obesidad para ambos sexos del 4,9%, con una prevalencia superior a la media en los niños de la zona norte (7,2%). Otro estudio español de Noguercles y colaboradores, en 1.992, obtiene una prevalencia para niños del área mediterránea entre un 16 y un 18%. El Grupo CAENPE realizó un estudio antropométrico nutricional sobre 2.410 escolares de 6 a 14 años de la Comunidad Autónoma de Madrid el año 1.991. Cuando comparamos nuestra población con la que consideramos estándar, observamos que los valores medios del IMC y pliegues subcutáneos eran significativamente mayores en nuestros niños varones, con sólo una pequeña diferencia en el IMC en el caso de las niñas. En términos de prevalencia y considerando como límite inferior de obesidad el percentil 90 del IMC o de los pliegues subcutáneos, encontramos que respecto al IMC el 14,3% de los niños y el 6,4% de las niñas, estarían dentro de la definición de obesidad. Si consideramos los pliegues subcutáneos, el 11,45% de los niños y el 7,16% de las niñas podrían considerarse obesos, lo que supone una tendencia a la sobrecarga ponderal en nuestro medio a lo largo de los años.

LO QUE HEMOS APRENDIDO

- [ ] La comunicación para la salud se define como "Modificación del comportamiento humano u de los factores ambientales relacionados con ese comportamiento que directa o indirectamente promueven la salud, previniendo enfermedades o protegen a los individuos del daño.

- [ ] La comunicación de riesgos para la salud es muy importante para los organismos encargados de la salud, es por esto que la información debe ser acertada.

- [ ] La importancia de las Campañas de Información, radica en que se dan a conocer el riesgo de determinadas actitudes y malos hábitos.

- [ ] La unión entre comunicación y educación en salud es fundamental para llevar acciones de promoción y prevención en salud. Una determinada orientación de la enseñanza se manifiesta posteriormente en el comportamiento de las personas.

- [ ] Los ciudadanos somos tan responsables de un problema de salud pública tan grave como son los accidentes de tráfico, que no se producen por ignorancia, sino por la ausencia de respeto a las normas de tráfico, y por lo tanto, a las normas de comportamiento en sociedad.

- [ ] El síndrome del sedentarismo se caracteriza por la combinación de mala dieta y una vida sedentaria, puede conducir a obesidad, hipertensión arterial, diabetes, enfermedades cardiovasculares, accidentes cerebrovasculares, retinopatías. El sedentarismo es una de las causa mayores de muerte.

- [ ] Una dieta equilibrada es aquella que contiene todos los alimentos necesarios para conseguir un estado nutricional óptimo.

- [ ] Una dieta que recomiendan los expertos en alimentación y nutrición es la Dieta Mediterránea , rica en pastas, arroz ,verduras, legumbres, abundante fruta, aceite de oliva, poca carne y mucho pescado, pan integral y especias como el ajo , el orégano, poca pimienta y un poco de buen vino.

- [ ] Una mala dieta provoca enfermedades tales como accidentes cardiovasculares, neoplasias, diabetes, obesidad, TCA (trastornos del comportamiento alimentario) enfermedades esqueléticas, enfermedad oral (caries), y alergias alimenticias.

ANOTACIONES

TEST

Marcar la respuesta correcta.

1. Las campañas de información sanitarias dan a conocer:
   - ☐ La nueva tendencia de la moda en los países industrializados.
   - ☐ El riesgo de determinadas actitudes y malos hábitos.
   - ☐ El incremento de consumo de las nuevas energías renovables.

2. Los grandes principios universales (justicia, libertad, igualdad, fraternidad, amor justicia, solidaridad...) son:
   - ☐ Valores atemporales.
   - ☐ Valores de épocas pasadas.
   - ☐ No son aplicables en nuestra sociedad actual.

3. Por qué es fundamental hacer actividad física:
   - ☐ Porque evita enfermedades cardiovasculares, diabetes, obesidad, osteoporosis.
   - ☐ Porque esta de moda.
   - ☐ Porque al fatigarnos con el esfuerzo físico evitamos estar activos.

4. Una dieta equilibrada es aquella en la que:
   - ☐ Se toman gran cantidad de carnes y grasas saturadas.
   - ☐ Se toman los alimentos necesarios según las necesidades en las diferentes etapas de la vida.
   - ☐ Se ingiere habitualmente dulces y golosinas.

5. La ingesta elevada de frutas y verduras se asocia con:
   - ☐ Mayor consumo de proteínas.
   - ☐ Menor consumo de proteínas y grasas.
   - ☐ Mayor consumo de grasas.

6. De los ácidos grasos, el más beneficioso para la salud es:
   - ☐ Los ácidos grasos saturados.
   - ☐ Los ácidos grasos polisaturados
   - ☐ Los ácidos monoinsaturados.

Educación para la Salud

Los Principales Retos en la Educación para la Salud

TEMA 5. Anorexia y Bulimia. Tabaco y Alcohol

TEMA 6. Accidentes de Tráfico

TEMA 7. Promoción de la Salud en la Inmigración

TEMA 8. Conceptualización, Clasificación y Tipología de Drogas

TEMA 9. Género, Mujer y Salud

TEMA 10. Violencia de Género: Erradicación y Prevención

módulo 2

Educación para la Salud

Anorexia y Bulimia. Tabaco y Alcohol

- La Anorexia y la Bulimia. Presiones para Adelgazar
- Actuaciones desde el Ministerio de Sanidad y Consumo y desde la Consejerías
- Educación para la Salud: Tabaco y Alcohol

Objetivos:

- Prevenir la anorexia y la bulimia.
- Ser consciente de los peligros del tabaco y el alcohol.
- Conocer las diferentes medidas para hacer frente a estos problemas.

tema 5

La Anorexia y la Bulimia. Presiones para Adelgazar

Los trastornos de conducta alimentaria no son una patología tan moderna como a veces pudiéramos pensar, no son un problema nuevo, lo novedoso es la virulencia con la que se han presentado en la sociedad actual y el cambio de actitudes que ésta ha tenico en sus conceptos de salud y de ideal estético.

Las clasificaciones incluyen dentro del Trastorno de Conducta Alimentaria (T.C.A.) dos trastornos específicos: la anorexia nerviosa y la bulimia nerviosa. También deberíamos incluir un nuevo y preocupante problema de alimentación actual como es la obesidad, cada vez más extendida en los países industrializados.

La Anorexia Nerviosa

La Anorexia Nerviosa se podría definir como la pérdida significativa de peso, es decir, con un índice de masa corporal de menos de 17'5. Esta pérdida de peso está originada por el propio enfermo a través de la evitación de consumo de alimentos que engordan y por uno o varios de los síntomas siguientes:

- Vómitos autoprovocados.
- Purgas intestinales autoprovocadas.
- Ejercicio excesivo.
- Consumo de fármacos, diuréticos y anorexígenos.

A todo esto hay que añadir una distorsión de la imagen corporal, que consiste en una psicopatología específica caracterizada por el miedo ante la gordura o la flacidez de las formas corporales, de modo que la persona, se impone a sí misma el permanecer por debajo de un límite máximo de peso corporal.

La Bulimia Nerviosa

La Bulimia Nerviosa es una preocupación continua por la comida, con deseos irresistibles de comer, de modo que el enfermo termina por sucumbir a ellos, presentándose episodios de polifagia (comer en exceso, atracones), durante los cuales consume grandes cantidades de comida, en periodos cortos de tiempo. La persona intenta contrarrestar el aumento de peso así producido mediante uno o más de uno de los siguientes métodos:

- Vómitos autoprovocados.
- Abuso de laxantes.
- Periodos de ayuno.
- Consumo de fármacos supresores del apetito, extractos tiroideos o diuréticos.

La persona presenta un miedo morboso a engordar y se fija de forma estricta un nivel de peso muy inferior al que tenía antes de la enfermedad, o al de su peso óptimo o sano. Con frecuencia, pero no siempre, existen antecedentes previos de anorexia nerviosa, con in intervalo entre ambos de trastorno de varios meses o años. La bulimia nerviosa es más común que la anorexia nerviosa.

Otro trastorno alimentario es el trastorno por atracones en el que hay ingesta compulsiva sin métodos para contrarrestarla.

El miedo a aumentar de peso, la imagen corporal propia agrandada y como resultado el sometimiento a una dieta severa, constituyen los síntomas de una especie de anorexia mental suave que afecta a nuestra población juvenil, sobre todo a la femenina, constituyendo un problema sanitario de importancia creciente que atañe a una población cada vez más numerosa y diversa.

Las Causas

En la actualidad, la causa de los T.C.A. es claramente bio-psico-social. A su vez pueden ser multicausales ya que dentro de ellos destacaríamos factores individuales, biológicos, psicodinámicos, psicológicos, interpersonales, medioambientales, familiares, sociales y culturales implicados en su etiología.

En los países industrializados modernos el ser delgado se asocia con la belleza, la salud y la riqueza. No es de extrañar que una mayoría de chicas adolescentes quieran se más delgadas. Nunca en la historia la presión publicitaria y social fue tan avasalladora y el mensaje que llega es que sólo siendo delgadas serán atractivas y competitivas con las demás personas. Las revistas femeninas o para adolescentes, muestran una intensa presión publicitaria a favor del adelgazamiento. Se fomenta la pérdida de peso para buscar el atractivo físico, con una motivación estética, exhibiendo modelos femeninos más lineales, con menos curvas.

Para muchas adolescentes no existe autoestima sin delgadez. El adelgazar se ha convertido en metáfora del éxito y el engordar de fracaso. La delgadez extrema, la belleza es esencial para que una mujer triunfe, sea aceptable y exitosa en nuestra sociedad. El culto al cuerpo y el canon estético de la delgadez esquelética, imposible para el común de las personas ya que la osamenta no puede reducirse, obliga a inhumanos sacrificios.

Una persona en este medio de culto al cuerpo, tendrá más riesgo de desarrollar alguna forma de patología teniendo además estos factores:

- Algunos rasgos de personalidad que la hacen más sensible a esta presión social.
- Una situación de estrés personal en los estudios, el trabajo o el entrono afectivo.
- Una historia personal de trauma infantil, abuso físico...
- Un ambiente familiar más conflictivo.

Recuerda

Las claves para prevenir los problemas de conducta alimentaria son:

- No dejarse influir por la publicidad y el estereotipo que nos propone.
- Consultar con un especialista antes de iniciar una dieta.
- Acudir al médico en cuanto ase empiece a detectar una pérdida no justificada de peso. Acudir al médico en cuanto ase empiece a detectar una pérdida no justificada de peso.
- Solicitar ayuda especializada tanto para la persona enferma como para su familia.
- Comer sano y hacer ejercicio de forma adecuada, permita a tu cuerpo mantenerse en el peso que necesita.
- Aprender a gustarte tal y como eres te ayudará a afianzar tu personalidad.

Si logramos llegar a aceptarnos como somos los unos a los otros, todo el mundo sería más feliz y el montaje que rodea al mundo de la imagen, lo tendría más difícil para manipularnos.

En las sociedades muy desarrolladas existen presión para adelgazar, sobre toco esta presión se ejerce mas sobre las mujeres que sobre los hombres.

La presión se puede observar en los medios de comunicación en masa. La televisión, proyectando imágenes de personas algunas veces extremadamente delgadas o Internet facilitando la compra de determinados productos milagrosos para la pérdida de kilos.

La moda del vestir, que presiona, sobre todo en personas jóvenes una masa corporal baja para poder usar determinadas prendas de vestir.

Otros variables que también presionan son:

- Los intereses económicos.
- La transmisión oral de datos.
- La difusión de estar en forma.
- La practica de la danza y algunos deportes.

Resulta realmente lamentable que hace aproximadamente una década, apenas se diesen casos de anorexia en nuestro país, cuando en otros países de la Comunidad Europea, esta enfermedad incidía con una mayor fuerza y que en la actualidad estamos en la cabeza en cuanto al número de casos. El problema se dramatiza aun más cuando se producen casos de anorexia en niños de 8 años.

La Anorexia

FACTORES QUE INCIDEN

La Anorexia es una enfermedad que se caracteriza por el deseo de verse muy delgada, y esto se logra a base de ayunos prolongados y restricciones alimentarias. La enfermedad suele tener un comienzo lento, progresivo, que , a menudo suele pasar desapercibido para los padres, logrando tomar conciencia de la enfermedad ya cuando su hija se encuentra demasiado delgada y ha perdido una importante cantidad de peso, presenta una negativa a comer rotunda o perciben que se les ha retirado la menstruación.

La Bulimia se caracteriza por alternar períodos de restricción alimentaria, con episodios de ingestas copiosas, llamados atracones, y seguidos de vómitos autoinducidos o provocados por la misma paciente o por el uso de laxantes o diuréticos. Estos episodios de sobrealimentación descontrolada unen el descontrol y el placer. La presencia de este atracón es justamente lo que define a la enfermedad.

La Anorexia y la Bulimia pueden comenzar como una adicción a la dieta. Estos trastornos de la conducta alimentaria se dan principalmente entre mujeres entre 11 y 18 años, pero pueden aparecer también en mujeres de hasta 25 años. Actualmente, en el campo clínico suelen verse varones con este tipo de padecimientos y mujeres con algunas características de la enfermedad que superan los 30 años.

La dieta, en sí misma, es una práctica beneficiosa, porque permite una buena alimentación, colabora con la salud del organismo y purifica el cuerpo. Pero cuando la dieta se transforma en una cuestión esclavizante, no puede salir de ella nada positivo.

FACTORES PREDISPONENTES

Estas chicas se caracterizan por tener muy baja autoestima y ser muy autoexigentes. En muchos casos el alto nivel de exigencia ya es una característica familiar. El apoyo de los padres, en relación a la autoexigencia, debe relacionarse con poder ayudar a sus hijas a aceptar que siempre puede haber algo de ellas con lo que no estén muy contentas, pero deben señalarles los aspectos altamente positivos o en los que se destacan. Generalmente son chicas con buen desempeño escolar y buen rendimiento deportivo. Deben entender que el Cuerpo no lo es todo en la vida, sino una parte de ella que debe vivir en armonía con el resto de los aspectos de su vida.

En esta época tan difícil ya de por sí, que es la adolescencia, cambian las responsabilidades. Se tiene más independencia, se siente una nueva identidad en las opiniones y el adolescente se va incorporando progresivamente al mundo adulto. Y como ya lo dice la palabra, adolescencia deriva de dolor, por eso el refrán popular que dice Crecer Duele... Muchas veces, el estar en un camino intermedio tanto desde el punto de vista físico como psicológico y social provoca inseguridad. Y esta inseguridad es la fuente de disminución de la autoestima.

La adolescente suele ser rebelde con sus padres y negarse a cumplir sus órdenes, pero, mientras tanto, cumple montones de otros mandatos que vienen de la sociedad sin darse cuenta de ello. Hay que ser flacas para ser lindas y exitosas, hay que usar determinadas marcas de ropas, hay que ir a bailar a determinados lugares.

En cuanto a las características familiares de las chicas que padecen trastornos alimentarios, se destacan determinadas características: demasiada interdependencia en las relaciones, intrusiones e intromisiones constantes en los pensamientos y sentimientos del otro, la percepción de sí mismo y de los otros miembros de la familia está pobremente diferenciada. Otra característica es la sobreprotección desmedida y exagerada. La sobreprotección retarda el desarrollo y la autonomía de los hijos. También se trata de familias rígidas, que, en cierta forma se resisten a realizar los cambios lógicos que impone el desarrollo de los hijos. Operan como un sistema cerrado, negándose, sin desearlo intencionalmente, por supuesto, a asumir la entrada de los hijos a la adolescencia. Estas familias tienden a no negociar explícitamente los conflictos, las diferencias. Generalmente, los padres suelen utilizar a la paciente enferma como agente desviador de los conflictos conyugales, con el fin de querer creer que en el matrimonio todo está bien, y que si hay un esbozo de problemas entre ellos es por la enfermedad de la hija y no a la inversa.

FACTORES DESENCADENANTES

Está demostrado que no hay un factor precipitante único. Algunas veces es posible determinar eventos externos gatillantes, disparadores. Por ejemplo, una paciente de 23 años señala un aborto como factor disparador. En cambio, una paciente de 14 años lo atribuye a un picnic en el cual comió lechón todo el día. Una amiga le señaló que se acercaba el verano y que sería conveniente que comenzara a cuidar su peso. Según palabras de la paciente, sintió que se moría del papelón. Lo que sí se ha determinado es que el común denominador de la repercusión que tiene el evento para la paciente es que ella siente gran dolor de dos maneras:

1. como una amenaza de pérdida del autocontrol,

2. como una amenaza o real pérdida de la autoestima.

El evento disparador puede ser una separación o pérdida, un problema familiar. Nuevamente, el disparador diverso nos remite a una consecuencia convergente: la amenaza a su autoestima y a su sensación de control de su mundo que conduce a un incremento de la preocupación por su cuerpo y a la convicción de que se sentirá más en control de su persona si continúa perdiendo peso.

En un principio se pensaba que el origen de la anorexia era psicológico, ya desde hace un tiempo, cada vez cobra mayor fuerza la idea de que esta enfermedad, tiene una causa genética, aunque la actual sociedad, en las que priman las apariencias, y donde se persiguen insistentemente la perfección física, tallado en una 34, puede ser un desencadenante importante, para aquellas personas con predisposiciones genéticas, psicológicas y biológicas.

FACTORES DE MANTENIMIENTO

El curso de la anorexia es muy variado, hay pacientes que se recuperan más prontamente que otros. Sí se pueden aislar factores que ayudan a perpetuar o mantener la enfermedad.

1. Síndrome de inanición: Las chicas que padecen de anorexia se preocupan enormemente por la comida y pierden interés por otras áreas: coleccionan recetas, leen libros de cocina, pasan horas frente a una bandeja sin comer y la comida es casi su único tema de conversación, mastican cantidad de chicles, toman demasiado mate, agua, gaseosas dietéticas o café. Pero aparece la inanición, el no comer, el comer escasamente y los ayunos prolongados. Así surgen la irritabilidad, ansiedad, dificultad de concentración, aislamiento social, depresión, cambios de humor y perturbaciones del sueño. Todas estas características son atribuibles a los efectos de la inanición.

2. Vómitos: No sólo las chicas con problemática bulímica vomitan, a veces también lo hacen las que presentan características de comportamiento anoréxico, ya que ven al vómito como una solución, en tanto permite comer en exceso y al mismo tiempo mantenerse delgada.

3. Constipación crónica: Estas chicas suelen presentar esta dificultad, y la constipación brinda sensación de saciedad. Esto facilita que la persona anoréxica comience a reducir la cantidad o frecuencia de sus comidas.

4. Percepciones corporales: Aun cuando las chicas han alcanzado un muy bajo peso, continúan sintiéndose excedidas de peso y viéndose gordas.

5. Negación por parte de la enferma de su patología. Esta conducta es muy frecuente, por eso es imprescindible la consulta familiar inicial, hasta que la chica tome conciencia y pueda comprometerse en una terapia.

FACTORES SOCIOCULTURALES

Es muy frecuente que las casas de moda no fabriquen talles para personas excedidas de peso. Al encender el televisor o mirar revistas femeninas, el mensaje tácito es que para ser exitosa y linda hay que ser muy delgada, como las modelos.

En nuestra sociedad existe la preocupación por la comida, las dietas, el talle. Se considera como ideal el cuerpo esbelto, y hay una creencia de que la gordura es mala. La idea contenida en la frase atribuida a la duquesa de Windsor: Ninguna mujer nunca es demasiado rica ni está demasiado delgada, está fuertemente arraigada en nuestra cultura.

SIGNOS CLINICOS

La forma característica de presentación de estas pacientes es con mucha ropa, amplia y superpuesta, lo cual disimula su a veces extrema delgadez. La piel suele estar seca, áspera, fría, a veces cubierta de lanugo - vello fino y oscuro más abundante que lo normal, que a veces puede recubrir todo el cuerpo - . En ocasiones hay petequias en la piel, o sea hemorragias en forma de puntos, y las palmas pueden presentar color amarillento. Son casi constantes la bradicardia: pocas pulsaciones por minuto y la baja presión. El esmalte de los dientes está dañado en las pacientes vomitadoras. Estas además presentan lesiones en los nudillos de las manos, causadas por el roce de los dientes al introducir la mano para provocarse el vómito. Estas pacientes suelen quejarse de dolor abdominal y constipación crónica. Ambos síntomas se corrigen con el aumento de la ingesta alimentaria. La cantidad de ropa mencionada con anterioridad, cumple dos funciones: disminuir ante los demás la delgadez y paliar la constante sensación de frío.

FACTORES DE PERSONALIDAD Y ANOREXIA

Generalmente, las pacientes son descriptas por sus padres como niñas perfectas, complacientes y con apariencia de estar especialmente dotados, y se habían vuelto expertas en lo que se refiere a observar y gratificar a sus padres. Así, algunas de ellas no fueron preparadas para la etapa de separación e individuación de la adolescencia.

Se caracterizan por un correcto comportamiento social, ansiedad, control en la demostración de los afectos. Su carácter tiende a ser rígido. Presentan inseguridad, dependencia afectiva, poca espontaneidad, falta de autonomía, introversión, cierta depresión y tendencia a obsesionarse con factores complicantes, relacionados con la desnutrición y la condición de paciente.

En cuanto a la depresión, es relevante su presentación clínica en la anorexia. Pero lo fundamental a tener en cuenta es que dado que los síntomas de conducta que acompañan a la inanición - no comer - : falta de energía, sueño interrumpido, retracción social, falta de ánimo, dificultad para la concentración, se asemejan en gran medida a los síntomas del trastorno depresivo.

La Bulimia

FACTORES QUE INCIDEN

La Bulimia se caracteriza por alternar períodos de restricción alimentaria con episodios de ingestas copiosas, de gran cantidad de alimentos, seguidos por vómitos autoinducidos y por el uso de laxantes y diuréticos. Estas situaciones de sobrealimentación, llamadas atracón son el rasgo distintivo y diferencial de la enfermedad.

Existen situaciones emocionales, sociales o clínicas en las que se producen episodios de ingestas exageradas y no se trata de bulimia. Por ejemplo, frente al estrés hay muchas personas que ingieren más que lo habitual.

Es frecuente escucharlo en adolescentes en época de examen, pero la diferencia con la bulimia radica en que la ingesta vuelve a lo normal, transcurrido el período de exigencia extrema.

No es infrecuente que determinados eventos se festejen con comidas abundantes y copiosas, y que alguno de los asistentes se exceda más que otros, pero esto debe diferenciarse de un trastorno de la alimentación. Algunas enfermedades orgánicas llevan al exceso de alimentación, como el hipertiroidismo o la diabetes.

Al hablar de bulimia nos referimos a una forma particular de ingesta excesiva que va acompañada del rasgo esencial de la anorexia: el temor a engordar. Los atracones concluyen a causa del malestar físico o por una interrupción social - que la paciente sea descubierta - .Inmediatamente, a continuación hay remordimiento y distintas formas de anular lo hecho, pero esta conducta llamada de purga, está siempre originada por el temor malsano a engordar, y es esto lo que diferencia al verdadero bulímico del exceso temporario que esporádicamente puede incurrir cualquier persona.

Con respecto al atracón, es típico que sea secreto, con gran vergüenza por parte del paciente si es descubierto. La comida es ingerida rápidamente, sin dar tiempo a saborearla. Los alimentos consumidos son generalmente hidratos de carbono y grasas, de fácil ingesta. Cuando alguien tiene un peso inferior al que le determina su biología o se está alimentando con una dieta restrictiva, el desencadenante del atracón suele ser el hambre. Con el tiempo, el atracón se generaliza como recurso para aliviar transitoriamente el malestar emocional que puede tener distintos orígenes: desde el aburrimiento hasta la depresión, pasando por la ansiedad o el enojo.

A la vez, la persona está preocupada constantemente por pensamientos de la comida y por la sensación de haber traicionado su aspiración a un peso ideal. La ingesta compulsiva termina debido al malestar abdominal, interrupción externa por aparición de otra persona, recuperación de control o sensación de sopor. Luego del atracón, la persona siente culpa y se atormenta por la sensación de pérdida de control. El método de purga específico puede variar a lo largo del tiempo, siendo los más comunes los vómitos, los diuréticos y los laxantes.

EL CICLO DE LA BULIMIA

La gran contradicción y paradoja es que hacer una dieta, atracarse y purgarse, muy lejos de solucionar el problema, contribuye a perpetuarlo. Vomitar es una solución de corto alcance porque, si bien se elimina el alimento que la persona rechaza, vuelve el apetito y consiguientemente las ganas de comer de nuevo. Con el transcurso de tiempo, la paciente va perdiendo más el control, al punto de sentir que debe vomitar cada vez que come. Esto se torna en costumbre, la paciente se siente avergonzada y aumenta su culpa.

Con el tiempo se instaura definitivamente el atracón y el posterior vómito o ingesta de laxantes o diuréticos. Al producir pérdida de peso y hambre, rompen el circuito natural de hambre - comida - saciedad, desencadenando un nuevo atracón y así sucesivamente.

La vida de la bulímica está signada por la culpa, la vergüenza y complicadas estrategias para poder seguir con el vómito, no como algo placentero, sino como algo que realmente no puede eludir.

Relación entre Bulimia y Anorexia

En los últimos años ha aumentado el número de pacientes anoréxicas con síntomas bulímicos. Uno de los factores influyentes es la creciente presión social que impone que para obtener logros y éxitos, es necesario ser delgada.

Últimamente, las consultas por anorexia se han mantenido estables, mientras que las consultas por bulimia han incrementado notablemente. Los ciclos de atracones y vómitos parecen deberse a los mismos factores predisponentes y de mantenimiento que la anorexia, por eso inevitablemente se mantienen emparentadas.

Depresión

En ambos cuadros hay una mayor incidencia familiar de depresión y de trastornos de alimentación y peso. En ambas patologías alimentarias, es frecuente cierto estado depresivo.

Personalidad y Bulimia

La depresión es el elemento que colorea la forma en que se manifiesta el trastorno. La baja autoestima, el temor a la no aceptación social y la gran necesidad de una aprobación externa son cruciales en el desarrollo de la bulimia.

Diversos estudios coinciden en que los pacientes bulímicos tienden a ser depresivos, impulsivos y ansiosos. Son sensibles y muy rigurosos en ciertos aspectos. Presentan baja tolerancia a la frustración, inestabilidad afectiva

Presentación y Consulta Diagnóstica

En muchos casos, las pacientes no sabían que padecían la enfermedad, sino simplemente hábitos que creían que debían esconder. Las preocupaciones son similares a las de las anoréxicas. Constantemente piensan en la comida y el peso.

Cuando hablan de los atracones, aducen que éstos no se deben al hambre sino a una costumbre que no pueden dominar. Suelen presentar síntomas como tristeza, irritabilidad y dificultad en la concentración.

Suelen llegar, en casos extremos a ideas suicidas. Tienen una idea sobrevalorada respecto del temor a la gordura

Cuadro Clínico

La apariencia puede ser de una obesa, otras veces tienen peso normal y, más raramente están desnutridas. Estas suelen ser anoréxicas con conductas bulímicas. Cuando el médico interroga no hacen referencia a los atracones. Sí surge que la alimentación ocupa un lugar preponderante en sus preocupaciones cotidianas.

Los síntomas referidos durante el interrogatorio son secundarios al vómito y al uso de laxantes y diuréticos: dolor de garganta, de estómago, que se presentan cuando el contenido del ácido gástrico ha lesionado la mucosa esofágica; debilidad o fatiga; rostro hinchado; luego del atracón se presenta malestar abdominal, náuseas, dolor; diarrea o constipación; vómitos de sangre cuando existe lesión esofágica sangrante secundaria a reiterados vómitos; irregularidades menstruales; episodios de sudoración, debilidad, taquicardia, somnolencia y letargo luego de los atracones.

El examen físico puede ser normal o presentar algunas alteraciones:

a alteraciones dentarias: pérdida de esmalte por efecto del ácido gástrico que causa descalcificación y disolución del esmalte.

b aumento de las glándulas parótidas.

c bradicardia y cambios en la presión arterial.

d erosiones y callosidades en las manos, por utilizarlas crónicamente para provocar vómitos. Estas lesiones se producen en el sitio de roce de la mano contra los dientes.

Complicaciones Médicas

Cardiovasculares: los vómitos, uso de laxantes, diuréticos pueden causar hipotensión arterial, arritmias cardíacas.

Del medio interno: deshidratación, pérdida de cloro, potasio, magnesio y fósforo. Estas alteraciones producen debilidad, cansancio, constipación y depresión, y pueden causar arritmias cardíacas y, en algunos casos, muerte. En las abusadoras de diuréticos aparecen edemas.

Nefropatías: El riñón puede verse afectado por la deshidratación, pérdida de potasio y empleo de diuréticos. Suelen presentarse infecciones urinarias.

Endocrinas: Son frecuentes las alteraciones menstruales.

Pulmonares: Las microaspiraciones que a veces acompañan a los vómitos pueden causar espasmo bronquial y neumonitis.

Gastrointestinales: Las alteraciones a este nivel son severas y frecuentes. Un 50 % de las pacientes las presenta. El esófago sufre con frecuencia las consecuencias de los vómitos. El contenido ácido del estómago, en contacto con la pared esofágica es altamente lesivo. Puede producir esofagitis, erosiones, úlceras y sangrado frecuente. La rotura esofágica puede llevar al riesgo mortal. La dilatación aguda del estómago y el duodeno es otra complicación con riesgo de muerte.

Tratamiento de la Patología Alimentaria

Es altamente aconsejable el tratamiento psicoterapéutico individual apenas se perciben los primeros signos de la enfermedad, que siempre la paciente tratará de negar y atribuir a un mero deseo de adelgazar para sentirse mejor. Cuando la situación presenta signos orgánicos importantes y evidentes, es necesario el trabajo interdisciplinario entre psicoterapeuta y médico.

Actuaciones desde el Ministerio de Sanidad y Consumo y desde la Consejerías

Desde el MSC y desde las distintas Consejerías se están llevando a cabo actuaciones para prevenir los trastornos en la alimentación. El Ministerio de Salud y Consumo y los diseñadores y fabricantes de ropa han llegado a un acuerdo, desaparece la talla 34 para la mujer y deja de considerarse la talla 46 como una talla especial. Por otro lado, la Junta de Andalucía, a través del Instituto Andaluz de la Mujer (IAM) y las Consejerías de Salud y Educación en el año 2000 repartieron 50.000 unidades didácticas en la escuela en las etapas de Primaria y en la ESO, destinadas a alumnos y profesores con el objeto de prevenir y paliar los problemas de anorexia y trastornos alimentarios.

La Junta de Andalucía, a través de la Conserjería de Educación y Ciencia, tiene previsto, a través de la asignatura de Educación Física, fomentar la autoestima y la aceptación del aspecto físico, con el objetivo de contrarrestar las presiones estéticas y evitar la aparición de enfermedades alimentarias.

Otro punto a tratar dentro de la anorexia es el tema legal, pues si la persona enferma es menor de edad y su salud corre peligro, (pudiendo causar incluso la muerte), no existe problema para hacer un ingreso a petición de sus padres o tutores. Sin embargo, cuando la persona es mayor de edad, aunque corra peligro su salud, no se puede ingresar como no sea de propia voluntad, acto que no se produce porque la enferma no es consciente del estado de salud en el que se encuentra. Para realizar un ingreso en un centro sanitario, un juez tiene que firmar la orden de ingreso y dictar que la persona en cuestión no es responsable de sus actos y no puede ejercerlos como tal, adjudicando un tutor que será la persona que se haga cargo de sus actuaciones. Es así como la enferma de anorexia puede ingresarse en un centro especialista, si los médicos valorando el estado de salud opinan que la vida de la enferma corre peligro.

Los familiares de las víctimas piden que desde los organismos oficiales se contabilicen el número de muertes real de esta enfermedad. Como se apuntabas con anterioridad, un número de personas afectadas por esta enfermedad se suicidan, estas muertes se pueden contabilizar no como número de personas muertas por anorexia, sino como número de personas que se suiciden en nuestro país.

Lo mismo ocurre con otros datos, como hemos visto con anterioridad, la anorexia puede desencadenar en otro tipo de enfermedades como pueden ser complicaciones cardio-respiratorias o infecciones por múltiples causa, insuficiencias renales,... Las muertes podrían contabilizarse como algunas de las que se apuntaba en el párrafo anterior, pero su origen esta en la anorexia.

Otras TCA son las enfermedades esqueléticas, que es la desmineralización ósea. Posiblemente una falta de aporte de calcio en la adolescencia puede ser causa de la osteoporosis que se produce a partir de los 40 años.

La enfermedad oral, es decir la caries dental es la enfermedad mas frecuente en países desarrollados. Afectando a un 80% de la población escolar. El consumo de azúcares, especialmente sacarosa, favorece la aparición de la placa dental, que es la causante de de la caries y de posteriores enfermedades periodontales.

Las alergias alimentarias, aunque no son enfermedades claramente en relación con los hábitos alimentarios, el aumento de estas en la población infantil es preocupante entre los profesionales de la salud. Los alimentos más frecuentes que causan alergias son: leche, huevos, trigo, pescado, chocolate, fresas y naranjas.

Educación para la Salud: Tabaco y Alcohol

La Organización Mundial de la Salud, en la Asamblea (1988) estableció que el 31 de Mayo, de cada año, tendría lugar el Día Mundial sin Tabaco.

La fecha se fijó con el objetivo de desalentar el consumo de tabaco en todas sus formas, e instar a los gobiernos y a todos aquellos que estén relacionados con el tema a participar activamente para lograr sociedades más saludables, libres de tabaco.

Las drogodependencias se han convertido en uno de los problemas que más preocupan a la sociedad, quizás debido a que cada día constatamos que no se trata de un problema relacionado sólo con zonas marginales sino que puede afectar a toda la comunidad y en especial, de forma más dramática, a una población de riesgo respecto al consumo: niños y jóvenes en edad escolar.

Tenemos que sensibilizarnos en dos ideas, que alcohol y tabaco son drogas, socialmente aceptadas, pero drogas, y que nuestros alumnos de secundaria y bachillerato no sólo no están libres de ellas, sino que es en estas edades cuando se inician en su consumo.

Tabaco y Alcohol como Drogas

Cuando hablamos de drogas, todos tenemos en mente los nombres de algunas: heroína, cocaína, drogas de diseño y cannabis (en todos sus posibles nombres), pero pocos de nosotros pensaríamos en el tabaco y el alcohol. Así el siguiente cuadro refleja uno de los resultados del estudio "Los andaluces frente a las drogas" realizado en el año 2000. En concreto el referido al conocimiento de nombres de drogas.

Se le pide al entrevistado que mencione los nombres de las drogas que conozca, ya sea su nombre o equivalente en lenguaje vulgar. El cuadro expresa el porcentaje de los encuestados que menciona cada tipo de droga.

Nombres conocidos de drogas	
Drogas	**% entrevistados**
Heroína	89.7
Cocaína	96.7
Cannabis	87.8
Anfetaminas	27.2
Alcohol	38.0
Tabaco	26.3
Alucinógenos	60.6
Drogas de diseño	59.5
Hipnosedantes	14.2

Observamos que los tres primeros nombres son mencionados por alrededor del 90% de los encuestados. Mientras que tabaco y alcohol lo son por un porcentaje muy inferior. Otro estudio complementario a éste indica que al mencionar los nombres de las drogas, las respuestas se dividen, un 84% nombran drogas ilegales y sólo un 16% nombran drogas legales. De aquí podemos deducir que gran parte de la población identifica la palabra droga con droga ilegal y que no se asume que las drogas legales son realmente drogas.

Llegamos pues a una pregunta trascendental ¿qué es una droga? Para responderla vamos a tomar algunas definiciones reconocidas como válidas del término droga. Droga es:

Una sustancias capaz de proporcionar placer actuando sobre el nivel o la claridad de la conciencia. (Aizpiri, 1986).

Toda sustancia farmacológica activa que produce en un organismo vivo un estado de dependencia física, psíquica o de ambos tipos. (OMS, 1969).

Toda sustancia que, introducida en el organismo vivo, y disuelta en la sangre, puede modificar una o más funciones de éste. (Centro de Prevención de las Drogodependencias, 1994).

Toda sustancia que produce sobre el individuo modificaciones de su estado psíquico y susceptible de causar dependencia, si se insiste repetidamente en su consumo. (Calafat, 1985).

De todas las definiciones anteriores podemos extraer dos características básicas que definen una droga:

- Son capaces de crear dependencia.
- Son capaces de modificar funciones del organismo.

Evidentemente, y sin lugar a dudas, el tabaco y el alcohol que son sustancias de consumo legal - pero en absoluto inocuas -, satisfacen estas dos características, así como todas las definiciones anteriores, por lo que hemos de considerarlas como drogas.

Esta sería una primera etapa de sensibilización, ser conscientes de que el alcohol y el tabaco son drogas.

El Inicio en el Consumo

También en "Los andaluces frente a las drogas" se realiza un estudio de la edad de inicio en estas dos sustancias, dando como resultado la siguiente tabla.

Edad media de inicio en el consumo		
Edad de inicio	**Tabaco**	**Alcohol**
Hombres	15.76	15.94
Mujeres	17.02	17.94
Media	16.22	16.75

Le acompañamos las conclusiones del citado informe:

Estamos ante dos drogas muy arraigadas en las costumbres sociales y con un consumo muy amplio en todos los sectores de la población. En ambas se produce un inicio precoz, un 60% y un 48% se inician, respectivamente, en el consumo de tabaco y alcohol antes de los 16 años, y a partir de esa edad, entre los 16 y los 20 años (antes del fin del desarrollo físico del individuo), se inicia una escalada hacia un consumo denominado abusivo. Este consumo suele deberse a razones negativas o problemáticas tales como el paro, el fracaso escolar, la insatisfacción en los estudios o en el trabajo y el aburrimiento en el tiempo libre. A estas hay que añadirles en el caso del alcohol otras, como son las malas relaciones familiares y la dependencia del grupo de amigos.

Pero no es éste el único informe que saca conclusiones de este tipo. Todos hablan en parecidos términos cuando se refieren a la edad de inicio en el consumo. Además algunos llaman la atención sobre el cambio de bebidas, pasando el consumo de bebidas de baja a bebidas de alta graduación alcohólica.

Todas estas razones nos llevan a pensar que una acción de prevención debería orientarse con especial atención a este segmento de la población más vulnerable y con mayor riesgo potencial.

Efectos del Consumo de Tabaco y Alcohol

Estos son algunos de los efectos a corto y largo plazo, comprobados científicamente del consumo de tabaco y alcohol de forma habitual.

ALCOHOL

Consecuencias del consumo de alcohol		
	Sobre el organismo	**Sobre el comportamiento**
Efectos a corto plazo	Irritación de la mucosa estomacal. Trastornos de la visión, de los reflejos, del pensamiento y del habla en dosis elevadas. Intoxicación aguda: Embriaguez, agitación, riesgo de muerte por paro respiratorio.	Desinhibición, sobre todo en cuanto a las relaciones sociales. Sensación de euforia. Posibilidad de realizar actos violentos.
A largo plazo	Psicosis, encefalopatías, gastropatías, hepatopatías, pancreopatías, polineuritis, miocardiopatías. Dependencia física (tolerancia y síndrome de abstinencia).	Disminución en el rendimiento laboral. Aumento de la posibilidad de accidentes. Perturbaciones de las relaciones sociales y familiares, agresividad, irritabilidad. Exhibicionismo. Mayor porcentaje de suicidios

La tolerancia es un fenómeno por el cual el individuo que bebe necesita cantidades mayores de alcohol para obtener los mismos efectos que sentía al principio de su hábito. Cuando decimos que una persona "aguanta" mucho el alcohol estamos diciendo que esa persona está acostumbrada al alcohol porque ha desarrollado una tolerancia al consumo excesivo de alcohol. Por eso, algo que aparentemente es síntoma de fortaleza no es más que un signo de una grave dependencia al alcohol.

El síndrome de abstinencia se caracteriza por una serie de efectos que se producen al suprimirse el consumo de alcohol, entre ellos un deseo compulsivo de tomar alcohol para evitar esa sensación de malestar que conocemos como resaca en sus casos más leves.

OTROS EFECTOS

El alcohol afecta a todo el cuerpo, pero donde más daño ocasiona es en el hígado y en el cerebro, este efecto produce: retraso en el tiempo de reacción, aumento en la tolerancia al riesgo, descoordinación psicomotora, alteraciones sensoriales, somnolencia, cansancio y fatiga muscular.

ENFERMEDADES ASOCIADAS

Cirrosis hepática, hepatitis alcohólica, gastritis, pancreatitis, alteraciones cardiovasculares, anemias, impotencia, alteraciones musculares, alteraciones neurológicas y psiquiátricas, síndrome alcohólico fetal, déficit de vitaminas y minerales y recientemente se ha asociado con el cáncer de boca, faringe, laringe, esófago e hígado.

CONSECUENCIAS DE CARÁCTER SOCIAL

Absentismo laboral, accidentes de tráfico, laborales y domésticos, peleas, delincuencia y marginación, rupturas familiares y malos tratos a mujeres y niños.

TABACO

Consecuencias del consumo de tabaco		
	Sobre el organismo	**Sobre el comportamiento**
Efectos a corto plazo	Aumento del ritmo cardíaco y de la presión arterial. Intoxicación aguda: Tos, faringitis, dolor de cabeza.	Se inicia un aprendizaje que comienza con el consumo ocasional y que aumenta progresivamente en frecuencia. Aumentan el número de situaciones en las que parece "adecuado" fumar.
A largo plazo	Disminución de la memoria, dolores de cabeza, fatiga, bronquitis, enfisema pulmonar, cáncer de pulmón, boca y de laringe. Disminuye el rendimiento deportivo. Dependencia física, con su correspondiente síndrome de abstinencia.	Dependencia psíquica. Manifestaciones comportamentales derivadas de los momentos de abstinencia (irritabilidad, ansiedad, etc...).

OTROS EFECTOS

El humo del tabaco produce una acción irritante sobre las vías respiratorias, esta irritación incrementa la producción de moco y una dificultad para eliminarlo, esto origina el síntoma más frecuente del fumador, la tos, acompañada por la expulsión de moco que aparece especialmente por las mañanas al levantarse.

ENFERMEDADES ASOCIADAS

Bronquitis crónica, enfisema pulmonar, cáncer de pulmón, boca y laringe, arteriosclerosis, trastornos vasculares, cerebrales (trombosis, infarto cerebral) y cardíacas (infarto de miocardio).

Numerosos estudios han puesto de manifiesto que el tabaquismo materno afecta de forma importante al crecimiento fetal, que se expresa en una reducción del peso del recién nacido en unos 200 gr. por término medio.

También está comprobado el aumento del número de abortos espontáneos y de complicaciones durante el embarazo y parto.

EL FUMADOR PASIVO

Es aquella persona que aspira el humo del tabaco por permanecer en ambientes donde fuman otras personas. Se ha comprobado que los fumadores pasivos están expuestos a la mayoría de las enfermedades anteriormente citadas para el fumador activo con una incidencia más alta que aquellas personas que no están expuestas pasivamente al humo del tabaco. A corto plazo sufren irritación ocular, dolor de cabeza, tos, sensación de incomodidad y alteración del tiempo de reacción.

PREVENCIÓN

Entendemos por prevención de las drogodependencias al conjunto de medidas orientadas a evitar el uso o abuso de drogas, así como a disminuir o retrasar su consumo. En el tema de salud es siempre más rentable la prevención que el tratamiento, tanto en costes económicos como personales.

La prevención en este tema ha de ser de forma continuada y nunca puntual, no tiene que reducirse a una charla puntual, sino que debe ser un proceso sistemático, con la ayuda de información ocasional, pero no reducida sólo a eso.

El centro educativo es un marco idóneo para la prevención por varias razones: toda la población pasa por él, se dispone de medios técnicos y humanos, y su fin es la educación del individuo.

Teniendo en cuenta esta idea de prevención se propone el plan de acción tutorial como una vía adecuada de acercamiento continuo al alumno. Así es posible desarrollar una serie de actividades en sesiones donde se trabajarán distintas ejercicios tanto de análisis de la situación, como de reflexión y modificación de hábitos.

El Tabaco y su Repercusión en la Salud

Desde el inicio de la historia de la medicina, el "padre de la medicina", Hipócrates, menciona en sus escritos la influencia del cuerpo sobre la parte anímica, y la del alma sobre el cuerpo, señalándose una atención especial al medio ambiente social como factor etiológico de la enfermedad. Galeno fue el primer autor que consideró la influencia de la personalidad en el cáncer. En su tratado sobre los tumores De tumoribus señaló que las mujeres "melancólicas" eran más propensas que las "sanguíneas" a tener un cáncer de mama. Desde entonces la relación y vinculación clínica entre tres variables, personalidad-estrés-cáncer es frecuente en los tratados de medicina.

La psicooncología es una disciplina que aplica la psicología en una enfermedad como el cáncer y se desarrolla en diferentes áreas: prevención, asistencia, docencia e investigación. El modelo "biopsicosocial" de salud se está aplicando tanto en la investigación como en la asistencia. Son múltiples las investigaciones, dentro de la psicooncología, que intentan demostrar la influencia de aspectos psicológicos en la aparición y desarrollo del cáncer. El contenido de estas investigaciones suele ser personalidad y cáncer, estrés y cáncer, terapia psicológica y mayor supervivencia.

A pesar de los problemas metodológicos que tienen muchas de estas investigaciones y que los resultados obtenidos todavía no son concluyentes, los datos señalan cada vez con mayor rigor que diferentes variables psicológicas se encuentran asociadas tanto en la aparición como en el desarrollo del cáncer.

Asimismo está aceptado que el comportamiento humano determina un gran número de cánceres, de forma que en un 80% de ellos se da una contribución ambiental que determina su aparición o curso. El cáncer podría evitarse en gran medida si se modificaran los patrones de conducta.

La prevención del cáncer cobra cada día mayor importancia. El control de hábitos de riesgo y la adopción de estilos de vida saludables pueden salvar más vidas que todos los procedimientos de quimioterapia existentes[1]. Entre los hábitos de conducta relacionados con el cáncer se encuentran: la exposición ambiental a carcinógenos, tales como el tabaco, el alcohol, la ingesta de dietas ricas en grasas y bajas en fibras, exposiciones solares, así como la combinación de estos factores. En concreto, el tabaco causa el 30% de todos los cánceres (80%-85% de los cánceres de pulmón). La educación para la salud es fundamental para la adquisición de hábitos de salud que prevengan la aparición del cáncer.

Es popular el decálogo europeo contra el cáncer promovido dentro del programa Europeo contra el cáncer. Este programa comenzó durante la cumbre de la Comunidad Europea celebrada en Milán en el año 1985. Uno de sus objetivos principales es educar a la población en hábitos de salud y reducir la incidencia de cáncer.

Fue el epidemiólogo Richard Doll, quien confirmó que el tabaco producía cáncer de pulmón.

En la II Guerra Mundial, las muertes producidas por el consumo de tabaco en la causa principal de muerte, sólo por detrás de las acciones militares.

Tras el fin de la Guerra, los expertos se interesaron por saber las causas de estos episodios oncológicos. El mismo Doll pensaba que esto se debió al alquitrán de las carreteras, con posterioridad se demostró que este es uno de los componentes de los cigarrillos. Doll junto a Bradford Hill, publicaron el primer informe que relacionaba el cáncer de pulmón con el consumo de tabaco. El estudio hecho en Gran Bretaña, que duró 50 años, se afirmó que la mayor parte de las neoplasias malignas aparecen con más frecuencia en los sujetos que fuman tabaco. El estudio deja claro que el cáncer de pulmón es la neoplasia maligna mas directamente relacionada con la cantidad de tabaco consumido. También se pone en relieve que a medida que se reduce el número de cigarrillos, bajan el número de fallecidos, y que en los fumadores menos adictos (menos de 15 cigarrillos al día) las muertes anuales son menores.

En consumidores de más de 25 cigarrillos al día por cada 100.000 habitantes fumadores las muertes eran de 451 muertes frente a 17 de no fumadores. En cambio, este número de muertes se reduce en los fumadores de menos de 15 cigarrillos: 130 fallecidos por el tabaquismo.

El consumo de tabaco está también asociado a otros tipos de cánceres:

- Cáncer de vejiga.- 51 muertes de sujetos que fumaban frente a 13 fallecidos que no fumaban.
- Cáncer de esófago.- 50 de fumadores frente a 7 no fumadores.
- Cáncer de laringe.- 17 muertes de fumadores frente a ninguna muerte de este tipo de cáncer en persona no fumadora.
- Cáncer de páncreas.- El número de fallecidos fumadores por este tipo de cáncer es de 53 frente a los 20 fallecidos que no fumaban.

El cáncer de próstata no esta relacionado con el consumo de tabaco. Otros tipos de cánceres que no esta clara la relación entre el consumo de tabaco y la aparición de tumores malignos son el cáncer de fosas nasales y el cáncer naso faringe, si bien hay que aclarar que el índice de estos canceres es muy bajo. En el cáncer de colon, la relación de tabaco cáncer puede quedar enmascarada, pues existe otra droga legal, que es el alcohol, que incide en la aparición de este tipo de cáncer.

Los expertos informan que fumar acorta la vida en una década, esto no quiere decir que todos los sujetos que fumen morirán 10 años antes de lo que podrían vivir, sino que existe una media que acorta los años de vida.

En lo que están completamente de acuerdo todos los expertos, es en afirmar que fumar reduce la calidad de vida, independientemente del número de cigarrillos que se fume al día. También afirman que la desaparición de este hábito reduciría un 25% de cánceres, y aumentaría en un 20% el nivel de supervivencia de los ciudadanos.

¿Es Posible Dejar de Fumar?

Fumar o no fumar ha sido siempre y debe seguir siendo una opción y una decisión totalmente personal, pero también es innegable que ha de ser una decisión debidamente informada.

Desde la década de los noventa, la verdadera protagonista de la política antitabaco ha sido la guerra fría entre fumadores y no fumadores. Desde el año 2005 el Gobierno Español ha dado grandes pasos para avanzar en la lucha contra el tabaco, para ello una de las medidas que desarrolló fue la aprobación de la Ley Antitabaco (Ley 28/2005, de 26 de diciembre, de medidas sanitarias frente al tabaquismo y reguladora de la venta, el suministro, el consumo y la publicidad de los productos del tabaco) la cual entró en vigor el 1 de enero de 2006, a pesar de ello encontramos algunos aspectos de la Ley que no entraron en vigor hasta septiembre de 2006 y enero de 2007, de dicha ley podemos citar como medida más relevante la prohibición de fumar en espacios en los que hasta esa fecha estaba autorizado, como los lugares de trabajo (públicos o privados). Desde la entrada en vigor de la ley antitabaco se ha desarrollado en nuestro país un descenso de fumadores.

Si bien es cierto que han aumentado los ex fumadores, debemos recordar que ha aumentado el número de mujeres fumadoras y, sobre todo, que nuestros jóvenes se incorporan al hábito tabáquico cada vez a edades más tempranas y en número también cada vez mayor.

Sin embargo, las empresas tabaqueras han ocultado mucha "información confidencial", como ellos mismos la denominan, que debería estar al alcance todos, fundamentalmente de sus consumidores, sus clientes, o sus potenciales clientes, población objetivo de las diversas campañas publicitarias.

El Gobierno español además inició en 2002 una campaña informativa que incorpora en forma de advertencia, aquello de "fumar provoca enfermedades cardiovasculares", "fumar perjudica seriamente su salud", "fumar perjudica a los que le rodean", etc. Pero no es menos cierto que estas advertencias se imprimen con un color un tanto ilegible, pasando muchas veces inadvertidas para aquel que ha tomado la decisión de incorporarse al hábito tabáquico. España está estudiando introducir un nuevo etiquetado con imágenes impactantes de los males que produce el tabaco en las propias cajetillas, así los fumadores cuando abran su paquete para fumarse un cigarro verán imágenes como un pulmón destrozado, un tumor en carne viva en el cuello de un hombre o una dentadura podrida en los paquetes que abren.

Decíamos que dejar de fumar ha de ser una decisión personal, pero debidamente informada. Y creemos necesario denunciar que los fumadores, los no fumadores y los potenciales futuros clientes de las empresas tabaqueras no están recibiendo toda la información que se posee en torno al tabaco.

Hace unos 5 años aproximadamente salió a la luz en Estados Unidos varios documentos, fruto de las investigaciones confidenciales de las empresas tabaqueras, que hasta el momento habían estado guardados en cajas fuertes, y que los procesos judiciales que se están llevando a cabo en la actualidad han posibilitado que conozca la opinión pública.

A continuación, ofrecemos el texto de algunos de estos documentos.

En cuanto a la tan manida relación del tabaco con el cáncer de pulmón, uno de los documentos dice: "Con una sola excepción, todos los investigadores con los que nos hemos entrevistado eran de la opinión de que fumar causa cáncer de pulmón, si por causa entendemos una cadena de sucesos que finalmente conduce al desarrollo de un cáncer de pulmón, y que incluye el hecho de fumar como un eslabón totalmente indispensable".

Otro de los documentos estudiados, dice textualmente: "Hemos descubierto una coincidencia generalizada sobre el hecho de que el motivo de cáncer más probable es que el humo del tabaco contiene sustancias cancerígenas en cantidad suficiente para provocar un cáncer de pulmón, tras una acción prolongada en un individuo sensible".

Si nos centramos en la tan discutida acepción del tabaco como droga, merece la pena conocer el contenido del siguiente documento: "Un cigarrillo, como sistema de administración de una droga al gran público, tiene ventajas muy, muy significativas, de entre las que destacamos la velocidad de acción: 10 segundos después de haber comenzado a fumar, la nicotina llega al cerebro, mientras que otras drogas, como la marihuana, las anfetaminas o el alcohol, son más lentas y pueden depender del estado de ánimo del consumidor".

En el mismo documento se puede leer: "...Por tanto, el tabaco para nosotros adopta esta imagen de droga rápida, muy eficaz farmacológicamente hablando y además muy barata: una droga que procura a su consumidor una satisfacción oral, manual y gustativa".

También ha sido muy discutido el hecho de la posibilidad de una alevosa manipulación del contenido de nicotina en los cigarrillos. Juzguen nuestros lectores después de conocer el contenido del siguiente documento: "Hemos conseguido demostrar que hay niveles óptimos de nicotina en el cigarrillo que producen respuestas más favorables desde el punto de vista psicológico y de conducta. La división de investigación y desarrollo de la empresa sabe cómo fijar el nivel de nicotina de manera que los fumadores queden enganchados".

Son innumerables los documentos que finalmente han visto la luz, pero, para finalizar, puede ser suficientemente significativo el contenido del siguiente, que aclara algunos conceptos del marketing dirigido a la población juvenil: "La tendencia del seguimiento de población de 16 a 25 años hacia una determinada marca de cigarrillos es tal, que su importancia debería ser sopesada con precisión y saber cuál es su reflejo en los programas más populares.

En todas las revistas deberían ser examinadas para verificar la eficacia de la publicidad en este grupo de edad y en otros".

Lo realmente curioso es que el gobierno de los Estados Unidos haya esperado cuatro años, desde que conoció la existencia de estos documentos, para presentar una querella formal contra las empresas tabaqueras.

Y la pereza de nuestro Gobierno para querellarse contra Tabacalera Española, aun conociendo todo esto, incluso mejor que nosotros, el contenido exacto de estos y otros documentos con contenidos mucho más espeluznantes.

Pero planteémonos algunas preguntas: ¿quién es el verdadero beneficiado tras el hecho de dejar de fumar? Sin duda, los únicos beneficiados son el fumador que se convierte en exfumador y su familia.

Dejar de fumar ha de ser una opción personal, en ningún momento impuesta, pero desde luego ha de ser siempre una decisión que ha de apoyarse en una información total y absoluta, además de clara y entendible por todos los sectores de la población.

Las Leyes Antitabaco

Pionera en la lucha antitabaco en Europa es Finlandia, que desde que implantó lo que se llamó "El Acta del Tabaco ", son los ciudadanos europeos que menos fuman. Asimismo presentan un menor número de enfermos de cáncer de pulmón desde hace tres décadas.

Los dirigentes finlandeses, conscientes del peligro del consumo del tabaco en los años 60 y 70 optaron por tomar medias legales para reducir el consumo de tabaco. A estas normativas se las llamó "Acta del Tabaco". Desde que se implantó ésta, los finlandeses son los ciudadanos europeos que menos fuman y el número de cáncer de pulmón ha descendido.

Aprobada en 1976, implantaron las siguientes normativas:

- Prohibió la publicidad del tabaco.
- Restringió el consumo en lugares públicos.
- Vetó la venta a menores.
- Requirió que las cajetillas de tabaco llevasen mensajes que alertasen de los riesgos.
- Destinó el 0,5% del impuesto anual sobre el tabaco en materia de prevención.

Este "Acta del Tabaco" ha sido ratificada en dos ocasiones la primera ratificación se hizo en 1994, y en ella se censuró el consumo del tabaco en el interior de determinados lugares de trabajo. La segunda ratificación se produjo en el 2000, en ella se aceptó el adjetivo cancerígeno como calificativo de esta droga legal y se limitó el consumo en restaurantes.

En España, como anteriormente hemos visto, se han adoptado medidas antitabaco a través de la Ley 28/2005, de 26 de diciembre. En el 2006, se prohibió el consumo de tabaco en zonas públicas, bares, restaurantes, centro de trabajo... El objetivo era reducir las muertes por tabaquismo (cada año mata 50000 personas). Aprobado el 15 de diciembre del 2005 con 297 a favor de 350 legisladores de la Cámara Baja, ninguno en contra, y cuatro abstenciones. Ya con anterioridad, la industria tabaquera estaba obligada a escribir mensajes en las cajetillas de tabaco, con el fin de reducir el consumo de tabaco.

En ellas aparecían mensajes como "el uso del tabaco perjudica seriamente su salud", "Fumar provoca cáncer" y otros que alertaban del riesgo de aumentar las enfermedades cardiovasculares. Esta medida no fue suficiente para alertar a la población del riesgo que se corre con su consumo.

Esta Ley, prohíbe fumar en bares y restaurantes, a no ser que el local posea más de $100m^2$, entonces se podrá habilitar una zona para fumadores.

Si los bares tienen una superficie menor a los 1000m², deberán optar por permitir o no el consumo de tabaco. En caso de optar por prohibir su consumo, si se permite fumar, puede ser causa de sanción económica. En esa zona se prohibirá la entrada a los menores de 16 años. Con esta ley se pretende no sólo evitar o paliar el número de muertes por su consumo, sino también evitar el consumo entre los jóvenes.

Otra de las medidas legales que se adoptaron fue la prohibición de macuinas expendedoras de tabaco puestas en el interior de los bares, para que el vendedor vea quien compra y así evitar que un menor compre.

Entre otras prohibiciones:

- La venta de tabaco a los menores de 16 años.
- Retirar la publicidad en cualquier medio de comunicación.
- No vender cajetillas de menos de 20 cigarrillos.
- No fumar en los centros de trabajo, ya sean en estancias públicas o privadas. Se prohíbe la creación de sala para fumadores.
- Se prohíbe fumar en los aeropuertos, ni shoping, excepto en zonas de aire libre.
- En los hoteles también esta prohibido fumar, aunque se ha incrementado un 30% las habitaciones para fumadores.
- En teatro y discotecas se puede habilitar una zona para fumadores
- La publicidad está prohibida en cualquiera medio, excepto las dirigidas al sector tabacalero. Están prohibidos los patrocinios.

En los Centros de Salud, existen consultas médicas donde ayudan a dejar el tabaco, aunque los chicles y parches no la subvenciona la Seguridad Social o las Consejerías de salud de las diferentes autonomías.

LO QUE HEMOS APRENDIDO

- La anorexia nerviosa se podría definir como la pérdida significativa de peso, y los síntomas son: vómitos autoprovocados, purgas intestinales autoprovocadas, ejercicio excesivo, consumo de fármacos diuréticos y anoréxico. Unido a una distorsión de la imagen corporal (miedo a la gordura).

- La Bulimia nerviosa es una preocupación continua por la comida, con deseos irresistible de comer, (atracones), que intentan de contrarrestar con vómitos autoprovocados, abusos de laxantes, periodos de ayunos y fármacos depresores del apetito, extractos tiroideos o diurético. La bulimia nerviosa es más común que la anorexia nerviosa.

- La causa de las llamadas trastorno del comportamiento alimentario (TCA), es bio-psico-social.

- En los pases industrializados modernos el ser delgado se asocia con la belleza, la salud y la riqueza.

- La presión publicitaria es tan fuerte que para muchos adolescentes la delgadez es necesaria para tener una autoestima positiva. La delgadez, tal como se presenta en los medios de comunicación masiva, o en otros contextos es asociada al éxito y los cánones internacionales de belleza. Esta binomio cuerpo esquelético = belleza, favorece las TCA.

- Medidas llevadas a cabo por el MSC es llegar a un acuerdo entre los diseñadores y los grandes fabricantes de ropa, para eliminar la tan perjudicial talla 34, y dejar la talla 46, un tallaje especial.

- La complicaciones médicas de las TCA son cardiovasculares, del medio interno, (deshidratación...), neuropatías, complicaciones endocrinas, pulmonares, y gastrointestinales.

- El tabaco es una verdadera epidemia en Europa, si bien han aumentada el numero de personas que dejan el hábito el tabaco, también es cierto que han aumentado el número de jóvenes fumadores y sobre todo se ha incorporado las mujeres de forma masiva.

  En nuestro país, el hábito tabaquito comienza en edades más tempranas y en número mayor.

- En nuestro país, la ley prohíbe fumar en lugares públicos y centro de trabajo. En bares y restaurante con una superficie mayor a los 100m^2, se permite fumar, pero para ello deben habilitar una zona para los fumadores. En esa zona no pueden entrar los menores de 16 años. No se puede vender a menores de edad. En los hoteles tampoco se puede fumar pero se puede aumentar el número de habitaciones para fumadores. En teatro y discotecas se permite fumar en la zona habilitada. La publicidad esta prohibida, y los patrocinios También esta prohibida la venta de menos de 20 cigarrillos. Las máquinas expendedoras de tabaco deberán estar a la vista del vendedor para prohibir la compra de tabaco en los menores de edad. El incumplimiento de esta norma será sancionada.

El consumo de tabaco está relacionado con la aparición de tumores malignos. Todos los expertos coinciden en que la eliminación de este mal hábito reduciría en un 25% los cánceres, y alargaría en un 20% las posibilidades de supervivencia de los ciudadanos.

ANOTACIONES

TEST

Marcar la respuesta correcta.

1. La anorexia se caracteriza por:
   - ☐ Comer grandes cantidades de alimentos seguida de vómitos provocados por el mismo paciente.
   - ☐ Comer de forma adecuada y con una dieta equilibrada, aportando todos los nutrientes necesarios para el organismo.
   - ☐ Se caracteriza por el deseo de verse muy delgada y esto se consigue a través de ayunos prolongados y restricciones alimenticias.

2. La bulimia alterna:
   - ☐ Periodos de restricción alimenticia con periodos en el que se consume grandes cantidades de comida.
   - ☐ Periodos en el que se consume gran cantidad de frutas con otros periodos en el que se consume gran cantidad de verduras.
   - ☐ Periodos alternativos de consumo de pescado con otros periodos de consumo de carnes u lácteos.

3. El origen de la anorexia nerviosa hay que buscarlos en:
   - ☐ La sociedad.
   - ☐ La falta de personalidad de la enferma.
   - ☐ Múltiples factores, de orden bio-psico-social.

4. En nuestro país el hábito del tabaco:
   - ☐ Es causa de la aparición de tumores malignos.
   - ☐ Produce bienestar físico.
   - ☐ Alarga la esperanza de vida en unos 10 años aproximadamente.

5. En nuestro país se aprobó la ley antitabaco que permite:
   - ☐ Vender a los menores de 18 años.
   - ☐ Vender cajetillas con menos de 20 cigarrillos.
   - ☐ Fumar en teatros y discotecas, siempre que tengan una zona habilitada para ello.

6. Una vez enganchados en el consumo del tabaco:
   - ☐ Es imposible dejar de fumar.
   - ☐ Existen métodos para dejar este mal hábito, parches, chicles... y terapias con profesionales.
   - ☐ Después de estar largo tiempo fumando, no merece la pena dejarlo, pues el mal ya esta hecho.

Educación para la Salud

Accidentes de Tráfico

- Seguridad Vial y Accidentes de Tráfico
- Causas: Velocidad y Alcohol
- Medidas Legislativas y Preventivas en Accidentes de Tráfico
- Educación Vial en la Escuela

Objetivos:

- Identificar las normas básicas en seguridad vial.
- Conocer las causas y medidas legislativas.
- Fomentar las medidas preventivas.

tema 6

Seguridad Vial y Accidentes de Tráfico

El 10 de Junio es el Día de la Seguridad Vial .Esta día está dedicado a promover la educación vial como estrategia para reducir los accidentes de transito, causa importante de morbimortabilidad. Dicha estrategia comprende el conocimiento de normas y señales de circulación y el desarrollo de actitudes y prácticas de prevención de accidentes.

En los informes del Estado de Salud de los españoles presentado por el Ministerio de Sanidad, aparece como primera causa de muerte las enfermedades cardiovasculares, seguidos por los tumores malignos, y los accidentes de tráfico. Lamentablemente la siniestralidad en las carreteras españolas es la mayor causa de mortalidad entre los adultos jóvenes. El mismo informe señala que España es uno de los países europeos con mayor tasa de accidentalidad y mortalidad por accidentes de tráfico.

Las causas fundamentales son el consumo de alcohol, las negligencias del conductor, el mal estado del firme, la mala salud del vehículo, el consumo de drogas ilegales. Cualquier situación como puede ser encender un cigarrillo, una mala noche, u otra distracción puede ser causa de los accidentes que tanta vida se cobra en nuestras carreteras.

Según el sexto informe del Real Automóvil Club de España (RACE), el cual analiza los datos de accidentalidad referentes al periodo comprendido entre los años 2005-2007, en función del Índice de Riesgo, se observa que un 59,3% de los tramos presentan un riesgo bajo o medio-bajo, y un 16,2% de los tramos presentan un riesgo alto o medio-alto.

Aragón y Asturias son las CC.AA. con mayor porcentaje de tramos de riesgo elevado Un tramo de la N-340 es el más peligroso de España por tercer año.

El Real Automóvil Club de España (RACE), como miembro de EuroRAP, ha elaborado el cuarto informe en el que se analiza la siniestralidad y el índice de riesgo de la Red de Carreteras en España. En esta ocasión, se han analizado un total de 12.907 accidentes con víctimas mortales y graves, ocurridos en la Red de Carreteras en el periodo considerado 2005-2007, y se han asignado a 1.044 tramos de vías con una longitud de más de 20.143 kms. Si nos fijamos en los tramos de riesgo alto y medio-alto, las primeras Provincias con mayor porcentaje de tramos de riesgo elevado son Granada, Ávila y Huelva, con un 64, 50 y 44% respectivamente de los tramos analizados de la RIGE con tramos de riesgo elevado.

EuroRAP, programa europeo de evaluación del riesgo en la carretera, analiza la peligrosidad de las vías teniendo en cuenta los siniestros, su gravedad y su relación con las características de la vía. El resultado se estructura según un "Índice de Riesgo", definido como el número de accidentes mortales y graves ocurridos en un tramo por cada 1.000 millones de vehículos/kilómetro. Los datos se han distribuido entre autopistas, carreteras ordinarias y preferentes, que han sido categorizados en tramos de nivel de riesgo según su peligrosidad.

El perfil de un tramo con nivel de riesgo elevado (alto y medio-alto) correspondería a una carretera convencional de calzada única, con intersecciones al mismo nivel y con una IMD por debajo de 10.000 vehículos/día (entre 5.000 y 10.000 vehículos día se obtienen el 63% de los tramos de mayor peligro). En estas carreteras se producen, principalmente, accidentes con víctimas originadas por salidas de vía, seguida de los accidentes en intersección.

Por resultados, y considerando sólo los tramos con IMD por encima de 5.000 vehículos/día, las Comunidades Autónomas con mayor porcentaje de tramos con Índice de Riesgo elevado (riesgo alto y medio-alto) son Aragón, que de nuevo aparece en cabeza de las comunidades con un 22% de sus tramos, y Asturias, con un 28% de sus tramos con estos índices de riesgo. Del mismo modo, la Comunidad Autónoma con mayor porcentaje de tramos con Índice de Riesgo bajo es Madrid (que se mantiene en el mismo puesto con respecto al anterior informe) con un 92% del total de tramos de riesgo bajo.

La Siniestralidad de Motocicletas y Vehículos Pedados

En el Informe EuroRAP 20008 se han analizado, por segunda vez, la accidentalidad de los usuarios de motocicletas y su relación con los tramos de la Red de Carreteras, lo que permite conocer de forma más exhaustiva las características de accidentes en nuestras carreteras. Observando los datos generales, el peso de la accidentalidad de motocicletas en relación al resto de siniestros mortales y graves aumenta, pasando del 10% en 2005 al 12% en 2007.

Según los datos referidos a motocicletas, y siguiendo la misma metodología aplicada en el informe general, encontramos que en 20 tramos de la Red de Carreteras del Estado (sobre un total de 1.635) se produce el 21,2% de los accidentes graves y mortales de motociclistas. Este hecho supone que la lesividad de este colectivo se concentra en unos tramos específicos. Con la mejora de las infraestructuras en estos tramos se podrían reducir tanto los siniestros como la gravedad de sus lesiones, que se sitúan por encima de la media general. Mejorar los medios de contención (barreras o quitamiedos) por sistemas menos agresivos ayudaría a la mejora de las graves consecuencias que tiene un impacto directo contra estos soportes.

En cuanto a los vehículos pesados, y pese a la mejora que se ha observado en el año 2005 con respecto al año anterior, el informe EuroRAP, que analiza la accidentalidad en el periodo 2003 al 2005, revela que la influencia de los vehículos pesados en el total de la accidentalidad mortal y grave de la RCE es de un 16%.

Las estadísticas son mortales. Los accidentes de tráfico se han convertido en la epidemia más mortífera entre los jóvenes. Según un estudio de la Organización Mundial de la Salud, la causa principal de muerte entre los jóvenes de 15 a 24 años son los accidentes de tráfico. Las cifras preocupan todavía más al conocer que la media en España supera a la mayoría de países europeos. La Dirección General de Tráfico saca a la luz campañas de concienciación y webs informativas.

Ni el cáncer, ni los infartos ni las drogas ganan a los accidentes de tráfico en el número de muertes que provocan entre los jóvenes de entre 15 y 24 años, según la Organización Mundial de la Salud (OMS).

Las cifras asustan, porque las carreteras son testigos de la muerte de 1.000 chicos y chicas cada año. Y esto impresiona aún más cuando los conductores menores de 25 años representan el 17% del total.

No hay que olvidarse de los miles de casos de víctimas que sobreviven con lesiones o secuelas irreversibles, como paraplejías o traumatismos cerebrales. Y dentro de las estadísticas el índice de mortalidad se triplica en conductores de motos de 18 a 24 años.

A causa de los numerosos accidentes de tráfico entre los jóvenes son el alcohol, las drogas, el exceso de velocidad y el placer por el riesgo, según la OMS, son los motivos más comunes.

También influye la experiencia como conductor. De hecho, un estudio elaborado por la Unión Española de Entidades Aseguradores y reaseguradoras (UNESPA) asegura que durante el primer año de conducción la frecuencia de siniestros graves cuadruplica la media, mientras que la cifra se multiplica por un 2,5 en el caso de los accidentes leves, es decir, en aquellos en los que sólo se producen daños materiales.

Y también, aunque en menor medida, tiene que ver la antigüedad del vehículo, porque los más nuevos cuentan con mayor capacidad de respuesta en un accidente.

Las cifras son escandalosas y no hay alivio ni siquiera al intentar compararlas con las del resto de países de la Unión Europea, porque España es muy superior a la media, situándose sólo por delante de Portugal y Grecia en cuanto al número de siniestros.

En concreto, en España se estima que cada 15-17 segundos se produce un accidente leve con mayor frecuencia los viernes y lunes y en los periodos primaverales.

Frente a este drama, muy pocos, un 17%, de las personas que beben no conducen nunca después, según datos de la Fundación de Ayuda contra la Drogadicción (FAD). La suma de alcohol y drogas a bordo de una moto o de un automóvil conforman la receta perfecta para lograr un plato de mal gusto: una muerte o una lesión física irreversible.

Los jóvenes conductores de motos son los más receptivos antes la repercusión de los accidentes de tráfico, quizá porque conducir este tipo de vehículo supone más riesgos, mientras que el 78% de los jóvenes que conduce un coche y el 80% de los que no conducen normalmente un automóvil piensa también que esos accidentes son la primera causa de muerte.

Según un estudio elaborado por la Unión Española de Entidades Aseguradoras y reaseguradoras), las jóvenes españolas tienen menos accidentes de tráfico, tanto leves como graves que los hombres de esa misma franja de edad. Esto sucede, sobre todo, en los primeros años de experiencia al volante.

Entre las comunidades, Pontevedra, Melilla, Las Palmas y Vizcaya son las provincias que más accidentes graves registran frente a Teruel, Soria y Segovia, que son las que menos. Las comunidades autónomas situadas en las costas tienen una mayor intensidad de siniestros, como Melilla, Murcia y Cantabria.

La alarma ha llegado con premura a la Dirección General de Tráfico (DGT). Que la mayor causa de muerte entre los jóvenes sean los accidentes de tráfico da mucho que pensar y otro tanto que hacer para evitarlo. Por eso, son constantes las campañas informativas y formativas que la DGT pone en marcha tanto a través de los medios de comunicación como a través de programas educativos que se envían a los colegios.

Uno de los recursos didácticos más recientes que desde la Dirección General de Tráfico se propone es la página web www.educacionvial.dgt.es. Este servicio está en funcionamiento dirigido a los ciudadanos y a los mediadores sociales, ya que ofrece programas relacionados con la educación vial.

Y llamando también la atención de los jóvenes motoristas, se ha puesto en marcha la campaña No pierdas la cabeza... Ponte casco. Se incluyen recomendaciones como que el casco debe ser siempre homologado, no oprimir demasiado las sienes, ni bailar sobre la cabeza, no usar uno que haya tenido un fuerte golpe, o las ventajas de evitar una sanción por circular sin casco que pueden llegar hasta los 120 euros y la retirada de tres puntos del carnet.

A bordo de un coche, la DGT también pone su nota de atención y en una reciente campaña habla sobre la importancia del apoyacabezas "fundamental y mejorable", dice el folleto. Se recuerda que no es un elemento de adorno o confort, sino que podría evitar, cada año 20.000 esguinces cervicales.

Causas: Velocidad y Alcohol

Continuamente estamos escuchando en los medios de comunicación o desde las campañas preventivas de accidentes, mensajes tales como "Si bebes alcohol no cojas el coche o la moto", o vemos anuncios con contenidos cuyas imágenes nos muestran accidentes mortales, lesiones medulares, amputaciones..., sin embargo las estadísticas siguen hablando de muertes. Si se sobrevive a un accidente las probabilidades de sufrir secuelas irreversibles son muy altas.

Conducir bajo los efectos del alcohol es responsable del 30 al 50 % de los accidentes con víctimas mortales, y del 15 al 35% de los que causan lesiones graves. El 46,1% de los jóvenes de entre 14 y 18 años reconocen haberse emborrachado alguna vez en su vida. Sin embargo sólo un 9% tienen la percepción de consumir mucho o bastante alcohol, con lo que se demuestra que la percepción del riesgo es baja, algo especialmente grave a la hora de ponerse al volante.

Las estadísticas señalan que de cada tres muertos en accidentes de tráfico, por consumo de alcohol, dos son acompañantes. El 10% de los accidentes de tráfico, podría deberse a conducir bajo el efecto de sustancias psicoactivas.

Más de 500 personas sufren cada año lesión modular por accidentes de tráfico, la mayoría de ellas jóvenes.

La mayoría de las colisiones y lesiones por colisión de tráfico son inevitables y por lo tanto prevenibles.

España es uno de los países de la Unión Europea con una mportante siniestralidad de tráfico. Al igual que el tabaco, las colisiones y lesiones por colisión de tráfico son una autentica epidemia de las sociedades actuales. Por cada persona fallecida en accidente de tráfico se estima que hay 18 atendidos en urgencias y unos 100 casos han necesitado algún tipo de atención médica.

Después de un accidente, no solo la victima sufre las consecuencias, sino toda su familia y seres queridos.

De los accidentes de ciclomotor, el 43% de las muertes pertenecían al grupo de edades comprendidas entre los 14 y 20 años, un 25% de los fallecidos no llevaban cascos. El fin de semana y la noche suponen un mayor riesgo para los jóvenes.

Una lata de cerveza es suficiente para alcanzar una alcoholemia de 0,3% g/l. El alcohol se absorbe por el tracto gastrointestinal. Su absorción es mas rápida con el estomago vacío y se retrasa con la presencia de alimentos. La concentración de alcohol en sangre esta relación directa con la cantidad de alcohol consumido. El peso, la constitución de la persona, y el sexo son factores que influyen en la concentración de alcohol en sangre, alcanzada tras la ingesta del mismo. Las mujeres alcanzan más cantidad de alcoholemia en sangre que los hombres a igual peso y cantidad de alcohol consumido.

Para un conductor un conductor de 30 a 34 años el riesgo de sufrir un accidente de tráfico se incrementa con una alcoholemia de 0,8% g/l, para un joven entre 16 y 17 años, este riesgo es 165 veces mayor.

Si bien existe una normativa sobre el límite de alcohol en sangre, y por debajo de ese limite esta permitido, todo consumo de alcohol lleva un riesgo para la salud. El alcohol produce efectos negativos sobre la conducción, incluso por debajo de los límites legales.

Partiendo de la idea que el alcohol es una droga. Si se entiende por droga cualquier sustancia que introducida en el organismo produce cambios a nivel del Sistema Nervioso y es susceptible de provocar tolerancia, dependencia y síndrome de abstinencia, el alcohol responde a esa definición.

Las demás drogas también están presentes en los accidentes de tráfico, y es una falta muy grave.

Es lamentable que el factor hombre sea el causante de la mayoría de los accidentes de tráfico.

Ante esta situación se presentan diferentes alternativas para paliar las nefastas consecuencias, la mas razonable es no conducir si se ha bebido, existen otros medios para llegar a casa. Si el conductor del coche esta bebido no te montes en el coche, se arriesga la vida. Aconseja que no se conduzca el coche si se ha bebido. Cuando se sale el grupo, que uno de los miembros no beba para sea el encargado de conducir. Existen un dispositivo para detectar el alcohol en el aire espirado en el vehiculo y conectado al sistema de arranque, si se detecta una alcoholemia superior al limite permitido, el sistema impide la puesta en marcha del vehiculo.

Tráfico duplicará los controles de velocidad, realizan campañas en las que quiere concienciar sobre la necesidad de cumplir los límites máximos, cuyo respeto podría evitar la muerte de casi mil personas al año.

La Dirección General de Tráfico recuerda que el exceso de velocidad está presente en el 37 por ciento de los accidentes mortales ocurridos en las carreteras.

En 2007 se produjeron 2.415 accidentes mortales en carretera con 2.741 fallecidos y más de 2000 heridos. La velocidad inadecuada estuvo presente en el 21% de los accidentes con víctimas ocurridos en las carreteras. Asimismo, cuando se trata de accidentes mortales, en el 27% se apreció que la velocidad fue un factor concurrente del mismo. Llevar una velocidad adecuada podría evitar prácticamente un tercio de los muertos en accidente de tráfico, unos 900 y disminuir las consecuencias del suceso.

A pesar de que la velocidad media de los conductores españoles desciende gradualmente año tras año (en 2005 la velocidad media fue de 116,7 km/h, frente a 113,8 km/h en el 2007) y que los grandes excesos de velocidad también han descendido considerablemente (vehículos que circulan a más de 140 km/h se ha pasado del 7% en el 2005 a un 1% en el 2008), en verano se produce un incremento de la velocidad media tanto en el carril derecho como en el izquierdo. Un descenso del 5% en la velocidad media supone una reducción del 20% de los accidentes mortales.

El exceso de velocidad también está relacionado con los atropellos de peatones y ciclistas. Según un informe de la Organización Mundial de la Salud a partir de 80 km/hora es prácticamente imposible que un peatón o ciclista se salve en un atropello.

Con motivo de la influencia que la velocidad tiene en los accidentes de circulación, la Dirección General de Tráfico puso en marcha desde el 11 de agosto y hasta el 24 de 2008, una campaña especial de vigilancia y control de la velocidad, donde se intensificaron los controles en carreteras, sobre todo en las de doble sentido de circulación.

La campaña se enmarcó dentro de las acciones que la DGT realiza periódicamente con objeto de concienciar a los conductores sobre la necesidad de cumplir los límites máximos de velocidad permitida.

Paralela a la campaña informativa, los agentes de la Agrupación de Tráfico de la Guardia Civil duplicaron los controles, estableciendo servicios de vigilancia en casi 2.000 tramos de carreteras con los 264 radares móviles de que dispone, con el objetivo de controlar la velocidad de, al menos, 100.000 vehículos diarios en las carreteras de toda España, excepto en las comunidades del País Vasco y Cataluña que tienen transferidas las competencias en esta materia; lo que supuso el control de velocidad de al menos un millón y medio de vehículos a lo largo de las dos semanas que duró la campaña.

En los dos primeros años de aplicación del Permiso por Puntos, más de un 40% de las sanciones y más de un 35% de los puntos detraídos lo son por causa del exceso de velocidad.

El nuevo permiso de conducir por puntos resta de **entre 2 y 6 puntos** por este tipo de infracción, dependiendo del exceso de velocidad cometido.

Si es de más de 20 kilómetros por hora y hasta 30 se perderán 2 puntos; de 30 a 40 kilómetros superior, tres puntos, y de más de 40, 4 puntos, aunque si excede el 50 por ciento de la velocidad permitida se perderán 6.

Medidas Legislativas y Preventivas en Accidentes de Tráfico

Cada año aumentan las cifras de niños gravemente heridos en accidentes de tráfico. Una buena concienciación de sus padres y el empleo de sistemas de retención adecuados a su edad reducirían las víctimas. Como todos sabemos desde bebé hasta los 12 años, siempre que su estatura sea inferior a los 150 cm, el menor debe llevar un dispositivo especial que le asegure bien al asiento al viajar en automóvil.

Los niños son los que en proporción sufren una mayor siniestralidad como consecuencia del tráfico rodado. Si se analiza su comportamiento habitual en el interior de un automóvil, es muy poco frecuente, al menos en uso urbano, ver a los niños convenientemente sentados en una silla apropiada para su edad y sujetos con el cinturón de seguridad. En la inmensa mayoría de los casos van sueltos por el asiento trasero jugando o trasteando por la parte posterior del habitáculo. Las normativas obligan al uso de sillas para su correcta protección, estas deben estar homologadas por CE. Deben ser cómodas para que el niño varias horas sin estar molesto.

Que un niño vaya sentado correctamente y bien sujeto dentro del vehículo es una labor de los padres o tutores. Hasta los 12 años los menores siempre deben ir en el asiento trasero y sólo los bebés pueden ir sentados, con su sillita correspondiente, y de espaldas a la marcha en el asiento del copiloto. Pero sólo si el vehículo no lleva, o lleva desconectado el airbag del acompañante. No hay que olvidar que este dispositivo de seguridad, que salva la vida a los mayores, pero que puede aplastar, literalmente, a los pequeños.

Este tema del airbag también vale para los dispositivos laterales que pueden ir instalados en los asientos traseros. Los fabricantes de automóviles que disponen de estas medidas de seguridad aconsejan que los menores vayan sentados ligeramente separados de las puertas.

Sistemas Actuales

En este momento coexisten dos sistemas de sujeción de las sillitas de niño al coche, el del cinturón de seguridad y el sistema Isofix que permite una sujeción mucho más robusta y firme.

Según los niños van creciendo necesitan nuevas sillas para viajar seguros en el coche. Esto hace que a lo largo de su vida, y hasta los 10/12 años, haya que hacer al menos dos o tres compras de sillitas. Por ello, conviene tener en cuenta algunos consejos sobre la adquisición.

Antes de adquirir un asiento infantil debe pedir a los vendedores que le enseñen a instalarlo en su vehículo y tras la demostración compruebe que el asiento queda bien sujeto. Es también recomendable que cuando vaya a adquirir la silla lleve al niño que va a ir sentado en el asiento para comprobar si está a gusto en su nueva silla y así hacerle participe y a la vez responsable de su uso.

En todas las sillas de sujeción figura el peso máximo del niño para poder usar la silla. Nunca sobrepase esta medida ya que en este caso el asiento no será seguro.

Los dispositivos de retención para niños se dividen en cinco grupos de masa: El grupo O que son sillas para bebes de 0 a 10 kilos, con una edad de 0 a 9 meses. Dentro del grupo 0 existen otras que son para bebes de 0 a 13 meses y con un peso entre 1 y 18 kilos. El grupo I, de 9 a 18 kilos y una edad entre 9 meses y 3 años. El grupo II, de 15 a 25 kilos y una edad comprendida entre los 3 y 6 años. El grupo III, para niños de 22 a 36 kilos y con una edad comprendida entre los 6 y los 12 años.

Los dispositivos de retención para niños serán de dos clases:

- La clase integral, que comprende una serie una combinación de correas o elementos flexibles con una hebilla de cierre, dispositivos de regulación, piezas de fijación y, en algunos casos, una silla suplementaria y/o una pantalla de impacto, que pueden anclarse por medio de su propia correa o correas integrales;

- La clase no integral, que puede comprender un dispositivo de retención parcial, el cual, empleado en combinación con un cinturón de seguridad para adulto que rodee el cuerpo del niño o sujete el dispositivo en el que esté colocado el niño, constituya un dispositivo completo de retención para niños.

La norma de seguridad obliga a que a un niño se siente y se ponga el cinturón siempre que entren en el coche. Es un gran error pensar que un adulto puede llevar en brazos a un bebé y que será capaz de protegerlo si ocurre un accidente.

Está demostrado que a una velocidad de 50 km/h. un frenazo en seco o un golpe contra algo hará que el bebé salga disparado sin que haya brazo que le pueda sujetar.

Los niños que no van convenientemente sujetos en el habitáculo sufren lesiones muy distintas a las de los mayores. Y eso ocurre tanto en accidentes como simplemente en frenazos bruscos, momentos en los que al no ir sujetos salen despedidos o simplemente chocan con los asientos delanteros o con otras partes del vehículo. Son frecuentes las lesiones en la cabeza, en el tórax y en las extremidades.

Los choques laterales llevan aparejadas con frecuencia lesiones en la cadera, mientras que en los niños menores de dos años son habituales las lesiones vertebrales en la zona cervical. Y una lesión poco frecuente en el caso de las personas mayores como son las hemorragias en la zona abdominal es frecuente en los niños de entre 3 y 10 años cuando viajan sin la adecuada sujeción.

El carné por puntos es una ley de tráfico, cuya legislación aplicable es la siguiente:

- Real Decreto 339/1990, de 2 de marzo, sobre tráfico, circulación de vehículos a motor y seguridad vial.
- Ley 17/2005, de 19 de julio, por la que se regula el permiso y la licencia de conducción por puntos y se modifica el texto articulado de la ley sobre tráfico, circulación de vehículos a motor y seguridad vial.
- Real Decreto 62/2006, de 27 de enero, por el que se modifica el Reglamento General de Conductores, aprobado por Real Decreto 772/1997, de 30 de mayo.
- Orden del Ministerio del Interior 2596/2005, de 28 de julio, por la que se regulan los cursos de sensibilización y reeducación vial para los titulares de un permiso o licencia de conducción

Se pretende con esta iniciativa acercar a los conductores y ciudadanía en general la nueva Ley de Tráfico que sin duda implicará un cambio sustancial en nuestra forma de conducir.

Es un titulo de confianza que otorga la sociedad al conductor para poder conducir, condicionado en todo momento a disponer El de un saldo positivo de puntos que se pueden perder o ganar.

La salida de puntos según el tipo de conducción es la siguiente: todos los conductores tienen 12 puntos. 8 puntos para los titulares de un permiso o licencia de conducción con una antigüedad no superior a tres años. 8 puntos para los titulares que tras perder su asignación total de puntos, han obtenido nuevamente el permiso o la licencia de conducción. La mayor parte de las multas no quitan puntos.

MULTAS QUE QUITAN 6 PUNTOS

- Conducir con una tasa de alcohol superior a la reglamentariamente establecida:
    - Más de 0,50 mg/l de aire aspirado para todos los conductores excepto los que tengan establecida una tasa menor.
    - Más de 0,30 mg/l de aire aspirado para conductores profesionales y titulares de permisos con menos de dos años de antigüedad.
- Conducir bajo los efectos de estupefacientes, psicotrópicos, estimulantes y otras sustancias de efectos análogos.
- Incumplir la obligación de someterse a las pruebas de detección del grado de alcoholemia, de estupefacientes, psicotrópicos, estimulantes y otras sustancias de efectos análogos.
- Conducir de forma manifiestamente temeraria.
- Circular en sentido contrario al establecido.
- Conducir vehículos en competiciones y carreras no autorizadas.
- Sobrepasar en más de un 50 % la velocidad máxima autorizada, siempre que suponga superar, al menos, en 30 kilómetros por hora dicho límite máximo. En autopista, 180 km/h.
- El exceso en más del 50 % en los tiempos de conducción o la minoración en más del 50 % en los tiempos de descanso establecidos en la legislación sobre transporte terrestre. Es la única multa para las conductores profesionales que quita puntos.

MULTAS QUE QUITAN 4 PUNTOS

- Conducir con una tasa de alcohol superior a la reglamentariamente establecida:
    - Entre 0,25 mg/l ya 0,50 mg/l de aire aspirado para todos los conductores excepto los que tengan establecida una tasa menor.
    - Entre 0,15 mg/l y 0,30 mg/l de aire aspirado para conductores profesionales y titulares de permisos con menos de dos años de antigüedad.
- Circular por autopistas o autovías con vehículos con los que esté expresamente prohibido.
- Conducir un vehículo con una ocupación que suponga aumentar en un 50 % o más el número de plazas autorizadas, excluido el conductor salvo que se trate de autobuses urbanos o interurbanos.

- Conducir un vehículo con un permiso o licencia que no le habilite para ello.
- Arrojar a la vía o en sus inmediaciones objetos que puedan producir incendios o accidentes de circulación.
- Conducir de forma negligente creando un riesgo cierto y relevante para los otros usuarios de la vía.
- Exceder los límites de velocidad establecidos en más de 40 km/h salvo que esté incurso en retirada de 6 puntos. En autopista, 160 km/h.
- Incumplir las disposiciones legales sobre prioridad de paso, y la obligación de detenerse en la señal de stop, y en los semáforos con la luz roja encendida.
- Incumplir las disposiciones legales sobre adelantamiento poniendo en peligro o entorpeciendo a quienes circulen en sentido contrario y adelantar en lugares o en circunstancias de visibilidad reducida.
- Adelantar poniendo en peligro o entorpeciendo a ciclistas.
- Realizar la maniobra de marcha atrás en autopistas y autovías.
- Aumentar la velocidad o efectuar maniobras que impidan o dificulten el adelantamiento por el conductor del vehículo que va a ser adelantado.
- No respetar las señales de los agentes que regulan la circulación.

MULTAS QUE QUITAN 3 PUNTOS

- Exceder los límites de velocidad establecidos en más de 30 km/h hasta 40km/h. En autopista, 150 km/h.
- Efectuar el cambio de sentido incumpliendo las disposiciones recogidas en la Ley y el reglamento.
- No mantener la distancia de seguridad con el vehículo que le precede.
- Conducir utilizando manualmente el teléfono móvil, auriculares o cualquier otro dispositivo incompatible con la obligatoria atención permanente a la conducción en los términos que se determinen reglamentariamente.
- Conducir sin utilizar el cinturón de seguridad, el casco y demás elementos de protección o dispositivos de seguridad, en los casos y condiciones que se determinen reglamentariamente.

MULTAS QUE QUITAN 2 PUNTOS

- Exceder los límites de velocidad establecidos en más de 20 km/h hasta 30 km/h. En autopista, 140 km/h.

- Parar o estacionar en las curvas, cambios de rasante, túneles, pasos inferiores, intersecciones o cualquier otro lugar peligroso que constituya un riesgo a la circulación o los peatones en los términos que se determinen reglamentariamente.
- Parar o estacionar en los carriles destinados para el transporte público urbano.
- Conducir vehículos que tengan instalados mecanismos o sistemas encaminados a eludir la vigilancia de los agentes de tráfico, o que lleven instrumentos con la misma intención, así como la utilización de mecanismos de detección de radares.
- Circular sin alumbrado cuando sea obligatorio o utilizarlo sin ajustarse a lo establecido reglamentariamente.
- Circular con menores de 12 años como pasajeros de motocicletas o ciclomotores con las excepciones que se determinen reglamentariamente.

Existen dos formas de recuperar o ganar puntos:

1. Por el paso del tiempo sin ser sancionado por infracciones que resten puntos:
   - Los conductores que han sufrido pérdida parcial de puntos recuperan los 12 iniciales si están dos años sin ser sancionados por infracciones que resten puntos. Serán tres años si alguna de las sanciones que provocó la pérdida de puntos era muy grave.
   - Los conductores que comienzan con 8 puntos de saldo (noveles y conductores que han perdido el carné) pasarán a tener 12 si están dos años sin ser sancionados por infracciones que resten puntos.
   - Los conductores que tengan 12 puntos y estén tres años sin ser sancionados pasarán a tener 14 puntos. Si siguen igual tres años más pasarán a tener 15 puntos.
2. Por la realización de los cursos establecidos reglamentariamente:
   - Realizar el curso de recuperación parcial permite recuperar 4 puntos
   - Realizar el curso de recuperación del permiso o licencia de conducción permite recuperar el carné de conducir a los que hayan perdido todos los puntos o los condenados judicialmente con privación del derecho a conducir

Los buenos conductores podrán acumular un máximo de 15 puntos.

Cursos de Formación

Tipo de curso	Objetivo	Duración	Contenido	Coste	Periodicidad
Recuperación parcial	Recuperar 4 puntos	12 horas en dos jornadas de 6 horas o tres de 4 horas (en días laborables)	7 horas sobre seguridad vial 1 hora de debate en grupo 4 horas de formación individualizada	170 €	Se puede realizar un solo curso cada dos años. Los conductores profesionales pueden hacer un curso cada año
Recuperación del permiso o licencia de conducción	Recuperar el carné de conducir si se supera el examen posterior al curso	24 horas en un máximo de dos semanas seguidas con grupos de dos jornadas consecutivas de 6 horas cada una o tres jornadas de 4 horas (en días laborables)	14 horas sobre seguridad vial 2 horas de debate en grupo 8 horas de formación individualizada	320 € más 75 € de tasa por derechos de examen	6 meses después de la notificación de la retirada - 3 meses si es conductor profesional - Si vuelve a perderlo en los tres años siguientes deberá esperar un año antes de realizar otro curso (6 meses si es un conductor profesional)
Curso de formación adicional	Repasar conceptos si se suspende el examen	4 horas en una sola jornada (en días laborables)	Resumen de lo anterior	100 € más 75 € de tasa por derechos de examen	Tras suspender el examen de recuperación del carné de conducir
Cursos obligatorios para conductores profesionales	Se podrán recuperar un máximo de 4 puntos	Según esté establecido	Según esté establecido	Según esté establecido	Según esté establecido

Normativas europeas en tráfico pesado es el control de horas de conductores y autobuses, el evitar la fatiga evitará los accidentes.

Para prevenir un accidente se recomienda:

- Usar el cinturón de seguridad.
- Las mujeres embarazadas deberán utilizarlo en la parte baja de la cadera.

- Los bebés y niños deberán tener su propio asiento, verificando que este bien sujeto.
- Revisar el auto antes de salir.
- Llevar chaleco reflectante y triángulos, por si es necesario parar en arcén.
- Conocer y respetar el reglamento, así como las señales.
- Respetar siempre los límites de velocidad. En poblaciones urbanas y por sitios desconocidos extremar las precauciones.
- Estar siempre alerta ante cualquier vehículo o peatón. Mantener la distancia de seguridad en las autovías, pues la falta de distancia es una de las causas de los accidentes múltiples.
- Cerrar con seguro las puertas del auto y no permitir que los niños jueguen con ellas.
- Buscar áreas específicas para descansar y caminar un poco.
- No consumir bebidas alcohólicas antes y durante el viaje y por supuesto evitar los despistes como encender o apagar un cigarrillo (si se es fumador es preferible parar en un área de descanso) que fumar mientras se conduce. También esta prohibido es uso del móvil, pues puede despistar al conductor y ser causa de accidente.
- Evitar comidas abundantes cuando se vaya a realizar un trayecto largo. Si entra sueño, es aconsejable parar el coche en una zona de descanso.

Educación Vial en la Escuela

La Educación Vial queda recogida en la nueva ordenación que se deriva de la aplicación de la Ley Orgánica General del Sistema Educativo, como un eje transversal en distintos niveles.

En un primer nivel, el Ministerio de Educación, Política Social y Deporte ha dispuesto la obligatoriedad de tratar la Educación Vial en las etapas de Educación Infantil, Educación Primaria y Educación Secundaria Obligatoria.

En un segundo nivel, la Consejería de Educación de la Junta de Andalucía incluye y desarrolla, en su ámbito de competencias, aspectos relativos a la Educación Vial en cada uno de los Decretos por los que se establecen las enseñanzas correspondientes a estas etapas educativas.

La iniciación de la Educación Vial del alumnado desde los primeros niveles del sistema educativo, será no sólo un elemento preventivo de primer orden sino que ayudará a la mejora de la calidad de vida de los ciudadanos.

A pesar de la existencia de Códigos, Leyes y reglamentos que regulan el uso de los espacios comunes, se producen situaciones conflictivas al usar las calzadas, que pueden desembocar en accidentes con daños para las personas o los vehículos.

El elevado número de accidentes de circulación, y las cuantiosas pérdidas humanas y materiales, ha llevado a los Gobiernos de los países desarrollados a buscar soluciones.

Existen distintas concepciones sobre la Educación Vial, la consideramos como "el conocimiento de normas y señales que regulan la circulación de vehículos y personas, por las calzadas, aceras, así como la adquisición de valores, hábitos y actitudes que permiten a los ciudadanos dar una respuesta segura en las distintas situaciones de tráfico en las que se vean inmersos, ya sea como peatón, pasajero o conductor".

En esta definición se observa que existen dos partes, una que se refiere al conocimiento y otra al comportamiento. Los términos que se refieren al conocimiento son:

Las normas: son todas las disposiciones legales que regulan la circulación de vehículos, personas y animales por las vías públicas, etc.

Las señales: emiten un mensaje dirigido a los usuarios de las vías y que pueden ser de varios tipos: señales realizadas por los agentes, señales luminosas, señales verticales y marcas viales.

La segunda parte de la definición se refiere a los valores. Se destaca la valoración, unidad personal y relevancia social que cada persona asigne a la Educación Vial, como base indispensable de una adecuada formación. Para ello es necesaria la adquisición de determinados hábitos y actitudes que favorezcan la Educación Vial.

Objetivos Generales de Educación Vial

Se entienden por objetivos "las metas que guían el proceso de enseñanza-aprendizaje mediante el desarrollo de una serie de capacidades." De ellas, las relacionadas principalmente con la Educación Vial son las siguientes:

- Desarrollar una autonomía progresiva en la realización de las actividades habituales, por medio del conocimiento y dominio creciente del propio cuerpo, de la capacidad de asumir iniciativas y de la adquisición de los hábitos básicos de cuidado de la salud y el bienestar. Este objetivo se concreta en:
    - Adoptar conductas, actividades y hábitos relacionados con el fomento de la salud y la seguridad. Adopción de medidas de seguridad ante el tráfico.
    - Identificar zonas seguras para peatones.

- Conocer, valorar y respetar las distintas formas de comportamiento y elaborar progresivamente criterios de actuación propios.
    - Observar distintas conductas, actitudes y hábitos y, a partir de ello, elaborar criterios de actuación correctos en Educación Vial.
- Observar y explorar su entorno inmediato para ir conociendo y buscando interpretaciones de algunos de los fenómenos y hechos más significativos.
    - Descubrir los elementos fundamentales del tráfico (calles, calzadas, vehículos y peatones).
    - Identificar zonas seguras para los peatones.
    - Conocer diversas formas de viajar y, consecuentemente la importancia del tráfico.
- Intervenir en la realidad inmediata cada vez más activamente y participar en la vida de su familia y comunidad.
    - Adoptar actitudes, conductas y hábitos de Educación vial: saber cruzar correctamente algunos tipos de calles.
    - Comportarse adecuadamente como pasajero de vehículos privados y públicos.

Contenidos de Educación Vial

Los contenidos del currículum de la Educación Infantil se estructuran en torno a los siguientes ámbitos de conocimiento y experiencia:

- Ámbito I: Identidad y autonomía personal.
    - El cuerpo y el movimiento: deberán de crear situaciones en las que el niño aprenda a soplar, andar, comer, subir, bajar, saltar..., desarrollando una psicomotricidad relacionada con la Educación Vial.
    - Conocimiento e imagen de sí mismo.
    - La salud y el cuidado de sí mismo: asumir el cuidado de sí mismos, conocer y respetar los hábitos y las normas de seguridad básicas y la prevención ante el uso de objetos y sustancias peligrosas.
    - La vida en sociedad: conseguir la autonomía necesaria para participar en la vida social de forma creativa, respetando y ajustándose a los hábitos y normas de convivencia.

- Ámbito II: Medio Físico y Social.
    - Acercamiento a la naturaleza: aprender a organizar el espacio a través de la experiencia de los propios desplazamientos.
    - Acercamiento a la cultura: conocer los lugares correspondientes a los vehículos y personas, los elementos del tráfico y los lugares por donde cruzar.
    - Los objetos y la actividad con ellos: establecer relaciones causales entre los conocimientos de su vida cotidiana llegando a conocer y prevenir sus acciones.
- Ámbito III: Comunicación y Representación.
    - Expresión corporal.
    - Expresión plástica: conocer los colores fundamentales del tráfico y su significado, conocer las señales de tráfico más usuales y su significado.
    - Expresión musical: conocer e interpretar los sonidos producidos por los diferentes elementos que configuran el tráfico.
    - Uso y conocimiento de la Lengua: conocer e interpretar el lenguaje del tráfico y el vocabulario utilizado.

LO QUE HEMOS APRENDIDO

- La tercera causa de muerte, hablando en cifras de la población general, se debe a los accidentes de tráfico. Esta es la primera causa de muerte entre los jóvenes adultos. El índice de siniestralidad es de los más altos de Europa.

- El alcohol es una de las causas responsable de entre el 30 y el 50% de los accidentes con victimas mortales. La otra causa de muerte en la carretera es el exceso de velocidad.

- El alcohol es también responsable del 15 al 35% de las lesiones graves.

- El factor humano es el causante de la mayoría de los accidentes de tráfico. Otro factor, es la antigüedad del vehículo.

- Las estadísticas apuntan que la mayoría de los conductores no hacen caso de los límites de velocidad y un alto porcentaje de ellos circulaban a velocidades superiores al límite legal marcado. Un porcentaje de conductores admiten despistes mientras circulan.

- Se toman medidas para luchar contra la siniestralidad y para ello tienen en cuenta el estado de la vía, la seguridad de las carreteras y fijar radales que evitan la velocidad.

- El carné por puntos es un sistema que se ha puesto en funcionamiento para evitar la siniestralidad en las carreteras. Se pretende concienciar a los ciudadanos de la responsabilidad que tienen cuando están ante el volante. La perdida de puntos por infracción varía según la falta cometida. Se pierden de 2 a 6 puntos. Todos los conductores parten de 12 puntos, excepto los conductores noveles, que parten de 8 puntos. Los que han perdido los puntos tiene que realizar cursos para recuperarlos y estos partirán de 8 puntos.

- Existen dos formas de recuperar los puntos perdidos: por el paso del tiempo sin ser sancionado por infracciones que resten puntos. Por la realización de los cursos establecidos reglamentariamente. Los buenos conductores podrán acumular un máximo de 15 puntos.

- Para evitar un accidente se recomienda:
  - Usar el cinturón de seguridad.
  - Las mujeres embarazadas deberán utilizarlo en la parte baja de la cadera.
  - Los bebés y niños deberán tener su propio asiento, verificando que este bien sujeto.
  - Revisar el auto antes de salir.

- Llevar chaleco reflectante y triángulos, por si es necesario parar en arcén.

- Conocer y respetar el reglamento, así como las señales.

- Respetar siempre los límites de velocidad. En poblaciones urbanas y por sitios desconocidos extremar las precauciones.

- Estar siempre alerta ante cualquier vehículo o peatón. Mantener la distancia de seguridad en las autovías, pues la falta de distancia es una de las causas de los accidentes múltiples.

- Cerrar con seguro las puertas del auto y no permitir que los niños jueguen con ellas.

- Buscar áreas específicas para descansar y caminar un poco.

- No consumir bebidas alcohólicas antes y durante el viaje y por supuesto evitar los despistes como encender o apagar un cigarrillo (si se es fumador es preferible parar en un área de descanso) que fumar mientras se conduce. También esta prohibido es uso del móvil, pues puede despistar al conductor y ser causa de accidente.

- Evitar comidas abundantes cuando se vaya a realizar un trayecto largo. Si entra sueño, es aconsejable parar el coche en una zona de descanso

Es importante la seguridad vial en los centros escolares pues es un instrumento preventivo y además la seguridad vial ayuda a la mejora de la calidad de vida de los ciudadanos.

ANOTACIONES

TEST

Marcar la respuesta correcta.

1. El Día 10 de junio es el día asignado para:
   - ☐ La Seguridad Vial.
   - ☐ La lucha contra el cáncer.
   - ☐ Día Internacional del Niño.

2. La OMS advierte que las causas de los accidentes de tráfico entre los jóvenes son:
   - ☐ El uso de ropa amplia, unido a al uso de calzado deportivo.
   - ☐ El alcohol, las drogas, el exceso de velocidad, y el placer por el riesgo entre las causas más importantes.
   - ☐ La mala preparación de seguridad vial que se ensaña en los centros escolares y autoescuelas.

3. El carné por puntos es un sistema que se ha puesto en marcha para:
   - ☐ Lograr una mayor recaudación.
   - ☐ Reducir el número de accidentes de tráfico.
   - ☐ Acumular puntos hasta poder cambiar de vehículo.

4. En nuestro actual Reglamento se prohíbe:
   - ☐ Circular con los niños mayores de 12 años y con una talla superior a 1,50 de estatura, en los asientos delanteros.
   - ☐ Bajo los efectos del alcohol y la droga.
   - ☐ Circular con el casco reglamentario para motos y motocicletas.

5. Un exceso de velocidad en un 50% de lo permitido conlleva:
   - ☐ La pérdida de 4 puntos.
   - ☐ La pérdida de 6 puntos.
   - ☐ La pérdida de 2 puntos.

6. Conducir bajo los efectos del alcohol resta:
   - ☐ 4 puntos.
   - ☐ 0 puntos, porque puedes negarte a que te hagan la prueba de la alcoholemia.
   - ☐ 6 puntos, por tener más de 0,50% g/l de alcohol en sangre.

Educación para la Salud

Promoción de la Salud en la Inmigración

- Promoción de la Salud. Definición. Promoción de la Salud desde un Ámbito Escolar
- Promoción de la Salud en la Inmigración

Objetivos:

- Conocer el significado de promoción de la salud.
- Valorar la importancia de la promoción de la salud.

tema 7

Promoción de la Salud. Definición. Promoción de la Salud desde un Ámbito Escolar

La OMS, define la Promoción de la Salud como: "El proceso de capacitar a los individuos y a las comunidades para que aumenten el control sobre los determinantes de la salud y por lo tanto mejoren su salud."

Esto quiere decir que la promoción para la salud no sólo se ocupa de promover el desarrollo de las habilidades individuales y la capacidad de la persona para influir sobre los factores que determinan su salud, sino que también influye en la intervención del entorno tanto para reforzar los factores que contribuyen al desarrollo de estilos de vida saludables, como para modificar aquellas que impiden ponerlas en práctica.

Se señalan cuatro elementos como para conocer el nivel de salud de una comunidad:

- La biología humana, que incluyen todos los elementos relacionados con la salud, tanto físicos como mentales.
- El medio ambiente, que incluye factores relacionados con la salud y que se encuentran fuera del cuerpo humano.
- El estilo de vida formado, formado por la suma de decisiones individuales que afectan a la salud y sobre los cuales se pueden ejercer cierto grado de control.
- El sistema de asistencia sanitaria.

De estos cuatro elementos, la biología humana apenas puede modificarse, los otros tres elementos si pueden modificarse en mayor o menor medida.

La promoción de la salud surge como una estrategia complementaria que incluye diversas medidas, legislativas, educativas, económicas... La EpS es una herramienta muy importante en este proceso, ya que no sólo proporciona hábitos y actitudes saludables, sino que también conlleva una concienciación de la comunidad para conocer los factores que influyen en su salud, y cómo potenciarlos o transformarlos.

La Educación para la salud es un instrumento de la Promoción de la salud que básicamente pretende facilitar los cambios de comportamientos hacia conductas saludables y eliminar factores de riesgo. Por ejemplo, proporcionando conocimientos acerca de los factores relacionados con la evolución de la enfermedad de Crohn y con la colitis ulcerosa o proporcionando pautas de ayuda, en el cuidado de los pacientes, para familiares.

Está claro que es de gran importancia en la actualidad las acciones de promoción para la consecución de metas superiores en materia de salud. Se enfatiza en el valor de las medidas educativas de promoción como motor impulsor de los objetivos propuestos en los diferentes programas de salud y se hace hincapié en los beneficios esperados con su correcta aplicación, sobre todo al nivel de la atención primaria de salud.

Se destaca el papel de la promoción de salud como ideal para proporcionar a los pueblos los medios necesarios para su bienestar. Los argumentos enumerados demuestran que la promoción de salud constituye un arma de incuestionable valor para lograr mayor calidad en salud y que su sustitución por medidas que descansen solo en el desarrollo tecnológico alejado de las tareas educativas pueden resultar más costosas y no tener el impacto que se alcanza con la aplicación consecuente de una política correcta en este campo.

Desde el punto de vista etimológico, promoción significa la acción de promover, es decir, adelantar, dar impulso a una cosa, procurando su logro. Esta definición tiene una amplia aplicación y en el caso particular del campo de la Salud Pública su objetivo es impulsar una serie de actividades y acciones que culminen en el mejoramiento del estado de salud (ESP) de las personas, las familias y la comunidad. Como todo lo circunscrito al ámbito humano, tiene antecedentes históricos más o menos vigentes, según estén orientadas las políticas sanitarias en cada país o región. Existe reducida conceptualización, desarrollo metodológico y experiencia práctica sobre la aplicación de la promoción de salud en su sentido más amplio.

Al profundizar en diferentes aspectos de la promoción de salud, se pretende sensibilizar sobre todo a los nuevos guardianes de la salud en cuanto a su utilidad para mejorar el ESP, con especial énfasis para aquellos que laboran en la atención primaria de salud (APS) y han trabajado en aspectos vinculados con la promoción... Si se tiene en cuenta que a través de la historia ha existido una polémica entre cuál debe ser la función fundamental del médico, a saber, curar o evitar la enfermedad, desde hace muchos años se formaron los seguidores de una u otra posición. En este sentido Mc Keown señala: «Los mitos de Higieia y Esculapio (Asclepio) simbolizan la oscilación eterna entre 2 puntos de vista diferentes en Medicina. Los seguidores de Higieia expresan que la función más importante de la Medicina es descubrir y enseñar las leyes naturales que asegurarán al hombre una mente sana en un cuerpo sano. Los seguidores de Esculapio creen que el papel principal del médico es tratar las enfermedades y restaurar la salud.

Actualmente el nuevo plan de estudio de la carrera de Medicina incluye el desarrollo de una atención integral a las personas, las familias y la comunidad, que permita borrar las oscilaciones entre la medicina identificadas por las figuras de la mitología. Dada la importancia e impacto de la promoción de salud en todos los indicadores de salud, procede profundizar en el análisis de este tema.

El término promoción de salud ha tenido varias definiciones entre los investigadores. Algunos de ellos son:

- Promover salud es proporcionar niveles de vida saludables, buenas condiciones de trabajo, educación, cultura física, medios de descanso y recreación. Forma de ver la totalidad de los problemas de salud colectiva y de las formas de intervenir sobre ellos para enfrentarlos.

- Abarca todo el continuo biológico, desde la conceptualización hasta la muerte. Su ámbito de acción desborda al individuo e incluye el núcleo familiar, la comunidad y la sociedad.

- La promoción de salud comienza con personas básicamente sanas y busca el desarrollo de medidas comunitarias e individuales que las ayuden a desarrollar estilos de vida que puedan mantener y aumentar su estado de bienestar.

Como se puede apreciar, el concepto de promoción de la salud es abarcador y en él intervienen múltiples disciplinas. De ahí que para el logro de sus objetivos se necesita desde la voluntad política de una comunidad determinada, hasta la participación individual (la educación «cara a cara» o la consejería) y colectiva de esa comunidad. Dadas estas características los resultados se obtienen generalmente a largo plazo.

En 1986 se redactó un documento por la OMS en Canadá, conocido como La Carta de Ottawa, donde se definió por primera vez el concepto de promoción de salud: «Esta consiste en proporcionar a los pueblos los medios necesarios para mejorar su salud y ejercer un mayor control sobre la misma. Para alcanzar un estado adecuado de bienestar físico, mental y social, un individuo o grupo debe ser capaz de identificar y realizar sus aspiraciones, de satisfacer sus necesidades y de cambiar o adaptarse al medio ambiente. La salud se percibe pues, no como el objetivo, sino como la fuente de riqueza de la vida cotidiana, por tanto, la promoción de la salud no concierne exclusivamente al sector salud».

Vista la promoción de salud desde una óptica individual (comportamiento y estilos de vida), la presencia del médico y de la enfermera de la familia representa una potencialidad transformadora de los estilos de vida, un poder formador de cultura sanitaria y una forma de tratar el riesgo antes que la enfermedad, de poder brindar atención continua a su población y, sobre todo, de tener facultades únicas para convertirse en la piedra angular de la estrategia.

En los últimos años la población ha tenido un cambio de actitud con respecto a la salud y la enfermedad; está tomando conciencia acerca de la relación causa efecto entre estilo de vida, medio ambiente y enfermedad, y manifiesta una mayor preocupación por los La Organización Mundial de Salud se ha pronunciado en tal sentido con un cambio de estrategia que incluye:

- La salud como norma de vida,

- la prevención de la enfermedad y

- los cuidados comunitarios para todos.

Es importante resaltar que al reconsiderar los estilos de vivir podemos llegar a ser concientes de nuestra salud y a divulgar la idea de la sanidad como norma de vida.

El fin de la promoción para la salud en los centros escolares es el de formar futuras generaciones que dispongan del conocimiento, habilidades y destrezas necesarias para promover y cuidar su salud, la de su familia y comunidad, así como de crear y mantener ambientes de estudio, trabajo y convivencia saludables. El propósito de la Promoción para la Salud es el de fortalecer y actualizar la capacidad de los países para desarrollar y fortalecer la salud.

La educación para la salud en las escuelas tiene una larga y variada trayectoria Así también lo tienen las actividades asistenciales como los exámenes médicos, dentales y de aspectos visuales y auditivos. Sin embargo, en diversas reuniones sobre el tema se ha enfatizado la necesidad de un enfoque integral y estrategias más innovadoras, que respondan a las nuevas dinámicas sociales, políticas y económicas e incluyan: capacitación y actualización a los maestros; participación de los alumnos, los padres y la comunidad; servicios de salud y acordes a las necesidades reales de la población escolar, promoción de hábitos saludables, alimentación nutritiva en los comedores escolares; y el uso de metodologías educativas formales y no-formales dirigidas a formar nuevas habilidades y destrezas, haciendo de la vida escolar una oportunidad para el desarrollo humano, la paz y la equidad.

La promoción de la salud en el ámbito escolar es una prioridad impostergable. Asegurar el derecho a la salud y la educación de la infancia es responsabilidad de todos y es la inversión que cada sociedad debe hacer para generar a través de la capacidad creadora y productiva de los jóvenes, un futuro social y humano sostenible.

La implementación de una iniciativa amplia de promoción de salud en el ámbito escolar nos capacitará a detectar y ofrecer asistencia a niños y jóvenes en forma oportuna, evitando que siga incrementándose el número de jóvenes y adolescentes que adoptan conductas de riesgo para la salud tales como el hábito de fumar, el consumo de bebidas alcohólicas, el abuso de substancias adictivas, las enfermedades de transmisión sexual y el embarazo precoz. Fenómenos tales como la explotación del trabajo infantil (a la que quedan expuestos centenares de niños y niñas al abandonar la escuela) o la violencia que se observa crecientemente en tantas ciudades del continente, pueden ser prevenidas con acciones generadas desde las escuelas, condiciones para la convivencia, la no-discriminación, la promoción de relaciones armónicas entre los géneros y la resolución de conflictos a través del diálogo, la comunicación y la negociación.

La promoción de la salud en y desde el ámbito escolar parte de una visión integral, multidisciplinaria del ser humano, considerando a las personas en su contexto familiar, comunitario y social; desarrolla conocimientos, habilidades y destrezas para el autocuidado de la salud y la prevención de conductas de riesgo en todas las oportunidades educativas; fomenta un análisis crítico y reflexivo sobre los valores, conductas, condiciones sociales y estilos de vida, y busca desarrollar y fortalecer aquellos que favorecen la salud y el desarrollo humano; facilita la participación de todos los integrantes de la comunidad educativa en la toma de decisiones, contribuye a, promover relaciones socialmente igualitarias entre los géneros, alienta la construcción de ciudadanía y democracia; y refuerza la solidaridad, el espíritu de comunidad y los derechos humanos.

Se requiere implementar la promoción de la salud en el ámbito escolar a través de los siguientes tres componentes:

- Educación para la salud con un enfoque integral, basada en las necesidades de los alumnos en cada etapa de su desarrollo y acorde a las características individuales, culturales y de género. La educación integral y participativa fortalece así la auto-estima y la capacidad de los jóvenes para formar hábitos y estilos de vida saludables y su potencial para insertarse productivamente en la sociedad. Por ello busca desarrollar conocimientos, habilidades y destrezas, y no solo impartir información. El enfoque de la educación en salud se basa en valores positivos para fortalecer con los escolares sus habilidades para la vida.

- Creación de ambientes y entornos saludables, basado tanto en espacios físicos limpios, higiénicos y estructuralmente adecuados con entornos psico-sociales sanos, seguros, libres de agresión y violencia verbal, emocional o física. Se establecen medios para desarrollar la capacidad de cada escuela de crear y mantener ambientes y entornos que refuercen la salud de quienes aprenden, enseñan y trabajan en la escuela, incluyendo acciones de promoción de la salud para el personal docente y trabajadores administrativos y de mantenimiento así como actividades de promoción de la salud con las asociaciones de padres y con organizaciones de la comunidad.

- Diseño y entrega de servicios de salud y alimentación que buscan detectar y prevenir integralmente problemas de salud dando atención temprana a los jóvenes, así como también formar conductas de autocontrol, la prevención de prácticas y factores de riesgo. Se pretende que fortaleciendo el vínculo de la escuela con el equipo de salud, se complemente y refuerce las actividades educativas así como las de creación de ambientes y entornos saludables, incluyendo asesoría y consejería psicológica, educación física, deportes, recreación, y apoyo a pequeños emprendimientos.

Promoción de la Salud en la Inmigración

España se ha convertido en un país receptor de inmigrantes desde hace algunos años (según el censo INE 2008, el 11,3% de la población de España es de nacionalidad extranjera). Esta situación relativamente nueva en nuestro país es un fenómeno ya existente en otros países de la Unión Europea, donde a inmigración representa un porcentaje más elevado (en 2007, España contaba con un 10% de tasa de inmigración, Francia con 9,6%, Alemania con 8,9%, o Reino Unido con 8,1% inmigrantes).

Para facilitar la integración de la población inmigrante, no sólo social, sino también sanitaria, es imprescindible poner en marcha medidas que mantengan la equidad y que, al mismo tiempo, tengan en cuenta las limitaciones de los recursos disponibles.

En general se puede decir que el perfil del inmigrante que viene a España responde al de una persona joven, con un nivel de salud de partida bueno, que abandona su país por diferentes razones y que viene a trabajar con el objetivo fundamental de mejorar su calidad de vida y la de sus familiares. Por lo tanto, aquéllos que realizan el proceso migratorio son los más fuertes en todos los sentidos, incluido el sanitario:

"No migra el que quiere, sino el que puede".

Una vez en el país de acogida, muchos inmigrantes se ven forzados a vivir y trabajar en condiciones precarias que repercuten de forma negativa en su estado de salud. Las personas que afrontan el proceso de adaptación provocado por la migración tienen más riesgo de enfermar, que va aumentando cuanto más tiempo permanecen en el país anfitrión en condiciones de precariedad económica y marginación social. Presentan un mayor número de accidentes laborales y trastornos de tipo psiquiátrico y psicosomático.

Los pocos trabajos realizados en España respecto a la patología que presentan los inmigrantes concluyen que éstos acuden al médico por los mismos motivos que el resto de la población, expresados según su diferente cultura, idioma, religión, creencias, etc. Los problemas para acceder a un trabajo normalizado, la situación irregular de residencia, la falta de acceso normalizado a la red sanitaria pública, la convivencia en zonas de elevado riesgo social y los problemas de comunicación asociados al idioma y las diferencias culturales, son los principales elementos que condicionan la salud en los inmigrantes.

Aunque los inmigrantes pueden traer con ellos una gran variedad de patógenos, la posibilidad de infección de la población de acogida es muy pequeña, ya que no se dan las circunstancias necesarias para su contagio, tanto por la inexistencia de los vectores necesarios como por no darse las condiciones necesarias para su transmisión.

En múltiples revisiones literarias de estudios realizados en la Unión Europea se aborda el binomio salud e inmigración casi exclusivamente desde una perspectiva de salud-enfermedad de los inmigrantes y el supuesto riesgo que ellos provocan. Todo ello contribuye, de forma directa o indirecta, a fomentar una percepción negativa de la inmigración que acaba por influir en su recepción.

La tuberculosis es una de las enfermedades que más preocupa a las autoridades sanitarias. Sin embargo, no conviene asociar tuberculosis e inmigración sin antes analizar las circunstancias y mecanismos subyacentes. Hay muy poca evidencia de que represente un problema para la población de acogida, aunque sí puede ser importante el riesgo de contagio dentro de la propia comunidad de inmigrantes debido, sobre todo, a las lamentables condiciones en que muchos de ellos se ven obligados a vivir o trabajar y que pueden generar problemas de salud habitualmente vinculados a situaciones de pobreza y marginación. Muchos de los inmigrantes se encuentran excluidos de la sociedad de acogida, lo que podría dificultar su acceso efectivo a los servicios sanitarios, con el consiguiente empeoramiento de su salud por falta de asistencia.

Es evidente que la población inmigrante constituye un colectivo especialmente vulnerable al ser objeto de mecanismos de exclusión social, concepto más amplio que el de la pobreza y que supone la ausencia de participación en los intercambios, prácticas y derechos sociales que configuran la integración social. Los factores que dan lugar a la exclusión social de ciertos colectivos inciden en la población inmigrante y en especial en el colectivo de irregulares: la pobreza, que tiene efectos en e ámbito del empleo, de la vivienda, de la educación y formación, la salud y el acceso a servicios; la precariedad en el empleo, el desempleo de larga duración, las dificultades de inserción laboral, reflejo de una crisis generalizada del empleo; la ausencia de una vivienda estable, que condiciona el acceso al trabajo, a los medios de asistencia social y a la salud. La ausencia de unos niveles mínimos en cada uno de estos aspectos antes relacionados incide negativamente en el proceso de integración social del colectivo.

El abordaje de los inmigrantes no puede ser homogéneo. Sus contextos geográficos, su situación administrativa y sus diferencias de género, idioma, cultura, religión y economía determinan distintas necesidades y aproximaciones. Para poder hacer afirmaciones rotundas respecto a las patologías que puedan presentar los inmigrantes y el peligro que representan para la población de acogida deben realizarse más estudios epidemiológicos serios. Si queremos mejorar la atención sanitaria al colectivo de inmigrantes es necesario que se den, entre otras cosas, las siguientes condiciones:

Mayor supervisión y planificación de la salud de los inmigrantes, mejorando la educación y la información de éstos y de los receptores. Dentro de la planificación, un aspecto importante es dotar de los recursos materiales y humanos necesarios y adecuados a las demandas y al aumento de la población.

Registros Poblacionales Reales y Actualizados

Debido a las frecuentes culturales puede ser útil implicar a los líderes de la propia comunidad en actividades educativas y de promoción de la salud, que constituye una necesidad importante en esta población. Estos mediadores culturales servirían de enlace entre la comunidad y el sistema sanitario, facilitando el conocimiento por el inmigrante de la estructura sanitaria y de la oferta de servicios.

Atención al inmigrante en atención primaria, con la adaptación de los servicios a las necesidades de la población y dejando las prestaciones especializadas como unidades de apoyo para atender patologías poco frecuentes en nuestro medio, que afecten tanto a los inmigrantes como a viajeros.

Desarrollar programas multidisciplinarios de formación para los profesionales sanitarios y elaborar protocolos y guías de actuación que facilitarán el trabajo asistencial.

Se debe considerar la salud del inmigrante desde una óptica interdisciplinaria, flexible y dinámica, con buena comunicación entre todos los profesionales sanitarios y no sanitarios, reforzando las actividades preventivas y de promoción de la salud.

Es necesario que se realicen más estudios de investigación para conocer la situación real respecto a la salud de los inmigrantes, sus necesidades y prioridades sanitarias, y no alimentar alarmas no justificadas que dificulten la integración de los inmigrantes en la sociedad.

Una política global de apoyo a la inserción de las personas inmigrantes será beneficiosa para la población general. Por el contrario, las actitudes encaminadas a mantener las situaciones de precariedad económica y marginación social de estos colectivos repercuten negativamente en la población receptora.

Es desde la atención primaria desde donde se debe hacer un abordaje integral de las necesidades de salud de la población inmigrante y la que debe ofrecer una necesaria continuidad asistencial en un entorno normalizado y adaptado a las particularidades de los distintos colectivos.

Es desde la atención primaria desde donde se debe hacer un abordaje integral de las necesidades de salud de la población inmigrante y la que debe ofrecer una necesaria continuidad asistencial en un entorno normalizado y adaptado a las particularidades de los distintos colectivos.

En Andalucía se ha firmado un convenio para mejor asistencia sanitaria de los inmigrantes. Estos convenios han sido firmado por la Consejería de Salud, la Fundación Progreso Salud más ONG y sindicatos. Este no sólo mejora la asistencia sanitaria, sino que también incrementa la información no sólo en materia de salud sino de otra índole.

Asimismo, los distritos de atención primaria de toda Andalucía han distribuido ya más de 73.000 tarjetas de reconocimiento temporal de asistencia sanitaria para extranjeros no regularizados. Continuamente se están abordando retos que tienen que asumir los sistemas sanitarios públicos en el marco europeo y las iniciativas similares emprendidas en otras comunidades, y se estudiará la puesta en marcha de nuevas actuaciones que permitan avanzar en este terreno.

Las acciones que se llevan a cabo para mejorar la atención a estas personas, manifiesta que "Andalucía siempre suma, nunca resta, sumamos cultura, razas, voluntades, y restamos crispación e intolerancia, por eso desde el primer momento se abordó la asistencia a inmigrantes de una forma natural". Junto a ello, añadió que uno de los objetivos del III Plan Andaluz de Salud (2003-2008) es asegurar el acceso de este colectivo a servicios como la sanidad, educación, vivienda o asistencia jurídica.

Según el INE en su Encuesta de nacional de inmigrantes 2007 Andalucía es la cuarta comunidad autónoma de España con más inmigrantes con 555.831, tras Cataluña con 923.156, seguida por Madrid con 882.293, y por la Comunidad Valenciana que cuenta con 691.332 inmigrantes.

Una de las principales actuaciones incluidas dentro del citado convenio es la puesta en marcha de los mecanismos necesarios para continuar propiciando el acceso de este colectivo a la atención sanitaria.

En esta línea, se facilitó la presencia de un intérprete en atenciones sanitarias, con el fin de que el idioma no fuera un problema a la hora de ofertar una atención de calidad.

Junto a ello, se está llevando a cabo una importante labor de difusión de materiales informativos dirigidos a orientar a estos usuarios acerca de los servicios sanitarios, pero también a mejorar la información de los profesionales.

En el primero de los casos es importante destacar las Carpetas de Salud, que contienen toda la información que los inmigrantes necesitan para acceder a la sanidad pública andaluza, así como su historia de salud portátil. Las características de estos materiales permiten que los usuarios puedan llevarlos consigo en sus desplazamientos tanto a través de la comunidad autónoma como del resto del Estado español. La Consejería de Salud ha distribuido ya un número de documentos de estas características.

En el marco de este convenio se han lanzado también 80.000 ejemplares del Folleto de Información sobre la Atención Sanitaria a Inmigrantes, un documento de gran utilidad porque ofrece una breve descripción del modo de acceder a los servicios sanitarios públicos y un listado de direcciones de utilidad. Igualmente, se han elaborado y difundido 40.000 Folletos sobre Salud y Derechos de las Mujeres Inmigrantes, de la que se han editado dos modelos en cinco idiomas.

Los materiales elaborados dentro de esta estrategia se completan con los folletos de promoción de salud en relación a enfermedades prevenibles, de los que se confeccionarán 40.000 ejemplares en un primer momento, y las Hojas de Demanda Clínica Internacional, actualmente disponibles en Internet, que permiten definir la atención sanitaria que solicitan los extranjeros a través de un cuestionario, traducido a cinco idiomas, que el inmigrante puede cumplimentar antes de acceder a la consulta.

Por lo que respecta a las actuaciones dirigidas a mejorar la información de los profesionales sociosanitarios sobre la atención a la inmigración, la Consejería de Salud ha editado un numero de ejemplares de la Guía Básica de Atención Sanitaria a Inmigrantes, una herramienta que además de incluir pautas de actuación clínica y terapéutica ante los problemas de salud que con más frecuencia aquejan a estas personas, facilita la comunicación con el personal sanitario a través de un pequeño diccionario, en cinco idiomas, con palabras y frases de uso común en la atención a extranjeros.

Igualmente, se ha realizado una segunda edición actualizada del Manual de Atención Sanitaria a Inmigrantes, un instrumento de uso epidemiológico, clínico y terapéutico en el que se recogen los aspectos más importantes de esta atención, tanto desde el punto de vista del diagnóstico como procedimental y bibliográfico. En un primer momento, se ha lanzado una primera edición de este manual, con 1.000 ejemplares, aunque próximamente de distribuirá una nueva tirada con 5.000 manuales más.

LO QUE HEMOS APRENDIDO

- La OMS define la Promoción para la Salud como el "Proceso de capacitar a los individuos y a las comunidades para que aumente el control sobre los determinantes de la salud y por lo tanto mejoren su salud.

- Existen cuatro elementos para analizar el nivel de salud de una comunidad. Esos elementos son: la biología humana, el medio ambiente, el estilo de vida y el sistema de asistencia sanitaria. Sobre la biología humana no se puede incidir, pero si sobre los otros tres elementos en una mayor o menor medida.

- El papel de la Promoción para la Salud es importante en la medida que proporciona a los pueblos los medios necesarios para su bienestar.

- El fin de la Promoción para la Salud en los centros de educación es el de formar futuras generaciones que dispongan de conocimiento, habilidades y destrezas necesarias para promover y cuidar su salud, la de su familia y comunidad y para crear y mantener hábitos de estudios, trabajo y convivencias saludables.

- En el ámbito de la inmigración España se ha convertido en un país receptor de inmigrantes desde hace algunos años.

- En materia de salud de los inmigrantes, estos constituyen un colectivo especialmente vulnerable, pues es objeto de exclusión social.

- Andalucía es la cuarta comunidad autonómica, tras Cataluña, Madrid y Valencia en número de inmigrantes.

- Uno de los objetivos del SAS es asegurar el acceso de este colectivo a servicios como sanidad, educación, vivienda o asistencia jurídica.

- Continuamente se hacen mejora para que este colectivo tenga las máximas oportunidades, y para ello desde la Junta de Andalucía o desde otras entidades se trabaja con este colectivo, repartiendo folletos sobre salud y derechos de las mujeres. Además se han editado ejemplares de una Guía Básica de Atención Sanitaria a Inmigrantes y otras mejoras.

ANOTACIONES

TEST

Marcar la respuesta correcta.

1. La Promoción para la Salud se define como:
   - ☐ La actuación de un país en materia escolar.
   - ☐ El proceso de capacitar a los individuos y a las comunidades para que aumenten el control sobre los determinantes de la salud y por lo tanto mejoren su salud.
   - ☐ La capacidad que tiene un país para incrementar las exportaciones.
2. La importancia de la Promoción para la Salud radica en :
   - ☐ Hacer que un país sea más competitivo.
   - ☐ Que los profesionales de la salud puedan promocionarse en otros países.
   - ☐ Que es un instrumento necesario para el bienestar de un país.
3. La Promoción para la Salud en los centros escolares es importante:
   - ☐ Porque enseña a los estudiantes como estudiar la Anatomía Humana.
   - ☐ Porque promociona a los alumnos y alumnas en el campo laboral, una vez concluida la enseñanza obligatoria.
   - ☐ Porque enseña conocimientos, habilidades y destrezas necesarias para promover y cuidar no solo su salud sino la de su entorno.
4. En materia de inmigración España es uno de:
   - ☐ Los países que menos inmigrantes reciben.
   - ☐ Reciben bastantes inmigrantes.
   - ☐ Es un país que sólo recibe inmigrantes de habla hispana.
5. El perfil del inmigrante en España es:
   - ☐ Persona joven y con un nivel de salud bueno.
   - ☐ Persona mayor de 65 años.
   - ☐ Persona de edad media y bien preparada para insertarse en el ámbito laboral.
6. Entre los objetivos de la Junta de Andalucía en materia de inmigración esta:
   - ☐ Asegurar el acceso de esta comunidad solo en materia de salud.
   - ☐ Asegurar el acceso de esta comunidad en materia de educación.
   - ☐ Asegurar el acceso de esta comunidad en materia de sanidad, educación, vivienda y asistencia jurídica.

Educación para la Salud

Conceptualización, Clasificación y Tipología de Drogas

- Adicciones: Una Introducción
- ¿Qué es una Droga? Definición
- Conceptos Básicos
- Clasificación de las Drogas
- Drogas de Síntesis o Drogas de Diseño
- Psicología del Drogodependiente y Patologías de las Dependencias

Objetivos:

- Concienciar a los alumnos y alumnas del efecto que producen las drogas, sus diferencias y sus elementos comunes.
- Reflejar la situación actual en cuanto al consumo de drogas en España. Usos y patologías que producen.
- Difundir lo que la ley dice en relación a las drogodependencias, su uso, consumo y tenencia.

tema 8

Adicciones: Una Introducción

El uso de las drogas es tan antiguo como la propia humanidad. En las culturas primitivas los chamanes y hechiceros las utilizaban para curaciones y ritos de iniciación, provocando alteraciones de la conciencia y estados hipnóticos. Hoy seguimos buscando sustancias que podamos usar para diferentes tipos de enfermedades o para situaciones que uno quiera modificar. (Neurolépticos, antidepresivos contra la timidez, reforzadores de la potencia sexual). Según dice Aldux Huxley: "si pudiéramos aspirar o ingerir algo que aboliera nuestra soledad individual durante 5 ó 6 horas, que nos reconciliara con nuestros semejantes en una ardiente exaltación de afecto o hiciera que la vida nos pareciera divinamente bella o trascendente y si la naturaleza de esa droga permitiera que a la mañana siguiente nos despertáramos con la cabeza despejada y el organismo indemne, la tierra se convertiría en un paraíso".

En ocasiones la consideración de una sustancia como droga, veneno o medicamento depende del contexto histórico, de intereses políticos y económicos: la cocaína como producto exportable de Latinoamérica, la guerra del opio en China provocada por el colonialismo inglés, la ley seca del alcohol en Estados Unidos.

En el estado español ha habido un consumo minoritario hasta finales de la década de los 70 en forma de cannabis por los hippies o de cocaína por algunos intelectuales. En los años 80 se produce un incremento importante en el consumo de heroína con una alarma social provocada por la relación entre la delincuencia, la marginación y el consumo.

En 1981 aparece diagnosticado el primer caso de SIDA, enfermedad que se puede transmitir por contacto sanguíneo y que tiene una propagación rápida entre los adictos a drogas por vía endovenosa. En este contexto, la heroína pasa a ser una droga maldita y el "yonkee", nombre asignado preferentemente al consumidor de heroína, a ser rechazado.

La cocaína y las drogas de diseño han tenido el ambiente preparado para su expansión en los años 90, uniéndose a un tipo de música, de vida y con una forma de presentación más aséptica como pastillas y cápsulas.

Actualmente, los adolescentes consumen cannabis como 1ª droga ilícita y pastillas como la 2ª aunque, el consumo más alto es de alcohol y tabaco siendo ambas legales.

La búsqueda del placer es el principal motor por el que humano y otros muchos animales pueden quedar totalmente enganchados a una sustancia o actividad y legar a hacerse mucho daño. Drogas, trabajo, sexo, juego, gimnasia... El mecanismo es básicamente el mismo: una sustancia o una conducta dispara la dopamina y cada vez se necesita más para mantenerse emocionalmente normal.

Mónica y Carlos celebran una fiesta en su casa. Han venido amigos nuevos. Carlos consume por primera vez una pequeña dosis de cocaína. A los pocos segundos, la cocaína produce en una zona concreta de su cerebro un aumento de los niveles de un neurotransmisor llamado dopamina.

Una sensación de placer, poder y euforia inunda a Carlos. Le ha gustado. Quizás no volverá a probar la cocaína, no siente ninguna necesidad de repetir la experiencia ni la va a sentir aunque consuma cocaína unas pocas veces más. Pero, como esta sustancia le proporciona placer, puede que sí continúe tomándola. Si lo hace, al cabo del tiempo su cerebro tendrá que adaptarse a esta nueva situación. Aquí llegan los verdaderos problemas.

La dopamina es un placentero premio que nuestro cerebro nos concede de forma natural después de acciones como el sexo, comer o hacer ejercicio. Es un mecanismo diseñado por la evolución para que nos guste repetir aquellas acciones que son positivas para nuestra salud, supervivencia y reproducción. El problema es que los niveles de dopamina que las drogas consiguen liberar son muchísimo mayores que los segregados de forma natural. Y para que este mecanismo de placer-recompensa siga siendo efectivo tras un consumo continuado de drogas, el cerebro de Carlos está haciendo una serie de complejos cambios para insensibilizarse a la dopamina.

Carlos ya no se siente tan bien al tomar cocaína, incluso empieza a sentirse mal cuando la toma. Los niveles normales de placer que experimenta cuando tiene relaciones con su novia, o cuando come, ya no le satisfacen, y ahora sí necesita consumir periódicamente cocaína. La droga ha usurpado su centro del placer hasta tal punto que la búsqueda de esa sustancia dirige su vida, la consume de forma compulsiva, ha perdido el control y no puede evitarla a pesar de ser consciente de los daños que causa a su salud, economía y relaciones personales. Carlos forma parte del pequeño porcentaje de personas que tras un consumo habitual de cocaína se vuelven adictas.

Pero dejemos por un momento a Carlos y fijémonos en Mónica. Está muy preocupada por la adicción de su compañero, y no sabe si achacar las culpas a una supuesta poca fuerza de voluntad de Carlos o, según lo que le dice el médico, a sus alteradas neuronas. Ella no lo sabe, pero su propio cerebro también sufre un problema parecido. Mónica fuma dos paquetes de taco al día y, aunque ha intentado dejarlo varias veces, nunca lo ha conseguido. Fumar le ha resultado siempre placentero. Pocos segundos después de una calada, la nicotina ya ha sido absorbida por los pulmones, distribuida por la circulación sanguínea y ha llegado a su cerebro. Allí, por un mecanismo diferente al de la cocaína, también provoca un aumento de dopamina en el centro del placer. Como Carlos, al cabo de los años sus neuronas se han hecho dependientes de la nicotina.

Paseando por la calle, Mónica se encuentra a su amiga Anabel. Juntas se van a tomar café. Mónica le explica toda la historia de Carlos y lo que ha aprendido sobre la neuroquímica de las adicciones. Al finalizar, Anabel añade: "Pues yo soy adicta al café, necesito tomar varios cada día, y si no lo hago me duele la cabeza, estoy irritable y tengo somnolencia. Sé que toma demasiados y no es bueno para mi tensión arterial, pero he intentado varias veces dejarlo y no puedo de ninguna forma. ¡Y también al chocolate! Empecé tomando poco, pero ahora cada día me como una tableta entera por la noche mientras miro la tele. Basta con que me siente en el sofá y ya siento un deseo irrefrenable".

Mónica exclama: "¡No compares, por favor! Ni el chocolate ni el café dirigen tu vida, no vas a dejar de trabajar por él, ni abandonar a tus seres más cercanos como hacen algunos adictos de verdad..., y seguro que si alguna noche en lugar de mirar la tele sales o vas al cine, no sientes tal deseo".

A Mónica no le falta razón. No hay un consenso claro sobre el concepto adicción, la definición más aceptada implica una "pérdida de control sobre el consumo de una sustancia que conduce a la búsqueda y toma compulsiva a pesar de los efectos negativos de la misma". Basándose en esto, los expertos prefieren catalogar los hábitos de Anabel como dependencias, pero no adicciones.

Pero la costumbre de tomar café o chocolate va mucho más lejos de la dependencia física. Quizá sin saberlo, Mónica ha incidido en otro punto muy importante en el complejo tema de las adicciones. La importancia del entorno y la asociación de hábitos. Cuando Anabel se sienta en el sofá para ver la tele, aparece la necesidad del chocolate pero si esa noche hubiera salido ni habría pensado en él. Sofá y chocolate son dos acciones que al cabo del tiempo se han asociado. De la misma manera, mucha gente fuma al leer el periódico, o tomando un café, o bebe cuando se encuentra con ciertos amigos.

Este hecho se conoce como el reflejo condicionado de Pavlov, un psicólogo que durante un tiempo alimentó a perros mientras hacía sonar una campana. Al cabo del tiempo advirtió que con sólo el sonido de la campana, sin presencia de comida, e perro empezaba a salivar. Otro ejemplo más relacionado con la drogadicción es el de los muchos soldados estadounidenses que durante la guerra de Vietnam eran grandes consumidores de heroína. Al volver a su país y cambiar de entorno, la mayoría superó su adicción. Sólo aquellos que ya consumían heroína antes de la guerra continuaron haciéndolo al volver.

Incluso en el caso de una droga tan adictiva como el tabaco, muchos especialistas consideran que para la mayoría de los fumadores lo más difícil no es superar el síndrome de abstinencia a la nicotina, sino conseguir librarse de todas las situaciones asociadas a fumar un cigarrillo que inducen al teórico ex fumador a recaer. En este sentido, una terapia como la de los parches de nicotina persigue un doble objetivo. Por una parte, va disminuyendo la dosis de nicotina para controlar la adicción física, pero al mismo tiempo el paciente puede intentar romper el hábito de fumar y acostumbrarse a no encender un cigarrillo en lugares o situaciones donde antes siempre lo hacía, casi de forma inconsciente.

En otro contexto pasa lo mismo con los heroinómanos. Se les suministra metadona para que no sientan la necesidad de consumir heroína, pero la metadona no es un tratamiento, sino una sustitución. El adicto pasa a serlo de una sustancia menos nociva y de la que puede desengancharse más fácilmente, al tiempo que se le saca de un entorno y condicionantes sociales que sin duda le llevarían a recaer en el consumo de droga.

El cuerpo suele adaptarse a nuestras costumbres. Las primeras veces que alguien levanta pesas, la principal consecuencia son agujetas, pero si continúa ejercitándose, y cada vez con más peso, las células dirán a sus genes: "Necesitamos más proteína para adaptarnos a esta nueva situación". Con el tiempo habrá un notable incremento en la masa muscular.

Una persona que ingiere elevadas cantidades de azúcar provoca que su páncreas segregue más insulina de lo normal. Si esta costumbre se prolonga, sus células se vuelven resistentes a la insulina y llega un momento que el páncreas no puede mantener los niveles normales de glucosa en sangre. El individuo pasa a ser un enfermo de diabetes tipo 2 que depende del suministro externo de insulina.

Salvando las distancias, algo parecido pasa con el consumo continuado de drogas: el cerebro tiene que cambiar para adaptarse al principal efecto de esta actividad: unos niveles inusualmente altos de dopamina.

Las neuronas se hacen menos sensibles a la dopamina, y los niveles segregados de forma natural no son suficientes para dirigir de forma efectiva el compás de las emociones.

Es en este sentido en el que los expertos consideran la adicción una enfermedad. El problema de los adictos no es la falta de voluntad, sino la consecuencia de unos cambios fisiológicos que conducen a la dependencia de una sustancia determinada. En las primeras etapas del proceso, tanto el futuro diabético como el adicto podían escoger consumir menos azúcar o drogas, pero llega un punto en que ya no pueden. Están enfermos y necesitan tratamiento.

Muchísima gente bebe con frecuencia alcohol, pero sólo un ínfimo porcentaje se vuelven alcohólicos. Quizá con la excepción del tabaco, pasa lo mismo con la mayoría de las drogas. Se tiene certeza de que debido al consumo de drogas el cerebro de un adicto es diferente al de un no adicto, pero la gran pregunta todavía sin respuesta es si ya lo era desde un principio. Es decir, ¿somos todos igual de vulnerables frente a la adicción?

Está claro que el entorno en el que vivimos, las personas que nos rodean, las experiencias sufridas, el estado emocional, el estrés que llevamos, son factores que condicionan las probabilidades de que un consumo repetido de drogas se transforme en adicción. Pero incluso entre personas con entornos y situaciones psicológicas muy similares se aprecia una predisposición individual diferente. La adicción tiene sin duda una base genética.

Concretamente, en el caso del alcoholismo, los hijos de padres alcohólicos tienen cuatro veces más probabilidades de convertirse también en adictos al alcohol. Se podría pensar que la causa de este hecho es la influencia directa de estos padres y su entorno durante el desarrollo del niño. Pero estudios con hijos adoptados demuestran que esta predisposición al alcoholismo se mantiene aunque los hijos de padres alcohólicos sean educados por padres no adictos.

Todo apunta a que más allá de los condicionantes sociales, el cerebro de un adicto en potencia presenta algunas diferencias respecto al del resto de los individuos. Esto haría que desde el principio, los individuos vulnerables no respondieran de la misma forma al fumar un cigarrillo, tomar una copa o experimentar con drogas ilegales.

No es una cuestión irrelevante. Entender lo mejor posible el máximo de factores que conducen a una adicción, sin menospreciar ninguno, es la clave para diseñar terapias y estrategias de prevención más efectivas.

Como afirma la guía "Drogas: (+) Información (-) Riesgos", que ha publicado en 2001 el Ministerio del Interior y puesta a disposición del mayor número de ciudadanos, dentro de las actuaciones del Plan Nacional sobre Drogas, el fenómeno de las drogodependencias es uno de los asuntos más complicados que vive la humanidad (por su relación con la química, la biología, la historia, la psicología, la filosofía, el arte...).

Sin embargo, se despacha en ocasiones con un par de ocurrencias más o menos airadas, ya sea para defender su consumo, ya para condenarlo.

Algunas personas mantienen un miedo reverencial a la información sobre drogas. Como si disponer de una información adecuada sobre ellas fuera a aumentar su consumo. Algo similar a lo que, en otros tiempos, se pensó respecto a la educación sexual: "mejor no mentar a la bicha", no fuéramos a despertar con tanta habladuría deseos irrefrenables.

Sin embargo, la realidad es otra. La información es un recurso necesario para tomar decisiones inteligentes, informadas, autónomas, ante cualquier desafío, incluidas las drogas. Los riesgos reales proceden de la ignorancia. No hay elección libre sin un saber adecuado.

Una sociedad más culta, más informada y mejor formada sobre las drogas, será más capaz de convivir en un mundo en el que existen drogas, reduciendo el riesgo de establecer con ellas relaciones conflictivas.

Aunque el ser humano puede depender de una amplia diversidad de objetos y personas, no sirve de nada confundir realidades tan distintas. Hoy en día se habla de dependencia al juego, a Internet, al sexo... Nada que objetar, pero mezclando todo con afirmaciones del tipo "también la tele es una droga, y además de las más fuertes", en nada ayuda a comprender ni la dependencia de las drogas ni la dependencia de la televisión.

Para centrar la reflexión que se propone en el siguiente curso, debemos partir de una definición básica de droga.

¿Qué es una Droga? Definición

"Droga" es toda sustancia que, introducida en el organismo por cualquier vía de administración produce una alteración del natural funcionamiento del sistema nervioso central (SNC) del individuo y es, además susceptible de crear dependencia, ya sea psicológica, física o ambas.

En definitiva, todas aquellas sustancias químicas que reúnen las siguientes características:

- Una vez en nuestro organismo, se dirigen a nuestro cerebro, cuyo ecosistema modifican de manera variable.
- Su uso regular puede generar procesos conocidos como:
  - Tolerancia: a medida que el organismo se va adaptando a la presencia regular de la sustancia, se necesita una mayor cantidad para producir los mismos efectos.
  - Dependencia: tras un uso habitual, la persona necesita consumir la sustancia de que se trate para no experimentar síntomas de abstinencia, como veremos al hablar de la dependencia física, y/o para afrontar la vida cotidiana, como veremos en la dependencia psicológica.

Conceptos Básicos

Consumir una droga no le convierte a uno automáticamente en drogadicto (término próximo a lo despectivo que, por cierto, convendría eliminar de nuestro vocabulario). Por otro lado, el consumo de drogas en el que no haya dependencia no es necesariamente inofensivo. Para aprender a distinguir entre los diversos tipos de consumos y sus consecuencias es muy útil conocer los conceptos básicos en relación a ellos.

- Uso: aquella forma de relación con las drogas en la que por su cantidad, su frecuencia o por la situación física y social del sujeto no se detectan consecuencias negativas inmediatas sobre le consumidor ni sobre su entorno. Podemos reconocer que casi todas las personas utilizamos drogas. Como de cualquier cosa, de las drogas se puede hacer un uso más o menos correcto.

  Es preciso afinar la mirada antes de valorar como uso una determinada forma de consumo. No basta sólo con la frecuencia, porque podrían darse consumos esporádicos en los que el sujeto abusara rotundamente de la sustancia. Tampoco podemos atender sólo a la cantidad, ya que podría haber consumos en apariencia no excesivos pero repetidos con tanta frecuencia que estarían sugiriendo alguna forma de dependencia.

No es ajeno a este proceso el estado en que se encuentre el consumidor, ya que, por ejemplo, un mismo consumo moderado de alcohol puede derivar en abuso si el sujeto está tomando tranquilizantes prescritos por su médico. Es preciso también poner la vista sobre el entorno del sujeto, ya que podría darse un consumo de drogas que no perjudicara al sujeto, pero sí a terceros (por ejemplo, un trabajador de la construcción que fuma hachís justo antes de subir a un andamio).

No todas las drogas, permiten una relación de éste tipo. Por ejemplo, la mayoría de los fumadores son dependientes del tabaco.

- Abuso: aquella forma de relación con las drogas en la que por su cantidad, su frecuencia o por la situación física, psíquica y social del sujeto se producen consecuencias negativas para el consumidor y/o su entorno. "Mal uso o uso excesivo", cuando sus efectos negativos son superiores a los positivos.

  El consumo de diez cigarrillos podría ser considerado no excesivo. Sin embargo, cuando esta cantidad se consume todos los días, puede favorecer alteraciones respiratorias. Por el contrario, alguien podría consumir cocaína en una sola ocasión, pero hacerlo en tal cantidad que desencadenara algún tipo de accidente cerebral.

  Puede que una mujer sea moderada en sus consumos habituales de alcohol y tabaco, pero si los mantiene durante el embarazo estará incurriendo en abuso.

  Analizando las pautas de consumo, y el contexto personal y social de cada caso podremos decidir si nos encontramos ante un uso o un abuso.

- Dependencia: pauta de comportamiento en la que se prioriza el uso de una sustancia psicoactiva frente a otras conductas consideradas antes como más importantes.

  El consumo de drogas, que quizás empezó como una experiencia esporádica, pasa a ser un eje de la vida del sujeto. Este dedicará la mayor parte de su tiempo a pensar en el consumo de drogas, a buscarlas, a obtener dinero para comprarlas, a consumirlas, a recuperarse de sus efectos, etc.

- Dependencia Física: el organismo se habitúa a a presencia constante de la sustancia, de tal manera que necesita mantener un determinado nivel en sangre para funcionar con normalidad. Cuando este nivel desciende por debajo de cierto límite aparece el síndrome de abstinencia. Este concepto está muy asociado a la tolerancia.

Cuando un drogodependiente abandona el consumo, su tolerancia disminuye. Si pasado un tiempo reanuda el consumo en las dosis anteriores, padecerá una intoxicación aguda que, dependiendo del tipo de droga de que se trate, puede llevarle al coma e incluso a la muerte por sobredosis en sujetos dependientes de la heroína.

- Dependencia Psíquica: situación en la que existe un sentimiento de satisfacción y un impulso psíquico que exigen la administración regular o continua de la droga para producir placer o para evitar malestar.

  Es más costoso desactivar la dependencia psíquica que la física, ya que requiere introducir cambios en la conducta y en las emociones del sujeto que le permitan funcionar sin necesidad de recurrir a las drogas.

  La dependencia física es relativamente fácil de superar tras un período de desintoxicación que, en función de cada droga, puede prolongarse quince días.

- Efectos: la alteración que produce la sustancia en el momento de ser introducida en el organismo, y en el momento posterior es lo que se denomina efecto producido por la sustancia. Estos efectos no son constantes, dependen: las dosis, la vía de administración, la propia persona y el contexto de uso.

- Acción sobre el SNC (Sistema Nervioso Central): por su acción las drogas pueden ser depresoras, estimulante o perturbadoras del Sistema Nervioso Central.

- Tolerancia: es el acostumbramiento del organismo a una cierta toxicidad. El punto máximo de la tolerancia es diferente para cada persona y varia también con cada sustancia, etc.

- Síndrome de Abstinencia: conjunto de síntomas y signos que aparecen cuando se interrumpe la administración de la droga. Los signos y síntomas que el síndrome representa pueden ser muy variados, normalmente van acompañados de ansiedad y puede derivarse en un cuadro clínico de gravedad.

- Sinónimos de Droga: fármaco, sustancia, productos psicoactivos, productos químicos, tóxicos y estupefacientes narcóticos.

Clasificación de las Drogas

No todas las drogas son iguales. Las drogas no constituyen una realidad única, sino que están caracterizadas por una notable diversidad. Ya ha quedado atrás la mención a la droga, expresión que no da información ni respecto a sustancias, ni respecto a riesgos, ni respecto a consumidores... Hay tantas y tan variadas sustancias que es más preciso hablar de las drogas, en plural.

Para hacernos una idea más real del fenómeno, veamos una clasificación de las diversas sustancias, atendiendo a su principal efecto sobre el cerebro humano.

Árbol de las Drogas

De acuerdo con este criterio, el árbol de las drogas está formado por tres grandes ramas:

RAMA I: DROGAS DEPRESORAS DEL SISTEMA NERVIOSO CENTRAL (SNC)

Tienen en común su capacidad para entorpecer el funcionamiento habitual del cerebro, provocando reacciones que pueden ir desde la desinhibición hasta el coma, en un proceso progresivo de adormecimiento cerebral. Las más importantes son:

- Alcohol.
- Opiáceos: heroína, morfina, metadona, etc.
- Tranquilizantes: pastillas para calmar la ansiedad.
- Hipnóticos: pastillas para dormir.

RAMA II: DROGAS ESTIMULANTES DEL SISTEMA NERVIOSO CENTRAL (SNC)

Aceleran el funcionamiento habitual del cerebro, provocando un estado de activación que puede ir desde una mayor dificultad para dormir tras el consumo de café, hasta un estado de hiperactividad tras el consumo de cocaína o anfetaminas. Destacan en esta rama:

- Estimulantes mayores: anfetaminas y cocaína.
- Estimulantes menores: nicotina.
- Xantinas: cafeína, teobromina, etc.

RAMA III: DROGAS PERTURBADORAS DEL SISTEMA NERVIOSO CENTRAL (SNC)

Trastocan el funcionamiento del cerebro, dando lugar a distorsiones perceptivas, alucinaciones, etc.:

- Alucinógenos: LSD, etc.
- Derivados del cannabis: hachís, marihuana, etc.
- Drogas de síntesis: éxtasis, etc.

Además de la clasificación expuesta, existen otras según qué elementos se consideren así, las drogas pueden clasificarse:

1. Por la peligrosidad: más o menos peligrosas.
2. Por la aceptación social: institucionalizadas o no.

3. Por la intensidad: estimulantes para mayores (coca), para menores (té), duras y blandas

4. Por los efectos en el Sistema Nervioso Central; basada en los efectos específicos de cada droga.

   - Depresoras: son las llamadas anestésicas, calmantes o tranquilizantes porque disminuyen o eliminan las sensaciones dolorosas, físicas, sentimentales o psicológicas. Dentro de este grupo, están el alcohol, los opiáceos, los psicofármacos y los tranquilizantes.

   - Estimulantes: eliminan las sensaciones de cansancio, fatiga, sueño o de hambre, (aunque el cuerpo sigue igual de cansado o con hambre). Están en este grupo el café, la teína, la nicotina, las anfetaminas y la cocaína y sus derivados.

   - Perturbadoras: (alucinógenas): producen sensaciones extrañas en el cerebro: sueños y alucinaciones que parecen reales. Le sacan al individuo de la realidad y le introducen en otra. Engloba el L.S.D., el Mezcal, el Peyote, la amanita muscaria, entre otras. El cannabis era considerado hasta hace poco como una sustancia alucinógena, pero hoy se tiende a considerarlo como tranquilizante. Es la droga ilegal más consumida.

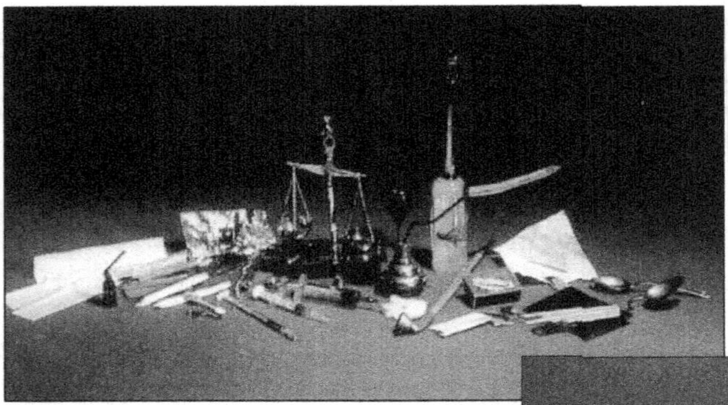

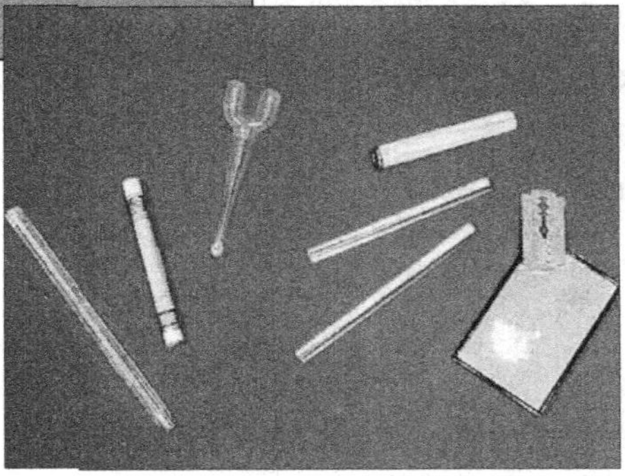

Accesorios utilizados para preparar y "esnifar" la cocaína.

Los Efectos y Riesgos pueden distinguirse en:

- Efectos generales.
- Efectos de intoxicación aguda.
- Efectos a largo plazo.

Riesgos

- Entre otros resaltamos aquellos provocados por una sobredosis al consumir mucha droga en poco tiempo, así el alcohol provoca el coma etílico.
- La ingestión en situaciones especiales: conductores, embarazadas, adolescentes en desarrollo que consuman alcohol. Provoca consecuencias más graves como accidentes, consecuencias fetales, etc.
- La mezcla de dos o más drogas (tranquilizantes y Alcohol provoca refuerzos de las acciones).
- Puede ocurrir que no se use siendo el beneficio mayor que el riesgo de uso. Por ejemplo no usar la morfina en cancerosos por ser una sustancia adictiva.

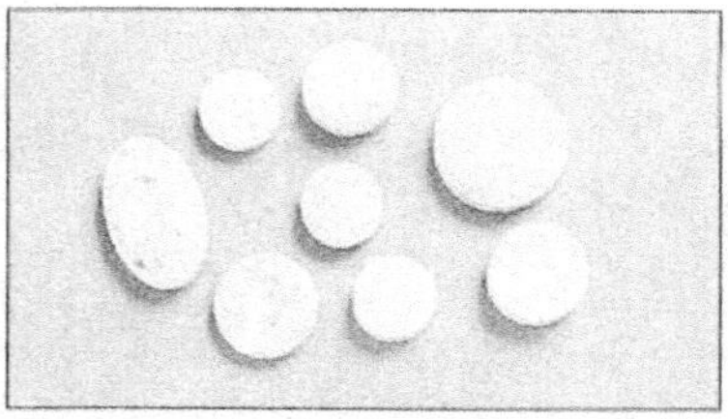

Las tabletas de "éxtasis" son difíciles de identificar por la variedad de formas, tamaños y colores.

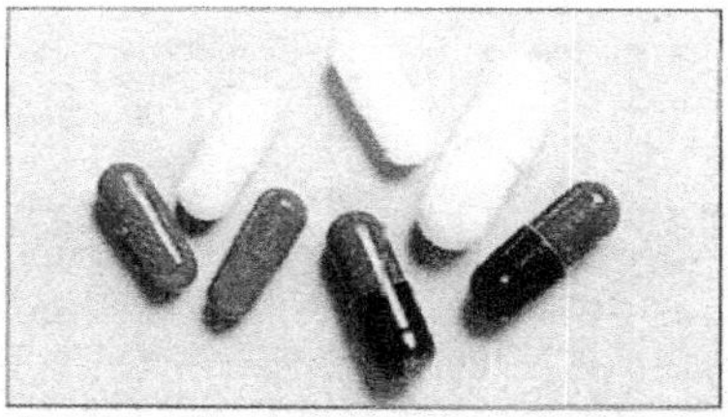

En ocasiones, las cápsulas de "éxtasis" contienen mezcla de anfetaminas.

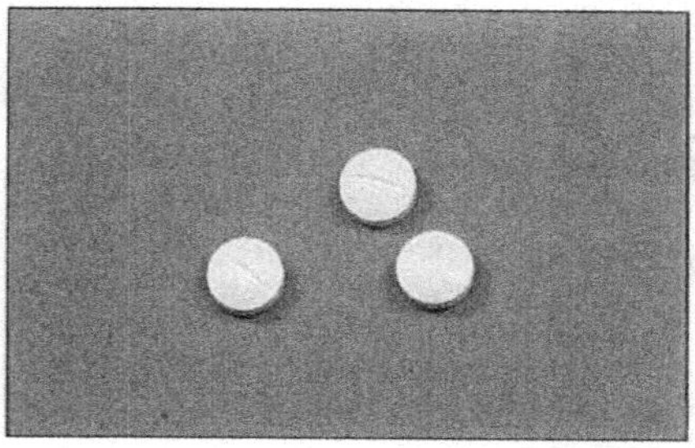

Comprimidos de Centramina que contienen sulfato de anfetamina.

El sulfato de anfetamina en forma de polvo ha aparecido en cápsulas. Mezclas de anfetaminas, LSD y MDMA (éxtasis) también han sido detectadas en cápsulas.

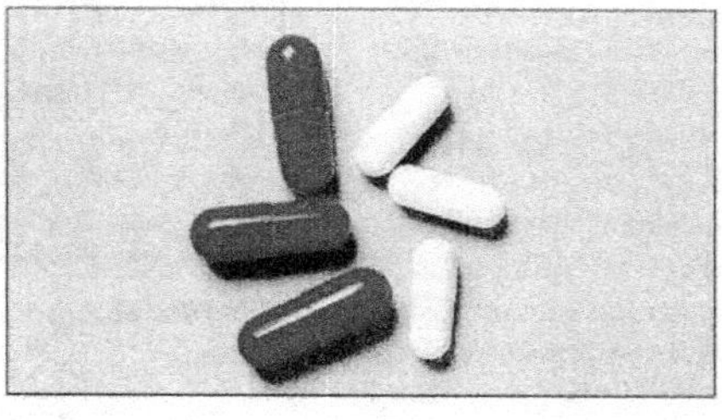

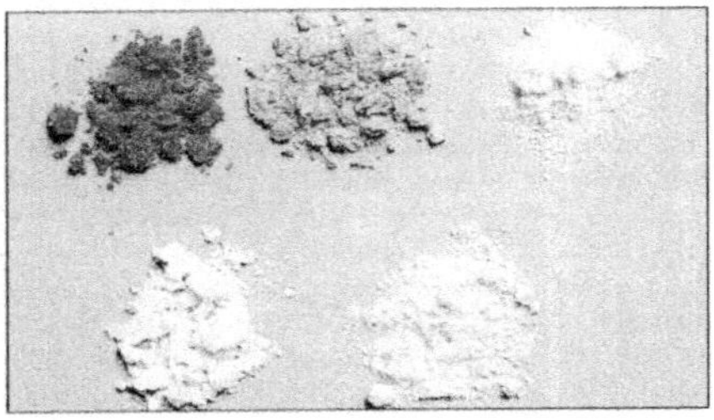

Una selección de polvos de sulfato de anfetamina de venta ilícita. Puede aparecer en una variedad de colores y texturas. Se fabrica fácilmente y su disponibilidad en la calle es elevada.

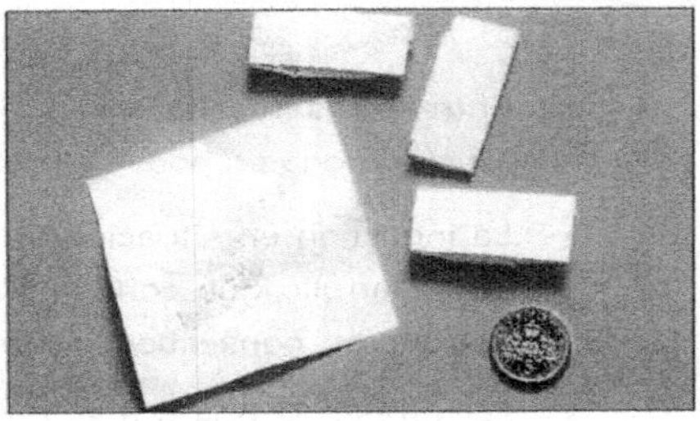

El sulfato de anfetamina se suele vender en un envoltorio de un gramo.

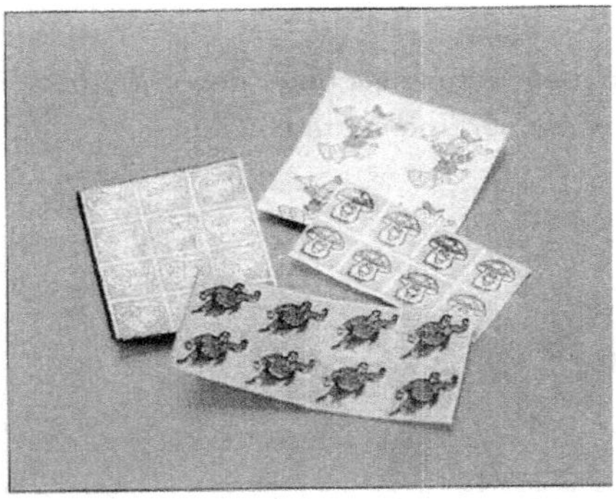

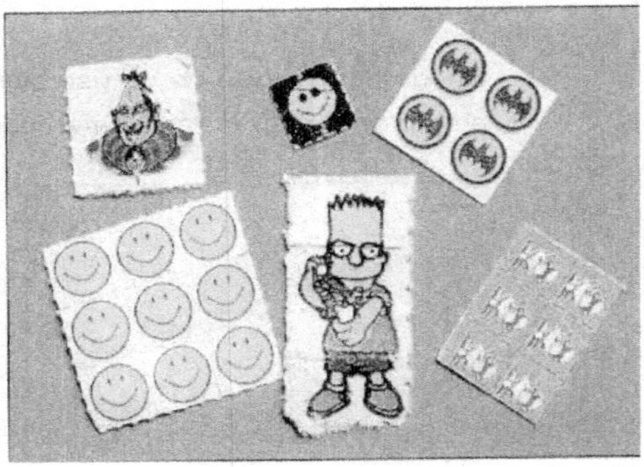

Los sellos de papel impregnados con LSD son, en la actualidad, las formas más corrientes en que aparece esta droga. Los diseños tipo caricatura le confieren un aspecto inocente.

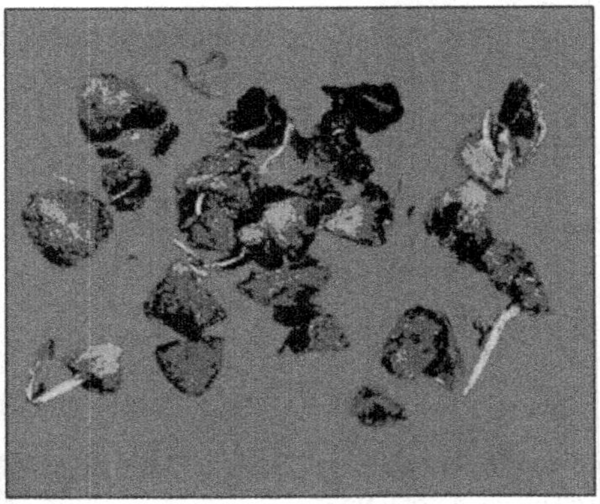

Setas alucinógenas secas. Contienen las drogas psilocina y psilocibina. Hata 30 setas pueden ser necesarias para proporcionar una experiencia alucinógena.

Estas tabletas, que tienen el olor y apariencia de las tabletas comerciales de levadura, se fabrican ilegalmente a partir de un material compuesto, prácticamente en su totalidad, por setas secas. Cada tableta tiene aproximadamente 10mm. de diámetro por 5mm. De ancho y un peso de 4 a 5 gramos.

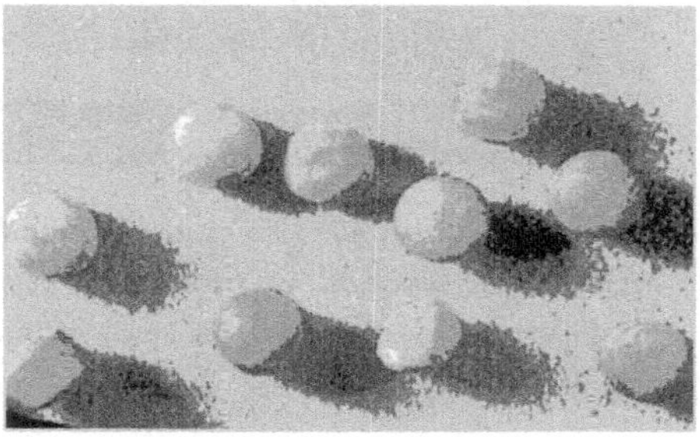

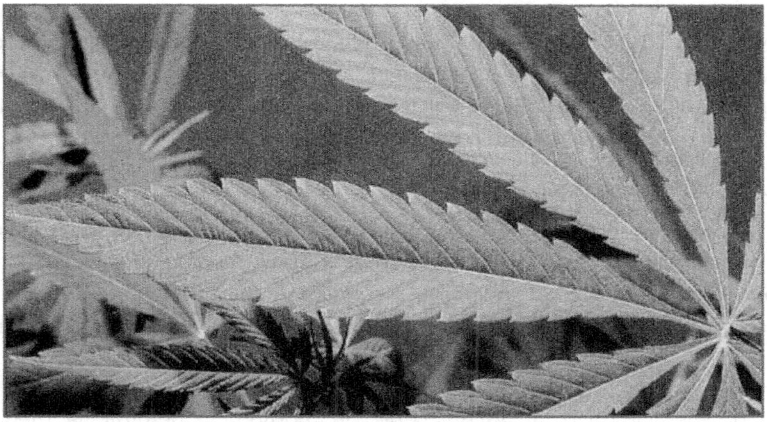

Forma característica de la hoja de cannabis.

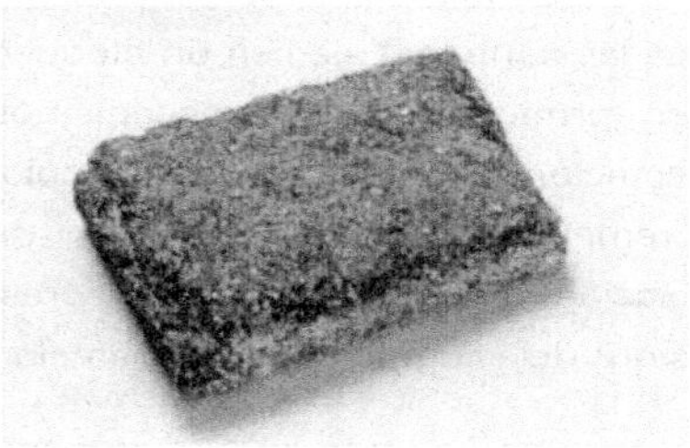

Marihuana Jamaicana comprimida, normalmente compuesta por toda la planta, cortada y triturada y comprimida en forma de bloques.

El aceite de haschish es resina concentrada en forma líquida con un alto contenido de THC. Tiene un color marrón oscuro u se parece a la mermelada o el aceite de coche.

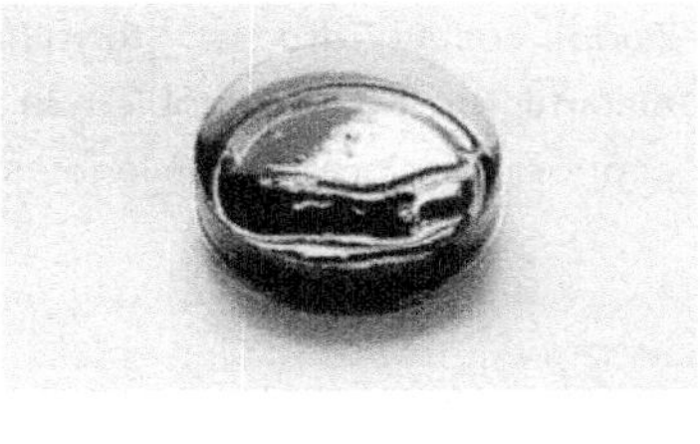

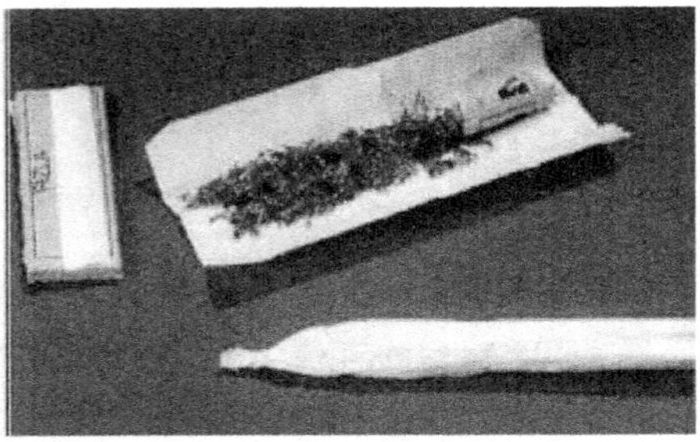

El cannabis puede fumarse en un cigarrillo hecho especialmente y conocido como "porro" o "canuto"

Las drogas, también, se pueden clasificar en legales e ilegales; entre las primeras se incluyen el alcohol, el tabaco (con algunas restricciones legales), los fármacos de prescripción médica, ciertos disolventes de uso doméstico o industrial y, el resto de ellas son ilegales.

Existen varias clasificaciones de las sustancias adictivas de acuerdo a su estructura y propiedades químicas y a los efectos que producen en el sistema nervioso central (SNC). De éstas existen varias versiones; una clasificación de utilidad práctica es la del Instituto Nacional para el Abuso de Drogas (NIDA) de los Estados Unidos de América, que las clasifica por su efecto estimulante o depresor.

Los depresores (alcohol, sedantes, narcóticos y ansiolíticos, cannabis, así como disolventes volátiles reprimen todas las estructuras presinápticas neuronales con la consecuente disminución de la cantidad de neurotransmisores liberados por el impulso nervioso, lo cual produce además una disminución de la función de los respectivos receptores postsinápticos. El alcohol, al igual que otros depresores como los barbitúricos y las benzodiacepinas produce estimulación de la transmisión inhibitoria.

El grupo de los narcóticos incluye al opio, la morfina, la heroína, la meperidina, la codeína, el difenoxilato, el fentanyl, la nalbufina, el propoxifeno y la metadona.

Los estimulantes o simpaticomiméticos (cocaína, anfetaminas y metanfetaminas, alucinógenos y estimulantes menores donde se clasifica las xantinas) ejercen un bloqueo sobre la inhibición o una excitación de las neuronas en forma directa. Sus mecanismos de acción son variados y pueden explicarse por afectación fisiológicas; por ejemplo, aumento de la despolarización neuronal, incremento de la cantidad de neurotransmisores disponibles, alargamiento de la acción de los neurotransmisores, debilitamiento de la membrana neuronal o reducción del tiempo de recuperación sináptica.

Todas estas drogas, terminan ocasionando conflictos familiares, resentimientos, aislamiento social, problemas de pérdida de la confianza y la autoestima, problemas económicos, problemas legales así como problemas profesionales y laborales.

Clasificación según los efectos específicos de cada droga:

DROGAS **DEPRESORAS**	Alcohol Opiáceos (metadona, heroína, morfina) Psico-fármacos (tranquilizantes mayores y menores)
DROGAS **ESTIMULANTES**	Cafeína Teína Nicotina Derivados de coca Anfetaminas
DROGAS **PERTURBADORAS** **ALUCINÓGENAS**	L.S.D. Mezcal Peyote Amanita muscaria Cannabis (marihuana, hachís,...)

FAMILIA	PRESENTACIÓN	FORMA DE CONSUMO	EFECTOS GENERALES	INTOXICACIÓN AGUDA	EFECTOS A LARGO PLAZO
ALCOHOL ETÍLICO	Bebidas alcohólicas fermentadas (sidra, vino, cerveza...) destiladas (ginebra, coñac, whisky...)	Ingestión oral	Desinhibición, relajación, euforia, reflejos enlentecidos	En función del grado de embriaguez: lenguaje confuso, andar vacilante, visión borrosa, adormecimiento coma, muerte	Trastornos gástricos, hepáticos, cerebrales, demencia, conflictividad socio-familiar, etc.
TABACO	Cigarrillos, puros, tabaco de pipa, etc.	Fumado	Relajación, estimulación, irritación de las vías respiratorias	Tos, faringitis, dolor de cabeza, náuseas, mareos, etc.	Trastornos respiratorios (bronquitis, etc.,), cardíacos infartos, etc.), cáncer, etc.
XANTINAS	Café, té, bebidas de cola, etc.	Ingestión oral	Estimulación	Insomnio, nerviosismo, ansiedad, etc.	Riesgos sanitarios para personas Hipertensas y con antecedentes Cardíacos
CANNABIS	Hachís, marihuana...	Fumado	Relajación, euforia, desorientación, cambios de humor	Conjuntiva enrojecida, sequedad de boca, locuacidad, hilaridad, relajación, taquicardia, riesgo de alucinaciones	Patología similar a la del tabaco. Riesgo de desencadenar trastornos psiquiátricos en personas Predispuestas

TRANQUILIZANTES	Valium, tranxilium	Ingestión oral	Relajación, sueño	Incoordinación, trastornos del equilibrio, hipotensión, hiporreflexia, somnolencia, coma	Ansiedad de rebote, irritabilidad, amnesia
COCAÍNA	Clorhidrato de cocaína	Inhalación	Estimulación, sensación de alerta, pérdida de apetito	Taquicardia, hipertensión, arritmia, agresividad, excitación, alucinaciones, riesgo de paro cardiaco	Irritabilidad, anorexia, delgadez, psicosis paranoide
DROGAS DE SÍNTESIS	Pastillas	Ingestión oral	Serenidad, estimulación	Excitación, insomnio, sequedad de boca, descontrol emocional	Percepciones alteradas
OPIÁCEOS	Heroína, Metadona	Inhalación Fumado Inyección	Analgesia, bienestar, adormecimiento apatía	Miosis, abotargamiento emocional, enlentecimiento cerebral, depresión respiratorios	Arritmia, estreñimiento, impotencia, amenorrea, etc.
ALUCINÓGENOS	LSD, Mescalina	Ingestión oral	Desorientación, euforia, dificultad de concentración alucinaciones	Conjuntiva enrojecida, sequedad de boca, locuacidad, hilaridad, relajación, taquicardia, riesgo de alucinaciones	Patología similar a la del tabaco. Riesgo de desencadenar Trastornos psiquiátricos en personas predispuestas
INHALABLES	Colas, Gasolina	Inhalación	Visión nublada, aturdimiento, reflejos enlentecidos	Embriaguez, marcha insegura, lenguaje confuso, vista doble, etc.	Lesiones hepáticas, renales y respiratorias

A pesar de los diferentes tipos de clasificación, las drogas tienen elementos en común. La principal característica es la psicoactividad, es decir, su capacidad para llegar al cerebro y modificar su funcionamiento habitual del modo que acabamos de ver.

Las drogas pueden consumirse por diversas vías:

- Fumada (como ocurre con el hachís y el tabaco).
- Ingerida por vía oral (alcohol y drogas de síntesis).
- Aspirada (como la cocaína y el speed).
- Inhalada (como los pegamentos).
- Inyectadas (como en ocasiones la heroína).

Ya sea una u otra la vía elegida, el destino final de la sustancia siempre es el cerebro del consumidor, al que llega a través de la sangre. Una vez en su destino, cada sustancia produce alteraciones específicas.

Drogas de Síntesis o Drogas de Diseño

Drogas de síntesis es el término científico para referirse a unas sustancias que, aunque existentes hace tiempo, se popularizaron en la última década del siglo XX bajo la equivoca denominación de drogas de diseño. Son sustancias producidas por síntesis química (sin componentes naturales, como ocurre con el hachís o el tabaco), fundamentalmente en laboratorios clandestinos de Holanda, Reino Unido, Polonia y la República Checa.

Generalmente se trata de compuestos anfetamínicos a los que se suele añadir algunos componentes de efectos alucinógenos. Las drogas de síntesis se comercializan en forma de pastillas o comprimidos. De ahí que hayan sido bautizadas en el argot callejero como pastis o pirulas, entre otros nombres. Sobre la superficie de estas pastillas se suelen grabar diversos dibujos que sirven como elemento de identificación. Esas imágenes suelen ser reproducciones manipuladas de marcas comerciales e iconos juveniles. Los traficantes de drogas utilizan estas imágenes plagiadas para hacer las pastillas más atractivas a los ojos de los jóvenes.

En algunos casos se trata del redescubrimiento con fines recreativos de sustancias abandonadas por la investigación farmacéutica por sus efectos secundarios. Es el caso del éxtasis, descubierto en 1912 por la industria farmacéutica Merck mientras buscaba un fármaco inhibidor del apetito y abandonado por sus efectos psicoactivos.

Éxtasis

Aunque son varias las sustancias englobadas en el término drogas de síntesis, vamos a referirnos a la más usual, la conocida como éxtasis o MDMA. Junto con otras sustancias de la misma familia química (Eva, píldora del amor, etc.), el éxtasis contribuyó a popularizar la química psicoactiva, abriendo un camino por el que después se colaron otras sustancias: ketamina, GHB, etc., las cuales, a pesar del tratamiento mediático recibido, no parecen estar teniendo especial arraigo en España.

El éxtasis fue investigado en la década de los cincuenta por el ejército norteamericano a la búsqueda de un fármaco que forzara a los prisioneros a declarar. Posteriormente, en plena ebullición de los movimientos contraculturales y psicodélicos, fue objeto de experimentación por algunos psicólogos y psiquiatras norteamericanos que pensaban que esta sustancia tenía capacidad para levantar algunas de las represiones de sus pacientes.

La década de los ochenta conoce un cierto auge de ésta y otras sustancias de síntesis. Los clubes de música *House* de Estados Unidos (Detroit, Chicago, etc.), Australia y Europa (Reino Unido, Holanda y Alemania en un primer momento, para extenderse después a prácticamente toda la Unión Europea) son el escenario desde mediados de los ochenta del consumo de estas drogas.

Con la entrada en el siglo XXI, su penetración parece haberse frenado e incluso se ve un retroceso en algunos lugares. En España, por ejemplo, la encuesta escolar sobre drogas de 2006-07 muestra una reducción en el consumo de drogas entre los jóvenes de 14 a 18 años ya que ha aumentado la percepción del riesgo a la hora de consumir drogas tanto ilegales como legales -alcohol y tabaco-, y admiten que cada vez lo tienen más difícil para conseguir droga.

El alcohol y el tabaco siguen siendo las drogas más consumidas, seguidas del cannabis y, a distancia, del resto de sustancias psicoactivas. Por primera vez desde hace 13 años se ha quebrado una tendencia al alza que parecía irrefrenable y que llegó a su cúspide en 2004 hasta empezar en 2006 su declive.

Este hecho puede estar relacionado con el impacto que han tenido en la opinión pública las muertes vinculadas al éxtasis habidas en España, así como el impacto de la publicidad de los medios de comunicación.

Cada droga tiene su mitología. En el caso de las drogas de síntesis, durante años se divulgó la idea de que sus consumidores se abstenían del consumo de otras drogas, limitándose a acompañar sus pastillas con cantidades generosas de agua.

Esa conducta pudo ser cierta en los primeros momentos de uso elitista, pero ceso a mediad que el consumo de pastillas se popularizó. Investigaciones españolas y europeas muestran cómo los consumidores de estas drogas las combinan con diversas sustancias: alcohol, tabaco, hachís y, en no pocas ocasiones, cocaína.

EFECTOS

Dan lugar a una experiencia mixta entre la estimulación y la percepción alterada, por lo que se las ha comparado con una mezcla de anfetaminas y un alucinógeno llamado mescalina. Al consumirse en forma de pastillas, su absorción en el aparato digestivo, de donde pasa al torrente sanguíneo, es más lenta que en el caso de otras vías de administración.

Efectos Psicológicos: Cuando comenzó a derivarse al mercado negro, se planteó comercializarla con el nombre de empathy, finalmente desechado. Esa denominación refleja cuáles son sus principales efectos.

FORMAS DE ADULTERACIÓN

En España, según informes recientes del Instituto Nacional de Toxicología (INT), la cantidad del principio activo presente en las muestras incautadas (pastillas o cápsulas de aproximadamente 300 mg) oscila entre 90 y 166 mg. Regularmente se adultera con benzodiacepinas como piracetam; también con buprenorfina, dextropropoxifeno, resina de Cannabis sativa, metilfenidato, fenmetrazina, cafeína. Asimismo, es común que se hagan pasar por éxtasis otras sustancias similares como es el caso de la MDEA Y MBDB, anfetaminas, compuestos bastantes diferentes como el DOB o sustancias prácticamente inactivas como la PMA o la PMMA.

FARMACOLOGÍA

MECANISMO DE ACCIÓN Y FORMAS DE EMPLEO

El modo más común de ingerirla es por vía oral. Cuando se presenta en forma de píldoras, su absorción es más rápida y completa si ésta se coloca debajo de la lengua; en el caso de las cápsulas, regularmente se disuelven en jugos o aguas de frutas. Un modo alternativo de tomarla es a través de la aspiración, en cuyo caso produce un efecto más inmediato aunque su duración se reduce. Los efectos comienzan a notarse entre los 20 y los 60 minutos posteriores a la ingestión, su acción máxima se presenta entre una y dos horas después; tras lo cual disminuye progresivamente hasta desaparecer entre las cuatro y las seis horas. Al llegar al cerebro, la MDMA provoca la liberación de dopamina y noradrenalina. Estimula el Sistema Nervioso Central provocando alteraciones en la esfera emocional.

USOS TERAPÉUTICOS

Al estar clasificada como un entactógeno (generador de contacto intersubjetivo a niveles profundos), varios psicólogos y psiquiatras la incluyeron en sus terapias informando de excelentes resultados hasta antes de su prohibición. Ann Shulgin, investigadora de sustancias psicoactivas, asegura que es una herramienta extraordinaria para descubrir recuerdos reprimidos. El Dr. Grinspoon, profesor de psiquiatría en Harvard, dice que ayuda a la gente a ponerse en relación con sentimientos habitualmente no disponibles. El Dr.

Ingrici, profesor de Cambridge que usó la droga con más de 500 pacientes, la considera muy útil para curar miedos. El psiquiatra G. Greer, definió la terapia con esta droga como un modo de explorar sentimientos sin alterar percepciones, sugiriendo que incrementa la propia estima y facilita una comunicación más directa entre personas reunidas por algún vínculo, por lo que uno de sus mejores campos de acción está en el de parejas que se quieren conocer a sí mismas para desarrollar su personalidad. Por último, un grupo de psicólogos californianos publicó un manifiesto donde se afirma que tiene el increíble poder de lograr que las personas confíen unas en otras.

DOSIFICACIÓN

Las dosis bajas están entre los 50 y 75 mg; las medias entre 125 y 160 mg; las altas entre 180 y 200 mg; y las letales sobrepasan el medio gramo.

EFECTOS PSICOLÓGICOS Y FISIOLÓGICOS

Inicialmente se experimenta una sensación de euforia y bienestar, aunque un pequeño porcentaje de personas presentan turbación, ansiedad o tensión. No se sabe con certeza si este efecto proviene de la propia MDMA o de algún adulterante, lo más probable es que sea esto último, pues los pocos estudios clínicos que se han realizado utilizando MDMA pura no reportan nada al respecto.

Después de 15 o 30 minutos el ímpetu se reduce, varios consumidores consideran que ésta es la etapa "más rica" de la experiencia pues suele relacionarse con la contemplación, la meditación y las experiencias empáticas. Los sentidos que más se potencian son el tacto y el oído.

A continuación se reproducen tres de las anotaciones de éxtasis que se encuentran en el arsenal de informes de los investigadores Alex y Ann Shulgin ya que es muy interesante comparar cómo es que una misma sustancia puede provocar tres experiencias tan distintas, dos de ellas utilizando incluso la misma dosis:

- (Con 100 mg) "La MDMA me intrigaba porque a todos los que la habían usado y les pregunté: '¿Qué se siente?' respondieron igual: 'No sé.' '¿Qué pasó?' 'Nada.' Y ahora entiendo esas respuestas. Yo también pienso que no pasó nada. Pero algo parecía haber cambiado. Antes de que la 'ventana' se abriera completamente, tuve algunos efectos somáticos. Una sensación hormigueante en los dedos y en la sien -una sensación placentera, no distractiva. De cualquier manera, justo después de eso hubo una ligera náusea y mareo un poco similar a demasiado alcohol. Todos esos detalles desaparecieron cuando caminé hacia afuera. Mi estado de ánimo era ligero, feliz, pero con una convicción remarcada de que algo significativo estaba a punto de ocurrir. Hubo un cambio en ambas perspectivas, en el campo visual cercano y en la distancia. Mi visión usualmente pobre se afinó. Vi detalles a distancia que normalmente no puedo ver. Después de que la cresta de la experiencia pasó, mi estado era de profunda relajación.

Sentí que podía hablar sobre temas profundos o personales con especial claridad, y experimenté algunas de las sensaciones que uno tiene después de un segundo martini..."

- (Con 120 mg) "Me siento absolutamente limpio por dentro, y no hay nada más que euforia pura. Nunca me he sentido tan bien, ni había pensado que esto fuese posible. La pureza, la claridad y el maravilloso sentimiento de sólida fortaleza interior continuaron durante el resto del día, y de la noche, y durante el día siguiente.

  Estoy conmovido por la profundidad de la experiencia... Todo el día siguiente me sentí como 'un ciudadano del universo' más que un ciudadano del planeta, completamente desconectado del tiempo y flotando fácilmente de una actividad a la próxima."

  (Con 120 mg) "Conforme el material me hizo efecto sentí que estaba siendo envuelto, y mi atención debía ser dirigida a ello. Me asusté mucho, y mi cara se sentía fría y ceniza.

  Sentí que quería regresar, pero sabía que no había regreso. Después el miedo comenzó a abandonarme, y me aventuré a efectuar algunos pasos de bebé, como dando los primeros pasos después de haber renacido. La leña es tan bonita, es casi toda la alegría y la belleza que puedo soportar.

  Me temo que si volteo y miro las montañas, estaré sobrecogido de miedo. Pero miro, y estoy asombrado. Todo el mundo debería llegar a experimentar la profundidad de un estado como este. Me siento totalmente en paz. He vivido toda mi vida para llegar aquí, y siento que he llegado a casa. Estoy completo."

Según informa el equipo de investigadores dirigido por el Dr. Jordi Camí, "no se observaron reacciones adversas clínicamente relevantes" durante el transcurso de su estudio farmacológico de la MDMA. Informaron que "produjo un aumento considerable de la frecuencia cardíaca (taquicardia), un incremento en la presión arterial y una dilatación pupilar considerable (midirasis)".

En dosis altas encontraron también un deterioro en el tiempo de reacción, un aumento en la tensión de la musculatura extraocular (esoforia), así como "aumentos discretos en las sensaciones de sedación, de confusión y de borrachera". Según otros informes consignados por Capdeville, seis horas después la presión disminuye a niveles menores que los previos a la ingestión.

Algunas personas pueden experimentar náuseas, contracción en las mandíbulas o dolor de cabeza pasajero. Al día siguiente suele presentarse una especie de reminiscencia del efecto mucho más leve que puede manifestarse como fatiga y falta de apetito.

Raves con Éxtasis

En 1987, año en que entró en vigor la enmienda que ilegalizó todas las drogas de diseño, la MDMA comenzó a vincularse con la escena rave surgida en Ibiza España. Pronto se propagaría hacia toda Europa vía Inglaterra. Las reuniones aunaban el consumo de la droga a un nuevo tipo de música que usa samplers (muestras de música previamente registrada) para hacer collages auditivos que hoy se clasifican dentro del trance o el ambient.

En Inglaterra, tras registrase cinco muertes atribuidas al uso del éxtasis, por las causas ya mencionadas en el apartado de farmacología, las autoridades comenzaron a exigir que los sitios de reunión en los que se consumía la droga, tuviesen a disposición de los clientes suficiente agua y un cuarto especial con bajas temperaturas (*chill-out-room*). Poco después el parlamento británico terminó prohibiendo los raves. Cosa que por supuesto sólo sirvió para hacerlos más populares. De los bares se desplazaron entonces hacia almacenes vacíos y campos abiertos.

Para huir del acoso policíaco, el sitio de encuentro se mantenía en secreto hasta el último momento y la tarea de los ravers consistía en averiguarlo a través de amistades o llamando a ciertos números telefónicos que cambiaban constantemente. Varios promotores y DJ's ingleses se trasladaron posteriormente a los Estados Unidos. De allí los raves se exportarían a organizaciones de espectáculos mexicanas que amasaron fortunas debido al cobro de altas cuotas de acceso y a la indiscriminada venta de cervezas, tachas (MDMA), solecitos (LSD en dosis muy bajas) y smart drinks (bebidas preparadas con aminoácidos). Los raves fueron prohibidos en México a finales de 1995.

LA MÍSTICA RAVE: TRANCE, AMBIENTE Y ÉXTASIS

Las acepciones de la palabra *rave* en nuestro idioma son: delirar, desvariar, bramar, disparatar o salirse de sus casillas. Para los ravers significa: "bailar extáticamente al ritmo tecno, mesmerizarse con psicodélicos visuales y música que doblegue la mente, quedarse despierto toda la noche y explorar un estado de conciencia ensanchado..." Los ravers suponen que la MDMA puede provocar un estado mental parecido a la meditación que buscan los monjes budistas siempre y cuando se acompañe de la música adecuada: trance o ambient.

El trance "busca una especie de éxtasis emocional a través del baile, del movimiento corporal repetitivo con una intención similar a la de las danzas sufis o los bailes del candomblé. Una característica de esta música es su energía, su capacidad para ir sugiriendo una sensación de espiral que va ascendiendo eternamente." La música ambient, considerada como vertiente electrónica de la música New Age, "se emparentaría más con la música zen o el canto gregoriano, en el sentido de buscar una actitud quieta, que casa perfectamente con los efectos introspectivos de la MDMA." Las grandes figuras del ambient como Brian Eno, sostienen que el fin de su trabajo es "crear un ambiente que favorezca la meditación en el centro de las ciudades, porque la gente ya no va a los templos."

Desde su perspectiva, la ciencia puede explicar perfectamente cómo es que este tipo de música induce al trance: "Los neurotransmisores están sujetos a las leyes cuánticas de movimiento y a las ondas de probabilidad.

El sonido -vibración- puede influir en ellos de un modo considerable... Con las resonancias, los chamanes enviaban nuevos mensajes a las vías neuronales para comunicar el órgano enfermo con el resto del cuerpo y curar al paciente."

Se supone que además de sonidos y sustancias capaces de afectar a los neurotransmisores, un buen rave posee *vibe*, (vibra) o sea: "un sentimiento compartido de integración y excitación que nos lleva más allá del hedonismo." En un rave con vibe: "Egos y prejuicios personales son dejados atrás, la gente celebra la vida y se alimenta de la energía positiva de cada uno. La fiesta deviene un rito espiritual en el que los beats de la música guiada por máquina y los timbres del sonido trascendental sincronizan nuestros cuerpos y almas con el ritmo del universo. Nos sentimos conectados no sólo entre nosotros, sino con las fuerzas de la naturaleza que nos rodean y están dentro de nosotros. Algunos ven la música y el baile como medios para dispersar al planeta entero sentimientos de Amor, Unidad y Respeto por la diversidad."

EL PUNTO DE VISTA DE LAS AUTORIDADES

A partir de la última década del siglo pasado, en la Unión Europea se ha observado un fuerte aumento en el uso de anfetamina y derivados anfetamínicos como el éxtasis; los derivados de la efedra; y, últimamente, los derivados de la planta estimulante Katha edulis (khat, cat o cationa). La Junta Internacional de Fiscalización de Estupefacientes (JIFE), consignó en su informe de 1994 que en el caso de España: "los indicios más alentadores con respecto a la lucha contra el uso indebido de drogas son la disminución del número de jóvenes heroinómanos y una continua reducción del número de heroinómanos que se administran la droga por vía endovenosa. Sin embargo, al igual que en otros países europeos, el uso indebido de cocaína, de anfetaminas y derivados anfetamínicos, va en aumento."

Para Rafael Cabrera Bonet y José Cabrera Forneiro, miembros del Servicio de Información Toxicológica del INT, organismo perteneciente al Ministerio de Justicia e Interior del gobierno español, existe una tendencia a la utilización de drogas estimulantes que sigue los patrones occidentales de la típica sociedad competitiva, hostil y vertiginosa. En opinión de ambos personajes, esta tendencia "parece un cambio drogocultural semejante al de la cultura underground y hippie del 'haz el amor y no la guerra' de los años sesenta, en la que se tendía hacia la pura hedonía y el 'seudonirvana' de una paz inmovilista."

Estos investigadores, para quienes el MDMA y sus análogos son sustancias que producen grave daño a la salud, "la defensa del uso de las drogas de diseño como 'amplificadoras de la personalidad' e inocuas no es razonable en el momento actual, y los ensayistas y literatos que así lo propugnan, lo hacen en base casi siempre de la ignorancia científica y a la utilización de marcos de referencia propios y muy alejados de la realidad".

En su calidad de miembros del INT opinan que "se deben denunciar anunciando los peligros reales de estas sustancias, desmitificar sus falsos efectos enriquecedores del psiquismo y proponer alternativas lúdico-culturales propias del entorno mediterráneo, excluyendo los patrones festivos anglosajones propios de culturas menos naturales y calurosas que las nuestras"

La realidad actual es que el consumo de éxtasis ya se ha cobrado vidas en España. A lo largo de una década, se ha detectado la presencia de esta sustancia en, al menos, 140 fallecidos, 38 de los cuales no habían combinado esta droga con ninguna otra.

El 4,2 % de los Españoles de 15 a 64 años declara haber probado pastillas al menos una vez, según las opiniones de una encuesta del Plan Nacional sobre Drogas realizada en 2001.

Consumo de éxtasis. España 2001. Población de 15 a 65 años.		
Frecuencia	**% 15-65 años**	**% 15-29 años**
Alguna vez.	4,2	8,4
Último año.	1,9	4,5
Último mes.	0,8	1,8
Fuente: DGPNSD. Observatorio Español sobre Drogas.		

Las drogas de síntesis han consolidado su presencia en determinados lugares de diversión de los jóvenes españoles las noches de los fines de semana. Tras un primer momento de lanzamiento y consiguiente auge, el consumo de esas sustancias se fue estabilizando durante los años noventa. En los últimos años, sin embargo, ha descendido el consumo.

De hecho, si nos centramos en los estudiantes españoles de 14 a 18 años, los datos muestran que el consumo habitual de éxtasis cayó del 2.5 % al 1,7 % entre 2000 y 2002.Como media, este colectivo de estudiantes comienza a experimentar con éxtasis a los 15,4 años.

Según una Encuesta Domiciliaria realizada en 2003 el 4,6 de los españoles de 15 a 64 años declara haber probado pastillas al menos una vez. Aunque ha aumentado el porcentaje de personas que la han probado, ha disminuido la proporción de quienes lo consumen de manera más habitual. Además, el porcentaje de media de estudiantes que comienzan a experimentar con estaxis es de 15,6 años, subiendo ligeramente.

El éxtasis (MDMA) es la droga de síntesis más extendida en España. No obstante, hay otras que han aparecido de manera muy tímida en el mercado ilegal del país.

GHB

El GHB es una sustancia depresora del sistema nervioso central que ha sido empleada médicamente pero que en los últimos tiempos se ha introducido en el mercado ilícito del consumo de drogas, donde circula en pequeños botes transparentes.

En el argot se le suele denominar éxtasis líquido. Aunque suele creerse que tiene unos efectos parecidos al MDMA, es fundamentalmente una droga depresora. No obstante, puede tener algún efecto psicodisléptico y estimulante.

Esta droga líquida se absorbe por vía oral, aunque se podría emplear por vía venosa (lo que eleva aún más el riesgo de sufrir problemas). Comienza su acción aproximadamente a los quince minutos de la administración. El efecto suele persistir entre 20 y 40 minutos.

El consumidor suele encontrarse sedado, con ligera euforia, aunque lo que busca es el aumento de la sociabilidad y el deseo de comunicación. No obstante, lo que puede aparecer paradójicamente es somnolencia, obnubilación, cefalea, confusión, etc. El GHB puede llegar a producir depresión respiratoria, así como delirio y alucinaciones.

En cuanto a los efectos más graves hay que tener en cuenta que no existe un antídoto, por lo que el tratamiento tendrá que ser sintomático, controlando las constantes y adecuando el tratamiento médico a los síntomas que el consumidor vaya presentando. El síndrome de abstinencia suele caracterizarse por un cuadro confusional, con temblores, insomnio y taquicardia. En los casos más graves puede haber delirios, agitación, ansiedad e incluso alucinaciones.

Polvo de Ángel (PCP)

La fenciclidina, polvo de ángel o PCP, se comenzó a fabricar en los años 50 como anestésico intravenoso.

A mediados de los años 60, se dejó de utilizar debido a que producía en los pacientes intervenidos agitación, estados de delirio y conductas irracionales.

Se trata de un polvo blanco, cristalino, que se disuelve fácilmente en agua o alcohol. Tiene un sabor amargo distintivo y se puede mezclar con facilidad con colorantes.

Se presenta en forma de diversas clases de tabletas, cápsulas y polvos de colores. Por lo general, se usa inhalada, fumada o ingerida.

Los efectos del PCP en el cerebro bloquean la habilidad del usuario/a para concentrarse, pensar de forma lógica y articular. Ocurren cambios dramáticos en la percepción, los pensamientos y el estado de ánimo. Algunos usuarios experimentan una euforia de leve a intensa, mientras que otros se sientes amenazados por el miedo, la ansiedad o el pánico.

Las personas que usan PCP de forma crónica tiene pérdida de memoria, dificultad para hablar y pensar, depresión y pérdida de peso. Estos síntomas pueden persistir hasta un año después de dejar de usar PCP. También pueden aparecer trastornos emocionales.

El PCP interacciona con otros depresores del sistema nervioso central, como el alcohol y las benzodiazepinas, pudiente incluso poner en peligro la vida.

Ketamina

La Ketamina es un anestésico disociativo y actúa creando en el consumidor la sensación de estar fuera de sí mismo.

Sintetizada en 1962, se utiliza desde los años 70 en medicina y veterinaria para producir anestesia. Su presentación farmacéutica es un líquido inyectable. En la calle se puede encontrar como líquido, polvo, cristales, pastillas o cápsulas. Esta droga puede estar mezclada con cualquier cosa (efedrina, cafeína...).

Los efectos dependen de la composición, el contexto en que se consume, las características corporales de la persona y de la dosis, aunque se han constatado sobredosis aún con bajos consumos.

A dosis bajas los efectos se parecen a una borrachera por alcohol o sedantes, con pérdidas de coordinación y dificultades para hablar y pensar, visión borrosa, etc.

Ya a dosis altas puede producirse un *viaje psocidélico* muy fuerte, pudiendo aparecer delirios y pseudoalucinaciones, perdiéndose la noción de quién se es y de dónde y con quién se está, con pérdidas de la noción del tiempo y del reconocimiento de lo que pasa alrededor. Algunas personas se ven fuera de su cuerpo o piensan que han muerto o se van a morir.

Es, por tanto, una sustancia muy peligrosa. Puede provocar depresión respiratoria, paro cardíaco, trastornos de ansiedad, paranoias y su consumo de forma continuada, problemas de memoria, concentración y deterioro de otras habilidades.

La Ketamina provoca una dependencia psicológica muy alta y una rápida tolerancia.

Como en otras sustancias, la mezcla con alcohol u otras drogas aumenta la posibilidad de perder el conocimiento, de sufrir una depresión respiratoria y un paro cardiaco. Mezclar Ketamina con psicoestimulantes y/o alucinógenos puede provocar una reacción impredecible y muy peligrosa.

Poppers

Los poppers son unas drogas recreativas compuestas por nitrito de amilo en la mayor parte de los casos, pero también por otros nitritos, como nitrito de butilo o nitrito de isobutilo. Son líquidos incoloros e inodoros que se administran inhalados y que se presentan en botes de cristal. El nitrato de amilo es una sustancia muy volátil e inflamatoria y nunca ha de ser ingerida porque puede ser mortal.

Esta droga produce estimulación y vasodilatación, efectos que se perciben muy rápidamente. A los pocos segundos de la inhalación se produce una fuerte sensación de euforia, de ligereza, deseo sexual, etc. Los efectos desaparecen enseguida, produciéndose de forma posterior depresión y agotamiento.

Los efectos adversos que se producen con esta sustancia son: enrojecimiento de la cara y cuello, cefalea, náuseas y vómitos, taquicardia e hipotensión ortostática. El popper crea tolerancia y una considerable dependencia física, lo que unido a la breve duración de sus efectos buscados, lo convierte en una droga peligrosa, con un elevado riesgo de intoxicación por sobredosis.

Anfetaminas

ORIGEN

L. Edelano sintetizó por primera vez las anfetaminas en 1887. Pero hasta 1920, queriendo hallar un sustituto sintético de la efedrina, fue cuando Gordon Alles descubrió que el compuesto original de Edeleano, sulfato de anfetamina y su destroisómero, aún más activo, el sulfato dextroanfetamínico, poseían la capacidad de estimular el sistema nervioso central. En 1931 comenzaron a estudiarla en laboratorios farmacéuticos de los Estados Unidos y cinco años después, durante la Ley Seca, Smith Kline & French, la empresa farmacéutica que adquirió las patentes de Alles, la introdujo en la práctica médica bajo el nombre comercial de Benzedrina® (*bennies* para los asiduos). Casi enseguida salió al mercado su isómero más activo, la dextroanfetamina comercializada como Dexedrina® (*dexies*). Después de su inclusión en las listas de Sustancias Controladas, ambos tipos de anfetamina aparecieron en el mercado negro norteamericano bajo apelativos relacionados con sus efectos subjetivos tales como *speed* (velocidad) y *uppers* (activadores).

DENOMINACIÓN

La palabra amina se deriva de la palabra amoniaco. La anfetamina $C_9H_{13}N$, significa a(lfa) m(etil) f(enil) et(il) amina.

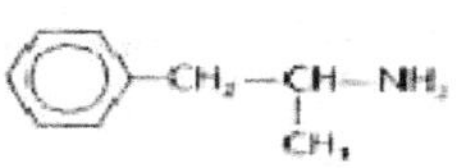

Anfetamina

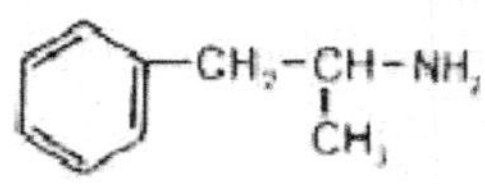

Dextroanfetamina

Adquiridas en establecimientos farmacéuticos se encuentran puras. En el mercado negro pueden estar adulteradas con efedrina, cafeína o fenilpropanolamina, acompañadas de talco, gis, etc. Su aplicación intravenosa es casi un suicidio teniendo esto en cuenta.

MECANISMO DE ACCIÓN Y FORMAS DE EMPLEO

Aunque lo más común es su administración oral o nasal, la anfetamina también puede ser inyectada por vía intravenosa. Si ha sido ingerida oralmente sus efectos comienzan alrededor de los 30 minutos y pueden prolongarse hasta por 10 horas; si ha sido inhalada o inyectada los efectos son prácticamente inmediatos aunque duran menos.

Esta droga se absorbe bien a través del tracto gastrointestinal y se distribuye rápidamente por todos los tejidos y líquidos orgánicos alcanzando altas concentraciones en el cerebro y el líquido cefalorraquídeo. Al ser una amina simpaticomimética actúa como agonista en los receptores de adrenalina y noradrenalina inhibiendo su recaptura y provocando un efecto prolongado de estimulación en el SNC. Afecta el hipotálamo, sitio donde se localizan los centros reguladores del hambre y la saciedad ocasionando falta de apetito, y se cree que interactúa también con los transportadores responsables de la captación de dopamina y 5-HT.

USOS TERAPÉUTICOS

En 1936 la anfetamina se ofrecía para mantener despiertos a pacientes tratados con sedantes, más adelante se recomienda contra el catarro y congestiones nasales, contra el mareo y contra la depresión. En 1970 Smith Kline & French asegura que «el efecto estimulante de la Dexedrina ayuda a recuperar el optimismo y la agudeza mental induciendo una sensación de energía y bienestar, y normaliza el interés, capacidad y actividad para el trabajo.» En la actualidad se utiliza bajo control médico para tratar los rarísimos casos de narcolepsia (ataques intermitentes de sueño profundo), daño cerebral mínimo en los niños, depresión mental y obesidad patológica.

DOSIFICACIÓN

Las dosis leves van de sulfato de anfetamina y dextroamfetamina van de 10 a 30 Mg.; las medias de 40 a 60 Mg.; y las altas de 70 a 90 mg. Dosis mayores a los 100 Mg. en sujetos sin tolerancia podrían resultar fatales.

EFECTOS PSICOLÓGICOS Y FISIOLÓGICOS

Sus efectos subjetivos son parecidos a los de la cocaína, aunque muchos conocedores señalan que son más perceptibles e intensos. Jerome H. Jaffe asegura que en pruebas de laboratorio, los sujetos familiarizados con la cocaína no pueden distinguir entre los efectos subjetivos de 16 Mg. de cocaína y los producidos por 10 Mg. de dextroanfetamina cuando ambas se administran por vía intravenosa.

No obstante, se dan cuenta después porque la duración de los efectos de la cocaína es bastante breve; tiene una vida media de sólo 50 minutos, mientras que la vida media de la anfetamina es de alrededor de 10 horas y la de la metanfetamina es de cerca de 5 horas.

En general, se sabe que las anfetaminas aumenta el estado de alerta y la iniciativa, hay falta se sueño, disminuye la sensación de fatiga, mejora el ánimo, la confianza y la habilidad para concentrarse. Suele haber euforia y verborrea. También se incrementa la capacidad física en dosis bajas o medias; las altas pueden provocar efectos opuestos, depresión mental y fatiga. A partir de pruebas psicométricas se ha demostrado que dosis bajas de anfetamina aumentan el coeficiente de inteligencia en una proporción media de ocho puntos.

A nivel físico, las dosis bajas provocan aumento en la actividad espontánea, intranquilidad, agitación, estimulación del centro respiratorio, resequedad bucal, sabor metálico, pérdida de apetito, aceleración del ritmo cardiaco, elevación de la presión sanguínea y dilatación de pupilas. Dosis altas pueden producir náuseas, sudoración, dolores de cabeza y visión borrosa. Aceleran y de sincronizan el electroencefalograma; aumentan la incidencia de ondas de alta frecuencia y reducen la amplitud y duración de las ondas delta que se presentan después de un periodo prolongado de insomnio.

El uso prolongado de anfetamina puede ocasionar anorexia, desnutrición, problemas cardiacos y pulmonares, así como serios problemas renales y hepáticos. También se le atribuye la llamada psicosis anfetamínica que conduce a la comisión de actos irracionales y de violencia repentina acompañados de paranoia y delirios.

POTENCIAL DE DEPENDENCIA

La tolerancia es muy alta y se desarrolla con excepcional rapidez. Habiendo iniciado con dosis terapéuticas de 10 a 30 Mg., después de tres o cuatro semanas los usuarios regulares pueden necesitar hasta 500 Mg. para experimentar los mismos efectos; cantidad que afecta gravemente a personas sin hábito. Aunque no causa dependencia física en sentido estricto, el potencial de dependencia psicológica es bastante alto.

El síndrome de abstinencia puede durar algunas semanas. Se manifiesta por ansiedad, fatiga, alteraciones de sueño, irritabilidad, hambre intensa y depresión severa, síntomas que pueden durar hasta un mes.

LA EXPERIENCIA DE VENTA LIBRE EN ESPAÑA

En países que no se han adherido a la legislación internacional y continúan vendiendo anfetamina sin receta médica, la insurrección dio buenos resultados. Según reporta Antonio Escohotado, España renovó su industria farmacéutica con los superdividendos que le produjo ser el único comercializador sin trabas a nivel interno durante la época pos-franquista.

Miles de estudiantes utilizaban Centramina® o Bustaid®, que eran sus nombres comerciales en la península ibérica. Una investigación entre universitarios mostró que el 66% había tomado anfetamina por lo menos una vez en temporada de exámenes y que el 50% de las había tomado varias veces. La cifra resultaba elevada y, sin embargo, un 94 por 100 de los usuarios eran totalmente moderados y ocasionales.

En la actualidad, las anfetaminas con destino al mercado negro se producen en laboratorios químicos clandestinos.

Algunos datos registrados en 2001 en España muestran que las anfetaminas y el speed han sido consumidas en alguna ocasión por el 3,0 % de la población española, siendo su consumo regular (último mes) del 0,6 %, según una encuesta del Plan Nacional sobre Drogas de ese año.

Consumo de anfetaminas/speed. España 2001. Población de 15 a 64 años.	
Frecuencia	**%**
Alguna vez.	3,0
Último año.	1,2
Último mes.	0,6
Fuente: DGPNSD. Observatorio Español sobre Drogas.	

Si nos centramos únicamente en los estudiantes españoles de 14 a 18 años, los datos de estas drogas son los siguientes en el año 2002:

Consumo de anfetaminas/speed. España 2002. Estudiantes de 14 a 18 años.	
Frecuencia	**%**
Alguna vez.	5,0
Último año.	3,7
Último mes.	1,9
Fuente: DGPNSD. Observatorio Español sobre Drogas.	

Algunos datos registrados en 2003 en España muestran que las anfetaminas y el speed han sido consumidas en alguna ocasión por el 3,2% de la población española entre 15 y 64 años.

Este colectivo de estudiantes se inicia en el consumo de anfetaminas a los 15,6 años, como media.

Psicología del Drogodependiente y Patologías de las Dependencias

La dependencia es el enganche del individuo a la droga y se produce como consecuencia de los efectos farmacológicos de la droga en el organismo a través del consumo continuado de esa sustancia. Puede ser una dependencia psíquica, física o/y ambiental o relacional.

La dependencia psíquica se da cuando el individuo está psicológicamente subordinado para realizar la mayoría de sus actividades al consumo de la sustancia, produciéndole un sentimiento de placer que buscará también, de forma impulsiva, consumiéndola de forma regular o continua.

La dependencia física surge cuando se ha producido una adaptación entre la sustancia y la persona de forma que cuando no la toma tiene un síndrome de abstinencia que puede ser variable en características y en intensidad. Así, el síndrome de abstinencia alcohólico puede poner en peligro la vida del individuo y el del café o tabaco es mucho más suave.

La dependencia ambiental, relacional o psicosocial es aquella que se establece al contexto en el que se dé el consumo y a las relaciones sociales establecidas en torno al mismo.

En la aparición de una dependencia influyen tres factores:

1. Las características individuales y antecedentes personales.

2. La naturaleza del ambiente socio-cultural de la persona.

3. Las características farmacocinéticas y farmacodinámicas de la sustancia según la cantidad, frecuencia y vía de administración.

Ya hemos mencionado que la Tolerancia es el fenómeno que se produce cuando ha habido una adaptación biológica a una droga, el efecto respuesta de una cantidad de una sustancia concreta, va disminuyendo a lo largo del tiempo de forma tal que es necesario ir incrementando la dosis para obtener el mismo efecto. Así pues, para sentir más hay que tomar más. Quizás ampliar el concepto definiendo, a su vez, la: Tolerancia Cruzada: el estado de adaptación a los efectos de una sustancia no por haberle tomado sino porque la tolerancia es específica a otra. Así ocurre con el alcohol y los barbitúricos o con los sedantes y los tranquilizantes.

Si bien es posible utilizar drogas sin que su consumo sea problemático para el sujeto o éste se convierta en dependiente, el uso inicial de sustancias puede dar lugar a situaciones conflictivas, surgiendo entonces un problema de abuso capaz de comprometer la salud del individuo o interferir en su funcionamiento normal.

Hoy en día el abuso de sustancias no se identifica con un consumo desmesurado de las mismas, ya que se reconoce otras formas de uso indebido, como por ejemplo, uso de drogas que, por su propia naturaleza, conlleva tantos riesgos que en la práctica cualquier forma de uso constituye abuso (por ejemplo, la pasta base).

El abuso de drogas puede provocar diferentes tipos de trastornos:

- Trastornos Físicos: cuando dañan el organismo: por ejemplo, una bronquitis crónica causada por el tabaco.

- Trastornos Psicológicos: cuando inciden negativamente sobre la relación de la persona consigo misma o con su entorno afectivo, como ocurre con los conflictos de pareja por abuso de alcohol.

- Trastornos Sociales: cuando impactan sobre la comunidad, como ocurre con los accidentes de tráfico provocados por conductores bajo los efectos de las drogas.

No es frecuente entre consumidores de drogas la utilización de una única sustancia. La pauta más habitual es la combinación de varias drogas, a menudo, a lo largo de un mismo periodo de tiempo. Así, por ejemplo, se pueden beber cantidades excesivas de alcohol, fumar un paquete de cigarrillos, compartir un par de porros y esnifar una raya de cocaína, todo ello en un fin de semana.

En otras ocasiones nos encontramos con personas que consumen diversas sustancias, aunque no realicen tantas mezclas en un período tan corto.

Puede que una noche se emborrachen con cerveza y fumen hachís, mientras que otra noche distinta el hachís deje paso a la cocaína.

Dedicaremos, más adelante, un apartado completo tanto al alcohol como al tabaco, ya que lo merecen por su gravedad e importancia en los niveles de afectación personal y social, por lo que pasaremos a describir la patología de las dependencias del resto de las drogas citadas:

Cannabis

La planta cannabis sativa se descubrió 3000 años a.c. produciéndose en zonas tropicales y templadas. A lo largo de la historia ha tenido usos muy variados como fibra textil, fabricación de sogas o para ciertos ritos.

El producto activo de esta planta es el THC (tetrahidrocannabinol) y su contenido varía según la parte de la planta que se utilice, el clima, la recolección y la forma de consumo. La marihuana es la planta seca, excepto el tallo y las raíces, contiene alrededor de un 5% de THC.

El hachís es la resina extraída de la planta y tiene sobre el 15% de THC y el aceite de hachís puede contener hasta el 60%, se consume impregnando los cigarrillos de tabaco.

En los siglos XVII y XVIII se extendió su consumo a Europa, fue redescubierto para uso fundamentalmente lúdico por parte de escritores y artistas como Baudelaire o Delacroix, integrantes del denominado *Club des hachishiens*. Más recientemente, los trabajadores mejicanos que emigraron a Estados Unidos lo introdujeron después de la 1ª Guerra Mundial, y de forma más cercana, los legionarios españoles lo introdujeron en España desde el norte de África.

El efecto que tiene esta sustancia depende de la dosis, pudiendo ser depresora o alucinógena. Inicialmente, los efectos inmediatos son: cambios de humor, sensación de euforia y sentimientos de bienestar y relajación; otras personas tienen síntomas de depresión, miedo y paranoia.

Provoca enrojecimiento de los ojos, sequedad de boca, aumento del apetito, la memoria a corto plazo se ve afectada e influye para recordar nueva información, seguir instrucciones o concentrarse en períodos prolongados. Un consumo prolongado o masivo disminuye y entorpece la capacidad de aprendizaje.

En la etapa de la adolescencia es especialmente perjudicial ya que se produce el desarrollo de la parte más evolucionada del sistema nervioso central y el THC tiene afinidad por los tejidos grasos depositándose en la mielina de los axones neuronales, produciendo alteraciones en la neurotransmisión.

El consumo habitual entre la población escolarizada de 14-18 años ha aumentado 13 puntos (del 12,2% en el año 1994, al 25% en 2004).

Según datos del Informe del Observatorio Español sobre Drogas (OED), en España, en 1995 la población de 15 a 64 años que había probado cannabis alguna vez se sitúa en el 14,5%, ocho años después en 2003 el porcentaje de población de 15 a 64 años que había probado cannabis alguna vez en la vida lo situamos en 29%, lo que supone una cifra aproximada de 8.355.000 personas.

Así mismo, se indica la aparición de un descenso del riesgo percibido y del rechazo al uso habitual de sustancias psicoactivas, habiendo aumentado mucho su popularidad siendo la droga ilegal más consumida.

Legalmente en el Código Penal está prohibido su cultivo, elaboración o tráfico o cualquier otra forma de facilitación, favorecimiento o promoción. El consumo en sí mismo no está sancionado penalmente.

La Ley Orgánica sobre Protección de la Seguridad Ciudadana sanciona administrativamente el autoconsumo en público y la tenencia con tal fin, como infracciones graves sancionables con multas económicas y suspensión del permiso de conducir y retirada del permiso y licencia de armas.

El cannabis es una planta con cuya resina, hojas y flores se elaboran las sustancias psicoactivas ilegales más empleadas: hachís y marihuana.

Junto con los alucinógenos, los derivados del cannabis fueron las drogas elegidas por el movimiento hippy de los años sesenta y, en general, por los movimientos contraculturales y psicodélicos.

Sus derivados más consumidos actualmente son el hachís y la marihuana. En España se consume principalmente hachís, procedente en su mayoría de los cultivos del norte de Marruecos, del valle de Ketama, en la región del Rif. El hachís se elabora a partir de la resina almacenada en las flores de la planta hembra, prensada hasta formar una pasta compacta de color marrón cuyo aspecto recuerda al chocolate. Su concentración de THC es superior a la de la marihuana, por lo que su toxicidad potencial es mayor.

La marihuana se elabora a partir de la trituración de flores, hojas y tallos secos. Ambos preparados se consumen fumados en un cigarrillo liado con tabaco rubio, cuyas denominaciones más usuales son*: porro, canuto, peta, joint...*

EFECTOS

Al consumirse fumado, es fácilmente absorbido por los pulmones, por lo que llega al cerebro con rapidez. En pocos minutos empiezan a manifestarse sus efectos, que pueden durar entre dos y tres horas.

EFECTOS PSICOLÓGICOS

Inevitablemente, se entremezclan reacciones buscadas por el consumidor con respuestas indeseadas. Los efectos más frecuentes son:

- Relajación.
- Desinhibición.
- Hilaridad.
- Sensación de lentitud en el paso del tiempo.
- Somnolencia.
- Alteraciones sensoriales.
- Dificultad en el ejercicio de funciones complejas:
    - Expresarse con claridad.
    - Memoria inmediata.
    - Capacidad de concentración.
    - Procesos de aprendizaje.

EFECTOS FISIOLÓGICOS

Tras el consumo de cannabis pueden darse diversas reacciones orgánicas, las más frecuentes son las siguientes:

- Aumento del apetito.
- Sequedad de la boca.
- Ojos brillantes y enrojecidos.
- Taquicardia.
- Sudoración.
- Somnolencia.
- Descoordinación de movimientos.

RIESGOS

Los riesgos asociados al consumo de derivados del cannabis se explican tanto por las peculiaridades de su principal principio activo, el THC, como por el hecho de que se consuma habitualmente fumado.

EN EL PLANO PSICOLÓGICO

El THC es particularmente soluble en aceite, por lo que tiende a concentrarse en los tejidos grasos del organismo, como es el caso del cerebro. Tiene una vida media de una semana, por lo que a los siete días de su consumo aún se mantiene en el cuerpo el 50 % del principio activo, favoreciendo su acumulación cuando el consumo es regular. Debido a este proceso existen riesgos:

- El consumo diario de hachís puede ralentizar el funcionamiento psicológico del usuario, entorpeciendo las funciones relacionadas con el aprendizaje, la concentración y la memoria.

- Otro tanto cabe decir de la ejecución de tareas complejas que requieran lucidez mental y coordinación psicomotora, como pueden ser conducir un vehículo a motor, tomar decisiones o subir a un andamio.

- Pueden darse reacciones agudas de pánico y ansiedad.

- En personas predispuestas, puede favorecer el desencadenamiento de trastornos psiquiátricos de tipo esquizofrénico.

EN EL PLANO ORGÁNICO

Los derivados del cannabis se consumen fumados, con una pauta de inhalación profunda, sin filtro, con retención pulmonar del humo y apurando el cigarrillo al máximo. Por ello, su uso habitual multiplica los riesgos asociados al consumo de tabaco, favoreciendo la aparición de los siguientes problemas:

- Respiratorios: tos crónica y bronquitis en consumidores habituales de dosis elevadas.

- Cardiovasculares: empeoramiento de síntomas en personas que padezcan hipertensión o insuficiencia cardiaca.

- Frecuentemente, el hachís se consume con alcohol, con lo que los efectos se multiplican y aumenta el riesgo de lipotimias.

¿EXISTE EL "PORRO TERAPÉUTICO"?

Hoy se estudia la utilidad terapéutica del cannabis para tratar el glaucoma, contra los vómitos en pacientes de cáncer sometidos a quimioterapia y contra la pérdida de apetito de enfermos de SIDA. Esto no debe confundirnos: aún no se ha demostrado que tenga ventajas sobre medicamentos ya existentes. Además, el cannabis plantea un problema importante: a medida que se repite la administración de la sustancias disminuyen sus efectos terapéuticos. En todo caso, si las investigaciones confirmaran una aplicación terapéutica, el médico no recetaría cannabis fumado, sino pastillas, jarabes... de compuestos sintéticos derivados de la planta para evitar así los efectos negativos del porro.

ALGUNOS DATOS

El cannabis es la droga ilegal más consumida en la Unión Europea. Una encuesta del Plan Nacional sobre Drogas a población entre 15 y 64 años concluye que el 6,8 % lo había consumido durante el mes previo a la consulta.

Consumo de cannabis. España, 2001		
Frecuencia	16 - 64 años	15 - 29 años
Alguna vez	24,5 %	36,0 %
Último año	9,7 %	19,6 %
Último mes	6,8 %	13,6 %
Diario último año	2,0 %	3,8 %
Fuente: DGPNSD. Observatorio Español sobre Drogas		

Aunque, en general, en el consumo de drogas ilegales la proporción de hombres es superior a la de mujeres, en el caso del cannabis esa diferencia se va acortando.

Entre los estudiantes de 14 a 18 años, el consumo más o menos regular (último mes) es del 19,3 % entre las chicas y del 25,0 % entre los chicos. Para este colectivo, la edad de inicio se sitúa en los 14, 7 años.

Consumo de cannabis. España 2002. Estudiantes de 14 a 18 años.	
Frecuencia	**%**
Alguna vez.	**36,9**
Último año.	**32,4**
Último mes.	**22,0**
Fuente: DGPNSD. Observatorio Español sobre Drogas.	

El 46,4 % de los estudiantes consumidores de cannabis afirma haber sufrido problemas como pérdida de memoria, tristeza, apatía, dificultad para estudiar.

Del total de personas tratadas en 2001 por problemas relacionados con el consumo de drogas, el 7,4 % lo fue por consumo de derivados del cannabis. La edad media de las personas tratadas era de 24 años.

No estamos ante una situación inocua: consumir cannabis facilita la aparición de problemas psiquiátricos previos y empeora los síntomas cuando ya se sufren. También aumenta las posibilidades de sufrir depresión y ansiedad, no sólo mientras se consume, sino también en la edad adulta. Además, disminuye la capacidad de concentración y atención.

El cannabis contiene muchos de los cancerígenos del tabaco y en mucha mayor cantidad. Los daños pulmonares que produce son aún mayores que los asociados al tabaco.

El Instituto Británico del Pulmón calcula que tres porros perjudican los pulmones tanto como 20 cigarrillos.

El síndrome de abstinencia no es intenso, porque el cannabis se elimina muy lentamente. El organismo tarda en quedar limpio casi dos meses.

Un 10 % de todos los que han probado el cannabis acaban teniendo problemas de dependencia, pues se han acostumbrado a afrontar la vida bajo sus efectos.

En el caso de las urgencias por consumo de sustancias tóxicas ilegales registradas en España, las correspondientes al cánnabis siguen subiendo y ya son el 14,8 % (con cuadros caracterizados por crisis de ansiedad y crisis de pánico).

De los admitidos a tratamientos menores de 19 años, el 50 % demanda ayuda por porros (datos de España).

Cocaína

La cocaína procede de un arbusto cuya denominación botánica es Erytroxilon coca. Se cultiva, fundamentalmente, en los países del altiplano andino (Bolivia, Colombia, Ecuador y Perú). Allí, desde hace siglos se mascan las hojas procedentes de la planta, para liberar así su principio activo y obtener sus beneficios. Las cantidades absorbidas de este modo son muy reducidas, por lo que apenas se registran consecuencias adversas asociadas a esta forma secular de consumo.

Las culturas indígenas de los países productores usaban la coca con carácter ritual y por sus propiedades energéticas, que les permitían realizar trabajos físicos de excepcional dureza sin cansarse en exceso. Las carencias alimenticias también eran resueltas gracias a que la coca quita el apetito.

Si este uso tradicional hubiera sido el único modo de consumir la coca, probablemente esta sustancia no tendría cabida en el presente texto, sin embargo, desde que se consiguió aislar su principio activo (a finales del siglo XIX), aparecieron otras formas de uso con mayor potencial dañino.

Durante los primeros años del siglo XX, el principio activo de la coca se utilizó en la elaboración de tónicos como el vino Mariani y la propia Coca-cola.

Las hojas de coca, sometidas a diversos procesos de elaboración química, dan lugar a distintos derivados:

- Clorhidrato de cocaína: la forma principal de consumo en Europa, conocida popularmente como cocaína.
- Sulfato de cocaína (pasta de coca, también conocida como basuko), que se fuma mezclado con tabaco o marihuana.
- Cocaína base (crack), que se fuma mezclada con tabaco.

El consumo de las dos últimas es absolutamente minoritario en España, por lo que no les dedicaremos más espacio y centraremos este apartado en la cocaína.

La cocaína se consume fundamentalmente esnifada, mediante la aspiración nasal del polvo, colocado a modo de línea o raya, a través de un billete enrollado o una cánula. Su uso es, en gran medida, recreativo. Al igual que ocurre con las anfetaminas, es utilizada con frecuencia para aguantar sin dormir las noches de los fines de semana.

EFECTOS

Durante años se dudó de la capacidad de la cocaína para provocar grandes daños entre los usuarios. De hecho, esta droga gozó de una imagen social muy positiva, ligada al éxito y a la diversión. No obstante, tras un periodo de silencio clínico, las consecuencias van apareciendo y se traducen en un aumento de las personas en tratamiento y del número de urgencias.

La cocaína es una droga psicoestimulante, consumida generalmente por inhalación (esnifado, en el argot callejero). Su fácil absorción hace que llegue rápido al cerebro, provocando unos efectos que aparecen a los pocos minutos del consumo.

EFECTOS PSICOLÓGICOS

Son los siguientes:

- Euforia.
- Locuacidad.
- Aumento de la sociabilidad.
- Aceleración mental.
- Hiperactividad.
- Deseo sexual aumentado.

En consumidores crónicos, a medida que desaparecen estos efectos sobreviene un estado de cansancio y apatía que puede inducir a repetir el consumo.

EFECTOS FISIOLÓGICOS

Los más habituales son los siguientes:

- Disminución de la fatiga.
- Reducción del sueño.
- Inhibición del apetito.
- Aumento de la presión arterial.

RIESGOS

RIESGOS PSICOLÓGICOS

- El consumo crónico y abusivo de cocaína puede provocar importantes trastornos psíquicos, similares a los provocados por las anfetaminas, tales como ideas paranoides y depresión.

- La dependencia psíquica de la cocaína es una de las más intensas provocadas por las drogas.

- La supresión del consumo tras un periodo prolongado, da lugar a un fenómeno de rebote, caracterizado por somnolencia, depresión, irritabilidad, letargia, etc.

RIESGOS ORGÁNICOS

Tanto por su incidencia en el cerebro como por la vía habitual de administración (esnifada), el consumo crónico de cocaína puede causar:

- Pérdida de apetito.

- Insomnio.

- Perforación del tabique nasal.

- Patología respiratoria: sinusitis e irritación de la mucosa nasal.

- Riesgo de infartos/hemorragias cerebrales.

- Cardiopatía isquémica.

ALGUNOS DATOS

El consumo ha aumentado entre la población de 15 a 64 años. La cocaína es la segunda droga ilícita más consumida, tras el cannabis, según las encuestas del Plan Nacional sobre Drogas.

Consumo de cocaína. España 2002. Población entre 15 y 64 años.	
Frecuencia	**%**
Alguna vez.	**4,9**
Último año.	**2,6**
Último mes.	**1,4**
Fuente: DGPNSD. Observatorio Español sobre Drogas.	

El mayor consumo habitual (consumo en el mes previo a la encuesta) se da en la población de 15 a 29 años, con un 4,2 % de los chicos y un 1,0 % de las chicas.

Centrándonos en los estudiantes españoles de 14 a 18 años, encontramos que un 3,1 % la consume habitualmente.

Consumo de cocaína. España 2002. Estudiantes de 14 a 18 años.	
Frecuencia	**%**
Alguna vez.	7,4
Último año.	6,0
Último mes.	3,1
Fuente: DGPNSD. Observatorio Español sobre Drogas.	

La edad media de inicio en el consumo para este colectivo estudiantil se sitúa en los 15,7 años.

Entre los estudiantes de 14 a 18 años, puede afirmarse que se ha producido un descenso en el consumo de cocaína que ha pasado del 7,2 en 2004 al 4,1 en 2006. El 7% de la población de 14 a 65 años reconoce haber consumido cocaína en alguna ocasión, según datos del Informe 2007 del Observatorio Español sobre Drogas.

La realidad es que se está produciendo un aumento en el número de personas que solicitan tratamiento por problemas relacionados con la cocaína. En 2001, a las 9.367 personas que lo hicieron representan el 19 % del total de personas que recibieron tratamiento por problemas con las drogas. La edad media de los admitidos a tratamiento ha aumentado entre 1991 y 2001: ha pasado de 26,6 a 29 años.

Sustancias como la heroína van perdiendo presencia en las urgencias, mientras que las emergencias relacionadas con la cocaína aumentan. De los 2.145 episodios de urgencias atendidos en 2001 por consumo de sustancias tóxicas, en el 44,4 % de los casos se mencionaba el consumo de cocaína en la historia clínica.

Inhalables

En general, el consumo de inhalables (disolventes, pegamentos y propelentes) suele reducirse a grupos de población en situación de marginalidad, siendo el tipo de consumidor, generalmente, un niño/adolescente de entre 8 y 14 años.

Los inhalables son sustancias que desprender vapores a temperatura ambiente. La lista de sustancias puede llegar a ser ilimitada, existiendo ejemplos de inhalación de cualquier sustancia susceptible de serlo. Esto añade problemas de toxicidad y de identificación y control de la sustancia.

El componente fundamental de pegamentos y disolventes es el tolueno. Los propelentes más habituales de sprays y aerosoles son los hidrocarburos alogenados. Otras sustancias inhalables, pero que no son solventes, son el óxido nitroso y los nitritos.

De este modo, los productos más frecuentes consumidos incluyen, entre otros: pegamentos y colas, sprays y pinturas, y carburantes.

Normalmente se suelen utilizar estas sustancias en grupos de adolescentes del mismo sexo y suele cesar dicho consumo cuando aumenta la edad y se abandona el grupo. El producto suele meterse en una bolsa ajustando el orificio a la boca y nariz para aspirar los vapores desprendidos.

RIESGOS

El consumo de estas sustancias tiene unas importantes y graves consecuencias para la salud, dada la alta toxicidad de sus componentes químicos.

La intoxicación agua es similar a la embriaguez alcohólica, habiendo una primera fase de estimulación con euforia, sociabilidad, alucinaciones y trastornos de conducta que se acompañan de lagrimeo, rinorrea e irritación de las vías respiratorias.

El policonsumo con alcohol u otras drogas es muy peligros, pudiendo provocar una grave depresión con confusión, alteraciones en la visión, pérdida de autocontrol e incluso alteraciones del estado de conciencia, convulsiones, estupor y coma.

Estas sustancias tienen también consecuencias crónicas, entre las cuales cabe destacar el deterioro facial y perioral, secuelas neurológicas y psiquiátricas, alteraciones en la vista, etc.

Están descritas muertes súbitas por arritmias cardiacas, aspiración del vómito, menos frecuente es la aparición de parkinson aunque con frecuencia provocan lesiones renales. El tratamiento de los consumidores crónicos es muy complicado tanto en cuanto no se mejoren las condiciones socio-económicas y afectivas de la persona.

Inhalables	Productos
Acetato de etilo y acetona	Pegamentos
Hidrocarburos alifáticos	Gasolina
Enflurano	Anestésicos
Isopropilacetona	Disolvente

Alucinógenos

Las drogas alucinógenas integran lo que hemos llamado sustancia perturbadoras del sistema nervioso central. Se tratan de drogas que, al llegar al cerebro, provocan alteraciones en su funcionamiento neuroquímico que afectan particularmente a la manera de percibir la realidad, pudiendo dar lugar a trastornos sensoriales severos e incluso auténticas alucinaciones.

Los alucinógenos se han utilizado en distintas civilizaciones: La modificación de la conciencia que provocan era considerada una vía efectiva para entrar en contacto con la divinidad, y de ahí su relevancia en rituales de corte sagrado.

La mayoría de las drogas de esta familia proceden de hongos cultivados en países latinoamericanos y africanos, como es el caso del Peyote mexicano, del que se extrae la mescalina; del colombiano Yagé; o de la planta procedente de Gabón conocida como Tabernanthe Iboga, de la que se extrae la ibogaína. Aquí, en Europa, es clásica la utilización de la Amanita muscaria, seta alucinógena utilizada con carácter ritual.

El movimiento Hippy descubre los alucinógenos al ver en ellos una vía de autoexploración que permitiría al consumidor (convertido así en psiconauta), de acuerdo con su filosofía mística, entrar en contacto directo con las galería subterráneas del inconsciente al que en condiciones normales sería imposible acceder.

Abandonadas estas creencias, que aún se mantienen en determinados colectivos vagamente marginales, los alucinógenos, como la mayoría de las drogas, han pasado a ser recreativas y consumidas sobre todo las noches de los fines de semana.

¿CUÁLES SON LOS EFECTOS Y LAS REPERCUSIONES AL CONSUMIRLOS?

Los alucinógenos afectan fuertemente al cerebro y su procesamiento de información, distorsionando la manera como trabajan nuestros cinco sentidos y cambiando nuestras impresiones sobre el tiempo y el espacio que nos rodea. El consumidor piensa que las alucinaciones son reales y, a veces, le provocan pánico y terror. A veces, el consumidor tiene repeticiones o flashback, que es un regreso inesperado e impredecible al efecto de la drogas sin haber vuelto a tomarla.

PSILOCIBINA (HONGOS)

Puede haber envenenamiento debido al gran parecido entre los hongos alucinógenos y los venenosos. La persona también puede tener un "mal viaje" y sentirse temerosa, ansiosa y fuera de control; con angustia, delirios de persecución y trastornos de la motivación. Los efectos a largo plazo no se conocen realmente debido a que los hongos no se consumen por periodos largos. Provocan malestares estomacales y la tolerancia a ellos se establece muy rápido, por lo que al día siguiente la persona necesitaría duplicar la cantidad para alcanzar los mismos efectos.

MEZCALINA

El peyote es un pequeño cactus de raíz gruesa y tallo hemisférico. Sus efectos son alucinaciones visuales, táctiles y auditivas; desorientación del espacio y el tiempo; y trastornos del pensamiento. Sus repercusiones incluyen angustia, depresión, delirios de persecución, cambios súbitos de estado de ánimo, confusión, agresividad, temblores y fiebre. La tolerancia se establece de igual forma que con la psilocibina de los hongos alucinógenos.

El alucinógeno más utilizado en Europa es la dietilamida del ácido lisérgico, LSD (conocido en el argot de la calle como ácido o tripi -del inglés trip, viaje-). En los años 60, algunos gurús de la contracultura norteamericana hicieron un importante consumo y promoción de la LSD.

La LSD fue descubierta casualmente en 1938 por Albert Hoffman, químico de la empresa Sandoz, cuando investigaba con el cornezuelo de centeno. Su ingesta accidental le sumió en un estado alucinatorio que le llevó a investigar hasta aislar el principio activo responsable de tal estado.

La LSD se consume por vía oral en diversas formas: micropuntos, hojas de papel absorbente con diversos motivos gráficos, terrones de azúcar impregnados, etc.

EFECTOS

Una de las características principales de la LSD es su potente efecto a dosis mínimas. A la media hora de su consumo, empiezan a manifestarse sus efectos, que duran alrededor de 8 horas.

EFECTOS PSICOLÓGICOS

Podría decirse que el consumo de alucinógenos disloca el funcionamiento del cerebro humano, desapareciendo los límites entre el sujeto y la realidad. Las principales manifestaciones de este proceso son las siguientes:

- Alteración de la percepción, incluyendo la propia autoimagen.
- Hipersensibilidad sensorial.
- Deformación de la percepción del tiempo y el espacio.
- Alucinaciones.
- Ideas delirantes.
- Euforia.
- Confusión mental.
- Verborrea
- Hiperactividad.
- Experiencia mística.
- Efectos fisiológicos. Tras su consumo, el usuario o usuaria experimenta los siguientes efectos:
    - Taquicardia.
    - Hipertermia.
    - Hipotensión.

- Dilatación de la pupila.
- Descoordinación motora.
- Riesgos

- Riesgos psicológicos. Las consecuencias más severas del consumo de LSD pueden ser:
  - Reacciones de pánico (mal viaje).
  - Intento de suicidio.
  - Reacciones psicóticas.
  - Reapariciones de alucinaciones sin que se haya consumido la sustancia (flash-back).
- Riesgos orgánicos. Dado lo esporádico de su consumo, no existen pruebas de daños físicos, siendo en la esfera psicológica donde está la mayor probabilidad de consecuencias adversas.

Los alucinógenos son drogas de consumo muy minoritario, según datos del Plan Nacional sobre Drogas de 2001.

Consumo de Alucinógenos. España 2001. Población de 15 a 64 años.	
Frecuencia	**%**
Alguna vez.	**2,9**
Último año.	**0,7**
Último mes.	**0,2**
Fuente: DGPNSD. Observatorio Español sobre Drogas.	

En el caso de estudiantes españoles de 14 a 18 años, la experimentación con alucinógenos comienza a los 15,5 años.

Consumo de alucinógenos. España 2002. Estudiantes de 14 a 18 años.	
Frecuencia	**%**
Alguna vez.	**4,3**
Último año.	**2,1**
Último mes.	**1,3**
Fuente: DGPNSD. Observatorio Español sobre Drogas.	

Según una Encuesta Domiciliaria realizada en 1995 el 2,1% de la población entre 15 a 64 años declara haber consumido alucinógenos en alguna ocasión, en 2003 el 3% de los españoles de 15 a 64 años declara haber probado alucinógenos al menos una vez.

Psicofármacos

Son fármacos depresores del sistema nervioso central con una acción sedante.

En la actualidad tienen una especial importancia las benzodiazepinas, que son el grupo de fármacos hipnótico-sedantes más utilizado. El uso de barbitúricos y de otros depresores del sistema nervioso central ha decaído notablemente.

La introducción de las benzodiazepinas se produce en la década de los 60, extendiéndose su uso para el tratamiento de la ansiedad, el insomnio, la epilepsia y otros trastornos (ataques de pánico, abstinencia alcohólica, distonias, etc.).

EFECTOS

Estos fármacos tienen acción sedante y, a dosis altas, todas las benzodiazepinas inducen el sueño, es decir, tienen acción hipnótica. A bajas dosis todas ellas pueden causar sedación diurna.

Las benzodiazepinas suelen clasificarse según su vida media: de larga duración, de acción intermedia, de acción corta y de acción ultracorta.

EFECTOS PSICOLÓGICOS

- Disminución de la ansiedad.
- Desinhibición.
- Sedación.
- Somnolencia
- Sueño.

EFECTOS FISIOLÓGICOS

Actúan sobre el sistema nervioso central provocando una sedación que va aumentando en función, fundamentalmente, de la cantidad consumida.

Se absorben por vía oral, se metabolizan en el hígado y se eliminan fundamentalmente por la orina.

RIESGOS

Los efectos de la intoxicación aparecen poco tiempo después de haber consumido estos fármacos, produciéndose progresivamente una disminución del nivel de conciencia y pudiéndose llegar al estupor, el coma y la muerte en los casos más graves. Inicialmente se presenta torpeza en la ejecución de tareas motoras, marcha inestable, disartría, somnolencia, etc. Pueden aparecer también alteraciones de la memoria.

Las benzodiazepinas potencian los efectos de cualquier otro depresor del sistema nervioso central (por ejemplo, el alcohol). Estas sustancias pueden desarrollar dependencia. Hay factores que están relacionados con una mayor probabilidad de generar dependencia; entre ellos cabe mencionar el consumo prolongado de dosis altas, factores de personalidad, el consumo de alcohol, etc.

La sintomatología de abstinencia puede revestir diferentes grados de gravedad dependiendo, entre otros, de factores como la dosis y el tiempo que se haya estado consumiendo la sustancia. El cuadro típico más frecuente se caracteriza por insomnio, temblor, irritabilidad, inquietud, agitación y ataques de pánico. Pude haber también alteraciones cognitivas de la percepción y somáticas. En los casos más graves pueden producirse crisis convulsivas. Los síntomas pueden durar de diez días a varias semanas.

La automedicación con este tipo de fármacos está bastante extendida entre la población adulta como consecuencia, en algunos casos, de una prescripción médica inicial.

También existen grupos de drogodependientes (heroinómanos, personas que toman psicoestimulantes...) que consumen hipnóticos sedantes de manera compulsiva.

Es importante que se realice un manejo adecuado de estos fármacos para evitar la aparición de dependencia, tolerancia y síntomas indeseables cuando se abandona el consumo. Por ello es necesario un uso clínico adecuado, con seguimiento del médico y sin olvidar la utilización de otras medidas higiénicas y no farmacológicas, como es el caso de la psicoterapia.

Heroína

Se conoce con el nombre de opiáceos a una familia de sustancias que tienen en común su emparentamiento con el opio, bien porque derivan de él, como es el caso de la morfina, bien porque se elaboran mediante síntesis química a partir de la propia morfina, como es el caso de la heroína (químicamente: diacetilmorfina)

El opio se extrae de las cápsulas de una planta conocida en botánica como Papaver somniferum. Es utilizado por la humanidad desde la Antigüedad, existiendo referencias de su consumo que datan de 4.000 años antes de Cristo.

El opio se consumió por vía fumada en diversas zonas de Asia, aunque su gran poder nace a partir del aislamiento de sus diversos alcaloides. Es el caso, por ejemplo, de la morfina, un potente analgésico obtenido a partir del opio, aislado por químicos alemanes en 1806, y utilizado profusamente en la actualidad en contextos médicos. Debe su nombre a Morfeo, dios griego del sueño.

La heroína, conocida como *caballo* en el argot callejero, ha acaparado durante décadas los titulares de los medios de comunicación de España y la atención de la ciudadanía. En 1973 irrumpió en contextos universitarios españoles, para ir poco a poco extendiéndose hacia colectivos sociales diversos, hasta acabar limitada a ambientes sociales marginales.

En la actualidad es una droga es desuso, sin atractivo para los jóvenes, que no se interesan por ella. Es objeto de consumo por parte de heroinómanos veteranos, con edades en torno a los treinta años, en situación de elevado deterioro orgánico, psicológico y social.

La heroína fue sintetizada a finales del siglo XIX por la industria farmacéutica Bayer, en busca de un fármaco que tuviera la capacidad analgésica de la morfina, pero sin su potencial adictivo. Se utilizó inicialmente como terapia frente a la morfinómana, aunque este uso pronto se abandonó al no mostrar los resultados deseados.

Como ocurre con caso todas las drogas, fue también la contracultura norteamericana la que contribuyó a ensalzar sus efectos, y el estilo de vida característico del *yonqui*, término actualmente despectivo que dio titulo en 1959 a la novela *beat* del escritor William Burroughs.

Aunque hasta mediados de la década de los noventa la vía habitual de consumo era la inyectada, en la actualidad, como consecuencia de la propagación del virus de inmunodeficiencia humana responsable del Sida y de otras muchas infecciones, se ha generalizado la vía fumada (hacerse un chino, en el argot callejero).

El cultivo actual del opio a partir del cual se elabora la heroína que llega a España y al resto de Europa procede del llamado Triángulo de Oro, formado por Laos, Tailandia y Birmania. También Afganistán, Pakistán, Irán y Turquía son países productores.

EFECTOS

Durante el primer tiempo de consumo, los efectos principales de la administración de heroína son los siguientes:

EFECTOS PSICOLÓGICOS

- Euforia.
- Sensación de bienestar
- Placer (como un orgasmo, en descripción de consumidores)

EFECTOS FISIOLÓGICOS

- Analgesia: falta de sensibilidad al dolor.
- En los primeros consumos no son raras las náuseas y vómitos.
- Inhibición del apetito.

RIESGOS

Es probablemente, junto con el alcohol, la droga mejor conocida entre nosotros. Esto se debe a que la mayor parte de las personas en tratamiento por problemas asociados al consumo de drogas ilícitas han sido, hasta ahora, consumidores de heroína. Sus riesgos más frecuentes son los siguientes:

RIESGOS PSICOLÓGICOS

- Alteraciones de la personalidad.
- Alteraciones cognitivas, como problemas de memoria.
- Trastorno de ansiedad y depresión.
- Dependencia psicológica, que hace que la vida del consumidor gire obsesivamente en torno a la sustancia.

RIESGOS ORGÁNICOS

- Adelgazamiento.
- Estreñimiento.
- Caries.
- Anemia.
- Insomnio.
- Inhibición del deseo sexual.
- Pérdida de la menstruación.
- Infecciones diversas (hepatitis, endocarditis, etc.) asociadas a las condiciones higiénico-sanitarias en que tiene lugar el consumo y al estilo de vida del consumidor.

El consumo habitual de heroína genera tolerancia con rapidez, por lo que el consumidor necesita ir aumentando la dosis para experimentar los mismos efectos. Ello explica el riesgo de sobredosis tras un periodo de abstinencia.

La heroína genera una elevada dependencia, acompañada de un desagradable síndrome de abstinencia (el mono) si se suspende el consumo o se administran dosis inferiores a aquellas a las que el organismo se ha habituado. El síndrome de abstinencia se caracteriza por síntomas como: lagrimeo, sudoración, rinorrea, insomnio, náuseas y vómitos, diarrea, fiebre, dolores musculares..., acompañados de una fuerte ansiedad.

El consumo de heroína es en la actualidad absolutamente minoritario y desde mediados de la década de los noventa experimenta una clara tendencia descendente. Este proceso está confirmado por el envejecimiento progresivo de la población heroinómana que contacta con el sistema sanitario.

Hoy en día, sólo seis de cada mil españoles se interesan por probar esta droga, siendo una proporción aún menor quienes la consumen de manera regular.

Evolución del consumo de heroína. España 1995 - 2001. Población de 15 a 64 años.				
Frecuencia	**%**			
	1995	**1997**	**1999**	**2001**
Alguna vez.	1	0,5	0,4	0,6
Último año.	0,5	0,22	0,1	0,1
Último mes.	0,3	1,17	0,04	0,1
Fuente: DGPNSD. Observatorio Español sobre Drogas.				

A pesar de su bajo consumo actual, continúa siendo la droga que más trabajo da a los recursos de asistencia a drogodependientes, por tratarse de un colectivo de usuarios crónicos con variadas patologías y carencias sociales. En el año 2001, el 68,3 % de las personas admitidas a tratamiento lo fueron por su dependencia la heroína.

Con respecto a los años anteriores, se observa una disminución importante de las urgencias donde se menciona la heroína: 61,4 % en 1996; 40,5 % en 2000 y 33,5 % en 2001.

Según una Encuesta Domiciliaria realizada en 1995 el 0,8% de la población entre 15 a 64 años declara haber consumido heroína en alguna ocasión, en 2003 el 0,9% de los españoles de 15 a 64 años declara haber probado alucinógenos al menos una vez.

LO QUE HEMOS APRENDIDO

- [ ] Tener una visión general de las drogadicciones y de lo que supone su consumo.
- [ ] Definir de una manera científica lo que supone la droga y sus conceptos básicos: Tolerancia, Dependencia, Abstinencia...
- [ ] Conocer la diferencia entre diferentes tipos de droga. No todas las drogas son iguales.
- [ ] Conocer sus patologías.
- [ ] Cuáles son los elementos comunes a las drogas.
- [ ] Cuáles son las principales legislaciones que la regulan a nivel nacional e internacional.

ANOTACIONES

TEST

Marca la respuesta correcta.

1. La cocaína:
   - ☐ Es relajante y hace que te mantengas en unos niveles bajos de atención.
   - ☐ Es estimulante y hace que te mantengas despierto y alerta mientras duran sus efectos.
   - ☐ Una cantidad pequeña hace que se mantengan sus efectos entre 6 y 8 horas.

2. La cocaína puede producir:
   - ☐ Agresividad y hace que cualquier cosa moleste.
   - ☐ Alucinaciones visuales o auditivas si el consumo es frecuente o a dosis elevadas.
   - ☐ Ambas respuestas son correctas.

3. El éxtasis hace que:
   - ☐ Si se bebe alcohol, disminuya la deshidratación.
   - ☐ Cuando pasen sus efectos se puedan producir cansancio y depresión.
   - ☐ Si se bebe agua, al consumirla, se potencien sus efectos.

4. El consumo de anfetaminas hace que:
   - ☐ No se puede dormir aun estando cansado.
   - ☐ Aumentan el apetito y las ganas de comer.
   - ☐ Ayudan a retener la información en la memoria.

5. Si se consumen alucinógenos:
   - ☐ Distorsionan la percepción visual, auditiva y táctil del sujeto.
   - ☐ Sus efectos son fáciles de controlar y no son drogas especialmente peligrosas.
   - ☐ Sus efectos son fáciles de controlar y no son drogas muy peligrosas.

6. Los alucinógenos producen efectos:
   - ☐ En función de la cantidad de sustancia que se consuma.
   - ☐ En función exclusivamente de la calidad que tenga la sustancia.
   - ☐ Que no se pueden parar y pueden durar hasta 12 horas.

ACTIVIDADES

La Drogoquiniela:

OBJETIVOS

- Aportarles conocimientos generales básicos sobre las drogas.
- Hacer conscientes a los padres de sus mitos y actitudes frente a las drogas.

METODOLOGÍA

1. Repartir a los asistentes una hoja con la drogoquiniela para que la rellenen individualmente. (Tiempo 15´).
2. Formando grupos de 4 personas lograrán consensuar una común.
3. Realizar un feedback entre todos para contrastar aquellas respuestas incorrectas y utilizarlo como soporte guía para la exposición teórica y para tomar conciencia de la posición que cada uno ocupa.

" DROGOQUINIELA"	VERDADERO	DEPENDE	FALSO
1. verdadero x. depende 2. falso	1	x	2
1. Hay drogas estimulantes, depresoras y alucinógenas, el alcohol es un estimulante.	1	x	2
- El cannabis es la droga más consumida en la Unión Europea.	1	x	2
- Los porros son inocuos no afectan ni crean dependencia, pero quien los fuma termina consumiendo otras drogas.	1	x	2
- Los cigarrillos light no hacen daño, no son cancerígenos.	1	x	2
- El porro, hachís, marihuana, costo, hierba... son derivados del Cánnabis, planta de la que salen las sustancias.	1	x	2
- Las drogas de Diseño afectan menos al cuerpo si se toman con alcohol.	1	x	2
- Las drogas de Diseño crean dependencia y pueden provocar paros cardíacos.	1	x	2
- Las drogas de las que hay que prevenirse son las ilegales: porros, pastillas, coca...	1	x	2
- Los jóvenes no saben divertirse sin consumir alcohol u otras drogas.	1	x	2
- La presión del grupo influye en el uso de drogas y hay jóvenes que la usan porque no saben decir no.	1	x	2
- Dos de cada tres jóvenes que han usado los porros han dejado de consumirlos posteriormente.	1	x	2
- Cuando uno consume por el ambiente, tiene más riesgo de desarrollar dependencia a esa sustancia.	1	x	2
- Las drogas sólo son perjudiciales si se consumen habitualmente, quien sólo consume los fines de semana no está enganchado.	1	x	2
- El mono sólo lo pasan los heroinómanos.	1	x	2
- El consumo de drogas tiene repercusiones negativas a corto, medio y largo plazo en el funcionamiento del cuerpo.	1	x	2
- Cuando consumes algún tipo de droga te sientes mejor, te muestras como eres.	1	x	2
- Si tu cuerpo resiste y necesita cada vez mayor cantidad de sustancias para "ponerte a tono" es porque tu estado de salud es muy bueno.	1	x	2
- Cuanto más joven empieza una persona a consumir drogas, mayor es el riesgo de dependencia.	1	x	2

Educación para la Salud

Género, Mujer y Salud

- La Salud de las Mujeres: una Introducción
- La Mujer Española
- La Sexualidad. Definición y Aspectos que la Contemplan
- Características de la Sexualidad
- Conductas Sexuales
- Los Problemas Sexuales o Disfunciones
- La Sexualidad Unida a la Anticoncepción
- El Embarazo
- Enfermedades de Transmisión Sexual (ETS)
- El SIDA
- Trastornos de la Alimentación
- La Menopausia
- Prevención del Cáncer Ginecológico

Objetivos:

- Conocer que la calidad de vida de la mujer influye de forma fundamental en su salud.
- Resaltar que la mujer española debe invertir cada vez más tanto en información como en utilización de dicha información para mejorar sus niveles de salud y por tanto su calidad de vida.
- Incidir sobre el concepto de que es necesario vivir una sexualidad plena y adulta y realizar también una buena prevención de posibles enfermedades mediante la detección precoz.
- Reforzar los aspectos fundamentales de la salud femenina.

La Salud de las Mujeres: Una Introducción

La planificación sexual, el embarazo y el parto, la interrupción voluntaria del embarazo (IVE), la prevención del cáncer de mama y de cuello uterino o la salud mental afectan al bienestar social de las mujeres.

En este sentido, el Instituto Andaluz de la Mujer (IAM), nos señala que debemos acercar la planificación familiar a mujeres con dificultad de acceso a la información y a los recursos sanitarios; facilitar un mayor protagonismo de las mujeres en la atención sanitaria al embarazo, parto y puerperio; mejorar la información de las mujeres sobre la menopausia, desarrollar medidas que permitan detectar precozmente el cáncer de mama y de cuello uterino; contribuir al bienestar de las mujeres impulsando el desarrollo de programas preventivos en materia de salud mental; desarrollar programas dirigidos a prevenir los embarazos no deseados, y en general promover una mayor participación de las mujeres en el conocimiento de su cuerpo y mejora de su calidad de vida.

Para que haya equidad sanitaria, es preciso que el sector de la salud reconozca las diferencias que existen entre hombres y mujeres en lo que respecta al sexo y al género. El primero de estos conceptos remite a la biología, mientras que el género se refiere a las funciones y responsabilidades sociales y económicas que la sociedad y la familia les asignan. La evidencia acumulada lleva a pensar que tanto el sexo como el género influyen en los riesgos para la salud, la búsqueda de asistencia y los resultados sanitarios (y las consecuencias) para hombres y mujeres, así como en el acceso a los sistemas de atención de salud y la respuesta de dichos sistemas.

En la Declaración del Milenio de las Naciones Unidas y en otros acuerdos internacionales se reconoce la importancia de la igualdad de derechos y el derecho de todos los hombres y mujeres a vivir sin sufrir discriminación en ninguna esfera de la vida, incluido el acceso a la atención de salud.

Aunque muchos países han aceptado estos y otros compromisos parecidos, ello aún no ha propiciado ningún cambio significativo en el sector sanitario.

Para conmemorar el décimo aniversario de la Cuarta Conferencia Mundial sobre la Mujer (Beijing, 1995), en el presente informe se examinan los progresos realizados y se determinan los retos pendientes para conseguir el objetivo estratégico previsto en la Plataforma de Acción de Beijing de incorporar la perspectiva de género en la legislación, las políticas públicas, los programas y los proyectos.

La meta es lograr que se tengan en cuenta las distintas necesidades de las mujeres y los hombres, así como los diversos problemas a los que se enfrentan, al formular y aplicar políticas y medidas sanitarias.

La OMS respondió a la Plataforma de Acción de Beijing estableciendo un área de trabajo sobre la salud de la mujer («Género, mujer y salud» en el Proyecto de presupuesto por programas para el ejercicio 2006-2007). El Comité Regional para África aprobó una estrategia sobre la salud de la mujer para la Región de África.

El Comité Regional para las Américas tiene un subcomité sobre la mujer, la salud y el desarrollo, creado en 1980. En la Declaración de Madrid, formulada tras la celebración de un seminario organizado por la Oficina Regional de la OMS para Europa (Madrid, 14 de septiembre de 2001), se reconocía la necesidad de poner en práctica los compromisos internacionales.

La Secretaría de la OMS ha difundido una política en materia de género, que exige a todos los programas técnicos y oficinas que desglosen los datos por sexos, que analicen e interpreten los resultados en función de las diferencias entre sexos, y que incorporen las consideraciones de género en sus estrategias y programas.

Se han realizado progresos en la incorporación de las consideraciones de género en las políticas y los programas. Se han divulgado datos que demuestran las desigualdades de salud que existen entre ambos sexos debido, por ejemplo, a la violencia doméstica y sexual, al consumo de tabaco, las enfermedades mentales, al envejecimiento, la tuberculosis, las condiciones de trabajo, los traumatismos, la reproducción y al VIH/SIDA.

Como parte de la labor normativa llevada a cabo, cabe citar la elaboración de directrices para la incorporación de las cuestiones de género en los programas sobre el VIH/SIDA. Hay herramientas de creación de capacidad para incorporar las perspectivas de género en las actividades, como el curso para administradores sanitarios sobre género y salud reproductiva que sigue impartiéndose en muchas regiones, y se están elaborando otros instrumentos y planes de estudios. Un cuadro consultivo externo sobre las diferencias por razón de sexo vigila las actividades de un programa.

De conformidad con la resolución sobre la paridad entre los géneros en los recursos humanos, la Secretaría ha realizado progresos hacia el logro de dicha paridad en la distribución del personal de la categoría profesional.

Los retos para el sector sanitario son entre otros:

1. Las distintas necesidades sanitarias de los hombres y las mujeres en los servicios de prevención, tratamiento y atención se deben abordar de manera equitativa.

2. La atención y los servicios médicos a menudo no responden adecuadamente a las necesidades y preocupaciones específicas de las mujeres y los hombres. Los servicios de salud para las mujeres suelen centrarse en su función reproductiva y desatender otras necesidades, en particular las correspondientes a los años anteriores o posteriores a la edad fecunda. En el caso de los hombres, en cambio, las políticas y los servicios de salud no abordan suficientemente sus necesidades de salud reproductiva.

3. Los medios disponibles para ayudar a los profesionales de la salud pública a tener en cuenta las cuestiones de género en su trabajo son limitados. Se necesitan instrumentos, directrices y formación específicos para conseguir que entiendan las consideraciones de género y las incorporen en la labor que desempeñan. A fin de demostrar que la adopción de una perspectiva de género permite mejorar efectivamente la salud de hombres y mujeres, el personal de salud pública debería tener amplio acceso a la información sobre prácticas adecuadas en ese terreno.

4. La corrección de las desigualdades de género entre los trabajadores sanitarios es fundamental para que los sistemas de salud pública sean eficaces. A escala mundial, aunque las mujeres representan más de la mitad de la mano de obra de la atención de salud convencional, reciben salarios inferiores y no tienen poder de decisión. Además, como parte de los trabajadores sanitarios no remunerados del sector informal, las niñas y las mujeres también soportan una carga de asistencia desproporcionada en los hogares y la comunidad, a menudo en detrimento de su propia salud y de su bienestar.

5. Es preciso seguir investigando las dimensiones de género de la salud pública para obtener datos que permitan al sector sanitario articular respuestas eficaces. En los sistemas de información sanitaria se deben reunir, analizar e incorporar datos desglosados por sexo.

6. Las investigaciones sobre la influencia de las diferencias entre mujeres y hombres en cuanto a la manifestación, el diagnóstico, el tratamiento y los resultados de las enfermedades y la mala salud son insuficientes. En la mayoría de los casos, las investigaciones sobre las enfermedades que afectan a ambos sexos se realizan con hombres y tienen como referencia las necesidades de salud de éstos. Hay que corregir las consiguientes lagunas de conocimientos, que pueden llevar a suministrar formación y orientación inadecuadas a los profesionales sanitarios y a cometer errores de diagnóstico en las mujeres ante determinadas enfermedades, como las cardiopatías.

Retos para la Organización Mundial de la Salud

1. Se necesitan mecanismos que garanticen la aplicación de cualquier política de género, incluida la evaluación de los progresos realizados para incorporar esas cuestiones en los programas y políticas de la Organización. Lo más eficiente sería exigir que las perspectivas de género se tengan en cuenta en la elaboración tanto de XI Programa General de Trabajo como de los futuros proyectos de presupuesto por programas.

2. De manera sistemática, las publicaciones oficiales, como el Informe sobre la salud en el mundo y otros documentos de política importantes, deben insistir en el género como determinante de la salud y establecer una distinción entre los resultados sanitarios de los hombres y los de las mujeres.

3. Hay que examinar la experiencia adquirida en la solución de problemas de género sanitarios a escala nacional y los obstáculos con que se ha tropezado, e incorporar los resultados sistemáticamente en las actividades de la Organización para mejor sustentarlas.

4. La mayoría de los expertos externos de la OMS son hombres, a pesar de que en las resoluciones de la Asamblea de la Salud y la Asamblea General de las Naciones Unidas se solicita una mayor participación de las mujeres. Por ejemplo, sólo un 20% aproximadamente de los 880 expertos externos que forman parte de cuadros de expertos de la OMS son mujeres.

Las Medidas Futuras Han de Ir Encaminadas Hacia

1. El aumento de la sensibilización sobre este tema en toda la OMS supone una oportunidad para incorporar aún más las cuestiones de género en sus actividades. Además, los compromisos asumidos por los Estados Miembros en el marco de diversos acuerdos internacionales, como la Plataforma de Acción de Beijing, la Declaración del Milenio y las resoluciones de las Naciones Unidas, deben transformarse en medidas concretas en el sector sanitario y en un mandato claro para la labor de la OMS en materia de género.

2. En consecuencia, se está elaborando una estrategia mundial y un plan de acción, incluidos mecanismos de aplicación y rendición de cuentas, sobre la base de las consultas celebradas con las regiones y los países, a fin de presentarlos a los órganos deliberantes.

La Mujer Española

El primer estudio nacional sobre salud y mujer realizado en el 2005 por el Observatorio Salud y Mujer, denuncia que el nivel de información de las mujeres españolas no es bueno:

- El 94% de las mujeres manifiesta estar preocupada por la salud pero curiosamente mientras que el 67% lo está por el cáncer, sólo el 18% se interesa por otras de mayor mortalidad entre las mujeres como las enfermedades cardiovasculares.

- Aunque la mayoría de las españolas manifiesta su preocupación por la salud, el 42% no se ha realizado ningún chequeo en el último año y ni ha visitado a su ginecólogo (la cifra, en las mujeres jóvenes, alcanza el 45%). Estas cifras demuestran el poco seguimiento de las recomendaciones médicas básicas, como visitar al ginecólogo una vez al año.

- Además el 27% de las mujeres interesadas por los temas de salud admiten que en los últimos 12 meses no se han analizado el colesterol ni el azúcar, y el 20% tampoco la presión arterial.

- Los medios de comunicación son la segunda fuente de información después del médico de cabecera y se plantean como la alternativa para solucionar la falta de información entre las mujeres españolas.

Un amplio estudio poblacional realizado por el Proyecto Observatorio sobre Salud y Mujer (www.obsym.org) de la Fundación Laporte y MSD, revela que el conocimiento y la comprensión de los temas de salud entre las mujeres españolas es insuficiente. Según esta encuesta, realizada entre 6.530 españolas de toda condición social y de toda la geografía nacional, el 94% de las mujeres está preocupada por cuestiones relativas a la salud pero casi tres cuartas partes, un 72% de las encuestadas, considera que el nivel de información al que tiene acceso no es bueno.

Además, casi un 70%, reconoce no comprender la información recibida. Las mujeres más jóvenes, que son las que mayor uso hacen de Internet, parecen ser las más críticas en cuanto al nivel de información; tres de cada cuatro mujeres entre 16 y 30 años dicen que el nivel de información que reciben es medio-bajo. Sin embargo, son las mujeres de mayor edad las que menos comprenden la información que reciben sobre salud.

Estos datos son especialmente representativos ya que la mujer sigue siendo la encargada de velar por la salud de toda su familia y de conseguir la información necesaria en cada caso.

De hecho, la inmensa mayoría de las mujeres que tomaron parte en esta encuesta, el 72%, no padecían ninguna enfermedad, por lo que su interés no era consecuencia de un proceso patológico puntual. Aún así, del total de mujeres que dicen sufrir algún tipo de enfermedad (28%), un 34% manifiestan que no se han realizado ningún chequeo médico en el último año.

La falta de información queda también patente en las enfermedades por las que muestran una mayor preocupación. Así, la patología por la que las mujeres se preocupan más es el cáncer (concretamente se preocupan por la prevención), una grave enfermedad que, sin embargo, no tiene tanta incidencia entre las mujeres como la artrosis o la osteoporosis ni produce tanta mortalidad como las enfermedades cardiovasculares.

De todos modos, es destacable que el 42% de las españolas preocupadas por su salud no se ha realizado ningún chequeo en el último año y tampoco no ha visitado a su ginecólogo.

En este sentido el estudio demuestra que más de la mitad (54%) de las jóvenes entre 16 y 30 años preocupadas por su salud no se ha realizado su visita al ginecólogo, a pesar de que los especialistas recomiendan realizar uno o dos chequeos ginecológicos anuales.

Las otras enfermedades que más preocupan después del cáncer son el SIDA (el 46% de las españolas preocupadas por el VIH no han acudido a su médico en el último año), las enfermedades cardiovasculares (el 38% las mujeres preocupadas por este tema no ha visitado a su médico en los últimos 12 meses), las enfermedades neurodegerativas (un 43% tampoco se ha visitado) y las músculo esqueléticas (un 42% de las preocupadas por este tipo de patologías no se ha realizado ningún chequeo últimamente).

Estas cifras demuestran la poca tendencia de la mujer española a realizar controles periódicos preventivos.

Los resultados de la encuesta demuestran también que el chequeo está relacionado con los estudios realizados, de forma que a mayor nivel de estudios mayor es el porcentaje de mujeres que se han realizado algún chequeo a lo largo del año. Resulta llamativo el hecho que la empresaria sea una de las categorías profesionales que menos chequeos se realiza (42%), junto con la trabajadora agraria, la estudiante y la parada.

Entre las profesionales que más se chequean encontramos a las administrativas y la profesional medio y superior. Sin embargo, en el caso de visitar al médico de cabecera se observa la tendencia contraria: a medida que las mujeres tienen mayor nivel de estudios menos visitan a su médico de cabecera. Por otro lado, el estudio demuestra que sólo un 30% de las estudiantes visitan a su ginecólogo, dato significativo ya que la mayor parte de las estudiantes son jóvenes.

En cuanto a los rangos de edad, los temas que más interés suscitan a la mujer joven son el sexo, el SIDA (el 57% de las que manifiestan interés por esta patología no se han realizado un chequeo en el último año), la seguridad infantil y la alimentación. Por el contrario, a la mujer de edad madura le preocupa más los temas de salud relacionados con las enfermedades músculo-esqueléticas, neurodegenerativas y cardiovasculares.

El médico de Atención Primaria sigue siendo la primera fuente de información a la que recurren las mujeres con un 48%, pero en el segundo lugar se sitúan de manera destacada los medios de comunicación, que se han convertido en importantes transmisores de información aunque a menudo esta información se ofrece de manera poco clara y muy dispersa, tal como se desprende del estudio.

En este sentido cabe destacar el auge que en los últimos años ha sufrido Internet, un medio por el cual se facilita el acceso a una información más fácil y directa.

El hecho de que el 45% de las mujeres disponga de ordenador, la mayoría de las veces en casa y que el 92% no pertenezca a ninguna asociación de mujeres aporta aún un mayor peso a la información sobre salud que pueda estar disponible por Internet.

Preguntadas sobre este punto, a más de la mitad les parece interesante un portal de información específico de la mujer, cifra que llega al 84% si nos centramos exclusivamente en aquellas con edades comprendidas entre los 16 y los 30 años, las que mayor uso hacen de Internet.

Los fondos documentales y bibliográficos de la Fundació Josep Laporte se han unido con la numerosa documentación aportada por MSD (Merck, Sharp & Dohme) y otras instituciones relacionadas con la mujer para gestionar en Internet un proyecto global interactivo dedicado a temas de salud y mujer, el Proyecto Observatorio Salud y Mujer (OBSYM). Esta página, ubicada en la dirección www.obsym.org, apuesta por aumentar la información preventiva en la población femenina de nuestro país.

Este esfuerzo conjunto pretende reunir en Internet documentación, formación e investigación sobre salud y mujer con el objetivo de potenciar la prevención y la información sobre los temas de salud en la población femenina de nuestro país.

Ante de la falta de información directa, cercana y de calidad que se desprende de los datos del estudio, el portal de OBSYM pretende dar una respuesta informativa directa. Se trata de aportar en este sentido un espacio de información dirigido a la población femenina para dar datos sobre las enfermedades más prevalentes o que más incidan en la calidad de vida desde las perspectivas de prevención, factores de riesgo, reconocimiento de síntomas, diagnóstico y tratamientos.

Hay que tener en cuenta que, en el caso de muchas enfermedades es fundamental la detección precoz para frenar su avance y en este sentido juega un papel clave el conocimiento.

La Sexualidad. Definición y Aspectos que la Contemplan

Aunque la sexualidad sea un tema que nos interesa a todas las personas, sin embargo, nos cuesta trabajo hablar de ella.

Esto sucede, porque hasta hace poco tiempo no se ha empezado a hablar con naturalidad de estos temas y nos faltan palabras para comunicar y expresar los sentimientos, la afectividad, el placer, etc.

Estos mismos sentimientos, de los que a muchos y a muchas nos cuesta hablar, están educados en razón del género vivido y/o asignado. Con lo que existen grandes diferencias al usar las mismas palabras con otra persona con la que nos comuniquemos, pues ambos le estaremos dando significados distintos.

Por ello es fundamental educarnos en comunicación mixta; no entender los sentimientos del otro/a dan al traste con cualquier otra forma de comunicación que intentemos, más en este terreno que nos ocupa de la sexualidad.

Y por supuesto para entender cualquier sentimiento, la primera regla necesaria es el respeto. El respeto hacia nosotros/as mismos/ as y los/as demás. Sin ello no es posible que se establezcan las bases mínimas de la comunicación.

¿Qué es la Sexualidad?

Eso que te inquieta, que tantas veces te preocupa; algo que te atrae, que te gusta o que no te acaba de convencer. Se trata de algo difícil de definir. Tiene que ver con la salud. Con tu cuerpo. Con tu estado de ánimo. Con tus ideas. Con las de otras personas. Con el sexo.

Es una parte importantísima en nuestra vida. ¿Quién no ha tenido alguna vez "problemas sexuales"?

La sexualidad la sentimos, la vivimos, pero no es fácil hablar de ella. Porque no hay normas iguales para todos y todas. Porque cada uno/a la vive de una manera.

Podemos hacernos una idea de lo que es la sexualidad diciendo lo que no es. La sexualidad no es únicamente:

- Un instinto biológico que sirve para la reproducción. Desde que nacemos somos sexuados. El bebé siente placer al chupar. Desde muy pequeños/as los/as niños/as se "masturban" -disfrutan acariciando sus genitales-. También las personas muy mayores tienen impulsos sexuales.

- El coito: la penetración del pene en la vagina. Hay muchas otras formas de expresar la sexualidad. Hay caricias, besos que nos hacen disfrutar y comunicarnos con otra persona. Todas las sensaciones que entonces tenemos son sexuales.

- Tener relaciones sexuales con personas de otro sexo. Se puede conseguir placer con el propio cuerpo o con personas del mismo sexo, porque también de esta forma se pueden obtener sensaciones gozosas.

Según la Organización Mundial de la Salud (O.M.S.) se considera la salud sexual como "la integración de los elementos somáticos, emocionales, intelectuales y sociales del ser sexual por medios que sean positivamente enriquecedores y que potencien en las personas la comunicación y el amor."

Es decir, en la sexualidad intervienen el cuerpo, las emociones y/o sentimientos, los conocimientos que sobre ella tengamos y la sociedad donde vivimos; a la vez pretende enriquecernos como personas, ayudarnos a comunicarnos y a vivir el amor.

Muchas mujeres han sido educadas como si no tuvieran posibilidad de disfrutar con su sexo, como si éste sólo sirviera para tener hijos y ser utilizado por los hombres. Pero las mujeres, como los varones, pueden disfrutar de su sexualidad, que, gracias a los anticonceptivos, no está forzosamente unida a la reproducción.

La idea de que el único órgano sexual de la mujer es la vagina todavía está muy extendida, pero las mujeres, además de vagina, tienen clítoris. Es un pequeño órgano recubierto por un pliegue de los labios menores y que es muy sensible.

Muchas mujeres lo conocen y lo tienen siempre en cuenta en sus juegos sexuales Pero hay todavía algunas que no conocen su existencia ni sus posibilidades.

La sexualidad no es algo estático sino, que es un proceso cambiante y dinámico, que se va a ir manifestando de formas distintas a lo largo de nuestra vida.

Así desde el momento de la fecundación, en que se forma el embrión, éste va a sufrir una serie de cambios en su desarrollo hasta el momento del nacimiento.

Se irán formando y diferenciando nuestros órganos y características sexuales. Sin embargo, será a partir del nacimiento, cuando poco a poco tomaremos conciencia, de que somos niñas o niños y se va a esperar de cada persona un determinado comportamiento y unas determinadas conductas.

En este sentido, recordarás que desde pequeñas nos iban indicando como debíamos comportarnos y qué se esperaba de nosotros y nosotras, unas veces de forma muy directa y otras, de forma absolutamente sutil y siempre con la idea de que cada género es distinto.

Aún hoy día se sigue educando de forma diferente a un niño y a una niña, potenciando los juegos de acción, de iniciativa, de competitividad a los niños y a las niñas, por el contrario, les favorecemos los juegos en los que deben mostrar su afectividad, el ser pasivas, el depender de los demás, etc. Incluso las nuevas heroínas de los videojuegos y películas son tan masculinas en sus papeles que entusiasman más a los chicos que a las chicas.

De aquí la importancia de la educación, ya sea en la familia, la escuela o en otros espacios, y de su influencia posterior en la sexualidad de las personas.

Debemos intentar conseguir que los valores y actitudes que transmitamos a niñas y niños sean igualitarios y no discriminatorios, solidarios y no competitivos.

De esta forma, fomentaremos el desarrollo de personas, hombres y mujeres, en un plano en el que aprendamos a respetar las diferencias, para complementarnos y enriquecernos mutuamente; de igualdad en derechos y obligaciones, así como de confianza entre los sexos, para llegar a conseguir que las relaciones sean más igualitarias y gratificantes.

Aspectos que Contempla

La sexualidad es una dimensión humana que abarca todo cuanto somos. Nuestra mente y nuestro cuerpo son sexuados, y es en ambos dónde se asienta la sexualidad, de ahí la importancia de que los conozcamos bien, de sentirnos bien con ambos, de conocer nuestras posibilidades reales. La mente nos permite pensar, soñar, fantasear, aprender el cómo queremos vivir con nuestro cuerpo, y de aquí parte el aspecto erótico de nuestra sexualidad.

La sexualidad, es además, una capacidad que nos ayuda a relacionarnos, a buscar y vivir experiencias y sensaciones con nosotras mismas y con otras personas.

Ya comentábamos antes, la diferente educación recibida por ambos sexos. Estas diferencias se aprecian aún más en las relaciones de pareja, donde, en muchas ocasiones no existe una situación de igualdad sino de sometimiento. Y en la relación sexual ocurre lo mismo.

Por esto es importante que pensemos en nuestras relaciones con los demás, para aprender a comunicarnos deseos y sentimientos, a decir lo que nos agrada y lo que no, de las relaciones sexuales que mantenemos.

A aprender a respetar los deseos de nuestra pareja sin perder de vista nuestro propio respeto y a no tratar de imponer o dejarnos imponer criterios poco razonables. Y no sólo en el terreno afectivo o en el sexual, sino en lo cotidiano, a preocuparnos ambos por el cuidado y educación de nuestros hijos e hijas, a repartir las tareas de la casa, incluso aprender a negociar el reparto de los distintos aspectos que conforman nuestra relación.

La forma ideal de pareja no existe, pero esta debería basarse en la amistad y el conocimiento de una misma y del otro. Saber que somos dos personas, distintas e individuales, que hemos acordado vivir juntos, aceptando incluso las diferencias como algo enriquecedor.

La sexualidad hace posible también, que en una época determinada de nuestras vidas nos planteemos tener descendencia. La decisión de tenerla, es importante y debemos ser nosotras las que tomemos esa decisión y no dejarlo en manos del azar.

En resumen, la sexualidad posee la función de relacionarnos con nosotras mismas y los demás y se caracteriza por la búsqueda del placer, la afectividad, la comunicación y complementariamente de la reproducción, ayudando al ser humano a mantener su equilibrio interior y personal.

Características de la Sexualidad

Desarrollo Evolutivo

Una de las características de la sexualidad, es que se desarrolla a lo largo de nuestra vida, de forma progresiva y evolutiva, esto es, desde el momento en que nacemos hasta que morimos.

Pero cada edad se diferencia de la siguiente, de forma que no es lo mismo la sexualidad en la infancia, que en la juventud, la madurez o la vejez, y al ser diferentes etapas y cada una con sus propias características, también la sexualidad se va a manifestar de distintas formas. No hay nada peor para la vivencia positiva del sexo que pretender vivir la sexualidad de una época que no nos corresponde.

Ejemplo de ello son la cantidad de embarazos no deseados, abortos, disfunciones sexuales, enfermedades de transmisión sexual o frustraciones que los muy jóvenes tienen al vivir una sexualidad más adecuada a la persona con experiencia y/o que una persona adulta pretenda vivir la sexualidad de un joven en cuanto a querer emular los "records" de la propia juventud.

Regulación Social de la Sexualidad

Por otra parte, todas las personas nos relacionamos sexualmente y esta forma de relación es controlada o regulada por la sociedad en la que vivimos.

Cada sociedad tiene unos modelos en materia de sexualidad, en el que se toleran o prefieren determinadas conductas sexuales y otras se prohíben o rechazan.

Estos modelos sexuales hacen que cada sociedad imponga unas determinadas normas, que suelen ser decididas por los que dirigen la moral y utilizan sus propios criterios para justificar cada uno de los modelos. Sin embargo, no son duraderas e inamovibles sino que van cambiando y evolucionando a lo largo de los años, al mismo ritmo que las distintas sociedades y la humanidad en general.

Por tanto, la forma en que vivimos nuestra sexualidad, depende en gran parte de la sociedad a la que pertenecemos, y más aún del ambiente en el que nos movemos o vivimos. Al existir distintos tipos de sociedades y culturas, van a existir también diferentes formas de expresar la sexualidad, que a veces, no tienen por qué coincidir con la nuestra, incluso, pueden ser muy diferentes.

En este sentido es fundamental aprender a respetar las conductas sexuales de los demás, siempre que no vayan contra la libertad sexual de las personas.

Cuanto mayor sea nuestro conocimiento sexual, más tolerantes seremos y tendremos una actitud más abierta hacia los demás y sus conductas sexuales.

De todo lo anterior podemos concluir que la sexualidad es una dimensión humana, que es variada y compleja, que evoluciona y cambia continuamente. Por lo tanto es necesario que cada época y cada persona potencie y desarrolle su propia capacidad sexual.

Conductas Sexuales

Como comentamos al principio, a los hombres y a las mujeres aún nos educan de forma muy diferente, lo que hace que tengamos formas muy distintas de ver la vida, de interesarnos por las cosas, de entender la amistad, etc.

También influye en nuestro comportamiento en todas las facetas de la vida y hasta en la forma de sentir.

La sexualidad no escapa a estas diferencias. A las mujeres nos enseñan una gran cantidad de mentiras:

- Que cuanto más delgaditas y pechugonas más sexy seremos.
- Que el sexo es cosa de hombres. Que ellos saben más, que siempre tienen ganas y nunca desaprovechan una oportunidad.
- Que nuestra sexualidad está dormida hasta que el príncipe azul nos la despierte con un beso.
- Que nuestro valor como mujer está en resistirnos ante las insistencias de los hombres.
- Que el amor es lo que importa, y el sexo sólo es un complemento a ese amor.

Las mujeres aprendemos más de la ternura. Desde pequeña suele haber más contacto físico entre nosotras que entre los varones. Nos ocupamos más del cuerpo y de cuidarlo, etc. Todo esto es positivo. Pero desconocemos nuestros genitales.

Las mujeres desarrollamos una capacidad erótica más general, más global. Nos gusta que las cosas sean lentas y suaves y que haya más caricias.

La sexualidad de los hombres suele estar, por educación, más centrada en los genitales, se masturban de jóvenes más, hablan sexualmente de las chicas. Así van creando su mundo de fantasías.

Ellos deben preocuparse por recuperar lo global y nosotras por recuperar los genitales. En general, las mujeres no vemos nuestros genitales como algo agradable que nos puede proporcionar placer. Difícil es disfrutar con una parte de nuestro cuerpo que no conocemos y que no nos gusta.

Por otro lado, a las mujeres nos cuesta mucho expresar nuestros deseos, sentimos vergüenza en decirle a nuestra pareja que es lo que nos gusta o decirle que eso nos molesta o nos hace daño. A veces tememos que nos pregunten que eso donde lo hemos aprendido. Por esta razón y muchas otras llegamos a sufrir con las relaciones e incluso a llevarnos toda la vida fingiendo placer u orgasmos.

Con estos valores y formas de comportarnos tan opuestos nos perdemos muchas de las posibilidades de la sexualidad.

Los hombres deberían aprender a disfrutar con todo su cuerpo y a expresar sus sentimientos.

Las mujeres deberíamos aprender que el placer no depende de las demás personas, que es autónomo, que es la capacidad que tenemos para gozar con nuestro cuerpo porque es sensible.

También es importante valorar nuestro cuerpo con los genitales, nuestros pensamientos eróticos o fantasías y disfrutar con ellos.

Si ambos expresamos lo que queremos y lo que nos gusta, si escuchamos mejor nuestro cuerpo, tanto hombres como mujeres nos entenderemos mejor y nuestras relaciones serán más amplias, igualitarias y satisfactorias. Aprender a saber lo que se desea en todos los aspectos de la vida y a decirlo, no sólo en la faceta sexual, es algo que merece el esfuerzo.

Los Problemas Sexuales o Disfunciones

Decimos que hay un problema o una disfunción sexual cuando algunas de las funciones o partes de la respuesta sexual se ven alteradas. Esta alteración puede surgir como consecuencia de un problema psíquico o de alguna enfermedad orgánica.

Hay que distinguir las dificultades causadas por desconocimiento sobre sexualidad, de las verdaderas disfunciones, en las que suele existir un problema, unas veces orgánico, otros psicológicos, que justifican la existencia de una alteración en la respuesta sexual.

Es cierto que muchas de las disfunciones llamadas psicológicas, en sí no son más que desarreglos o desajustes de pareja. Una pareja que no se lleve bien, difícilmente va a disfrutar de la relación sexual que mantengan, por muy buena técnica que pudieran tener. En otras ocasiones no es más que falta de conocimiento sobre sexualidad y sobre nuestro propio cuerpo.

En ocasiones la disfunción se debe a traumas infantiles o juveniles, situaciones de abusos sexuales vividas en cualquier período de la vida, violaciones, o algunas otras situaciones como dificultades con la propia personalidad, miedos, ansiedades, etc.

También puede ser la educación muy estricta recibida la causa de que no nos sintamos a gusto en las relaciones sexuales.

Entre las causas orgánicas están algunas enfermedades crónicas, la drogadicción, el tabaquismo, el consumo de alcohol y el uso de determinados fármacos, etc.

Disfunciones Femeninas

- Disfunción del deseo, que puede ir desde no haber sentido nunca el más mínimo deseo de mantener una relación, hasta la pérdida más o menos brusca a partir de alguna circunstancia especial, como puede ser una gran tensión laboral o stress.

  En este sentido hay que distinguir el que en ocasiones alguna mujer no siente el mismo deseo que la persona con quién se relaciona y esto no es una disfunción del deseo sino un problema de ajuste, que se resolverá simplemente dialogando y llegando a un acuerdo.

- Disfunción orgásmica, que puede ser desde que no haya sentido jamás un orgasmo, hasta la simple disminución de ellos durante un corto período de tiempo. A veces ocurre que nos damos cuenta que sentimos orgasmos a solas, en la masturbación y no con una relación con otra persona o al contrario.

  Muchas mujeres no sienten nunca orgasmos, simplemente porque no hay una buena excitación ni estímulos sobre el clítoris, unas veces porque los hombres solo van directos a la penetración y otras porque la misma mujer no se deja tocar los genitales y sólo practican la penetración directamente.

- Vaginismo o la imposibilidad de conseguir la penetración.

- Penetración dolorosa (dispareunia), en una gran cantidad de ocasiones, no es más que una falta de tranquilidad durante la relación o un juego sexual escaso. En otras puede ser un problema orgánico y deberemos consultar con un/a especialista en ginecología.

Disfunciones Masculinas

- Disfunción del deseo, en el hombre más relacionada con enfermedades orgánicas o con problemas de pareja, ya que el deseo ha sido muy estimulado culturalmente entre ellos. En muchas ocasiones también se puede deber a problemas psíquicos.

- Trastornos en el control de la eyaculación, en ocasiones muy rápida y en otras demasiado lenta, cuando no imposible. La eyaculación sin control es muy frecuente y fundamentalmente debida a un mal aprendizaje de las sensaciones durante la excitación.

- Disfunción erectiva, que puede ir desde una pequeña dificultad para conseguir una erección completa, hasta una impotencia total y definitiva.

Aquí, como en todas las disfunciones, intervienen mucho los factores psíquicos, pero algo más acusados, en el sentido de que en ocasiones un problema ocasional de falta de erección, angustia tanto al hombre que en las siguientes ocasiones su propio miedo le va a impedir conseguirla.

Hoy día la mayoría de estas disfunciones tanto femeninas como masculinas tienen tratamiento y de ello se encargan profesionales de la Sexología, en la que se hacen tratamientos que suponen, la mayoría de las veces, realizar una serie de tareas en casa, a solas o con la pareja, y sólo en ocasiones utiliza algún fármaco.

En este sentido debemos tener cuidado con las recomendaciones que algunos medios nos ofrecen sobre tratamientos milagrosos o artilugios mecánicos que casi siempre no son más que estafas y suelen producir serias dificultades.

Siempre que creas tener un problema con tu sexualidad consúltalo a tu médico/a, ellos te enviarán a algún especialista en sexología.

Como en casi todo, hay muchos mitos o mentiras alrededor de las posibles causas de disfunciones. Por ejemplo:

LA MENOPAUSIA DEJA A LA MUJER SIN SEXUALIDAD

La menopausia no crea disfunción en si; puede favorecer a veces ciertas molestias en la vagina a la hora de la penetración, por disminución de la humedad vaginal. Si te resulta molesto consúltalo con tu médico/a.

SI NO TIENES DESEO LO QUE DEBES HACER ES MANTENER MUCHAS RELACIONES

Una forma de mejorar el bajo deseo sexual, no es forzarse a hacerlo muchas veces o fingir el orgasmo, o ver películas porno. Al contrario, esto puede impedir que te apetezca la relación sexual, o que no te resulte agradable tu pareja.

UNA MUJER A LA QUE APETEZCA MUCHAS RELACIONES ES UNA NINFÓMANA

Esto es falso, al igual que a algunos hombres a algunas mujeres les apetece tener relaciones con bastante frecuencia. Sólo en ocasiones el exceso se puede considerar anómalo.

SI NO TIENES ORGASMOS ES PORQUE NO TE CONCENTRAS

Esto es relativamente falso; en realidad en ocasiones no estamos pensando en nada sexual durante la relación. Y eso es como ir al cine y llevarse una radio. Durante la experiencia sexual se debería estar pensando en: fantasías sexuales, recuerdos de otros momentos, deseos, etc.

Los Anticonceptivos

La mayoría de las personas nos planteamos, en algún momento de nuestra vida, el hecho de tener que elegir un método anticonceptivo para tener una sexualidad placentera, evitar un embarazo no deseado, alguna enfermedad de contagio sexual o evitar las angustias propias de la falta de su uso, que desembocan las más de la veces en disfunciones como pérdida del deseo sexual o anorgasmias.

Pero, ¿qué método podemos utilizar? Métodos hay muchos, la gente los conoce, ha oído hablar de ellos, si no por propia experiencia, por comentarios de amigas, familiares, etc., pero aún conociéndolos, muchas personas utilizan métodos poco seguros o no los utilizan.

No usarlos, puede producir problemas en la pareja, tensiones, evitar tener relaciones sexuales, un embarazo no deseado que en la mayoría de los casos trae consigo un abandono de los estudios, casarse prematuramente, aumentar la familia sin desearlo o recurrir al aborto, situaciones que no siempre se asimilan con facilidad.

En lo que todo el mundo está de acuerdo, es en considerar que el método perfecto no existe. Cada método tiene sus ventajas e inconvenientes, por lo que cada persona, debe decidir cuál va a utilizar, teniendo en cuenta, que siempre será mejor utilizar un método, que no usar ninguno.

A la hora de elegir un método anticonceptivo hay que tener en cuenta una serie de factores, como son: la edad, la situación personal, la frecuencia de relaciones sexuales, el que ambos miembros de la pareja acepten bien el método elegido y se responsabilicen de él, etc. No es lo mismo tener una pareja estable, con lo que las relaciones pueden ser más continuadas, que no tenerla y ser las relaciones más esporádicas.

También hemos de tener en cuenta que si usamos, por ejemplo, la píldora, y mantenemos relaciones esporádicas con personas desconocidas, debemos usar un método que además nos proteja frente a las enfermedades de transmisión sexual (preservativo o condón).

Para decidirse hay que tener información. Conocer con objetividad los métodos anticonceptivos es fundamental para que podamos decidir. Por otro lado, la elección de un método anticonceptivo no es definitiva, se pueden utilizar distintos métodos, según las necesidades, el momento y las circunstancias de cada persona.

Aunque la mayoría de los métodos son de utilización femenina, los hombres deben asumir la responsabilidad de la anticoncepción. Si estamos en pareja hay que compartir la decisión y colaborar con la utilización del método elegido. Si tenemos relaciones esporádicas, tanto hombres como mujeres, somos responsables de la anticoncepción. El hecho de utilizar un método supone en la mayoría de los casos una oportunidad para que la mujer comience, si no lo ha hecho con anterioridad, a revisarse médicamente, a auto explorarse, con lo que no sólo está previniendo posibles trastornos ginecológicos, sino también promoviendo y cuidando su propia salud, que es lo más importante.

La Sexualidad Unida a la Anticoncepción

La sexualidad humana se puede vivir y expresar de muchas maneras, pudiendo resultarnos todas ellas muy placenteras. Una de estas formas es el coito vaginal. Esta es la forma más frecuente de relación entre hombres y mujeres.

Aunque actualmente sabemos que no es la más placentera ya que casi un 85% de la población femenina jamás tienen un orgasmo exclusivamente con esta práctica, a menos que se estimule el clítoris durante la relación. Sin embargo, es la más frecuente por su mito cultural que la ha convertido en la estrella de la sexualidad.

Desde la primera regla hasta la menopausia, las relaciones sexuales con penetración conllevan la posibilidad de un embarazo. Por tanto, durante gran parte de nuestra vida, la sexualidad coital debe ir unida a la anticoncepción.

En el cine o en la televisión, las personas tienen relaciones y no parece que exista la anticoncepción. Nunca aparecen los preservativos, ni los diafragmas, ni nada que haga pensar que las mujeres se pueden quedar embarazadas. Pero esa no es la realidad.

Para no usar anticonceptivos ponemos todo tipo de excusas. Muchas personas no eligen el DIU porque creen que no es seguro, sin embargo, utilizan otras prácticas menos seguras como el coito interrumpido. Te sorprendería conocer el número de mujeres que han tenido un embarazo no deseado al utilizar la marcha atrás o el Ogino.

A veces, se argumenta que los métodos anticonceptivos son incómodos, que engordan o les tenemos miedo y quizás nos debería preocupar más un embarazo no deseado.

Aunque es una situación que se suele ver lejana, ocurre con frecuencia. Enfrentarse a un embarazo que no se desea o recurrir al aborto, son experiencias que la mayoría de las personas preferiría no tener que vivir.

La anticoncepción debe ser algo cotidiano en las relaciones sexuales con penetración entre hombres y mujeres.

Siempre Existe un Método

La sexualidad es algo muy agradable y placentero, pero que como casi todo en la vida tiene sus riesgos. Por eso, vamos a dejar de justificarnos y elijamos el método, pensando en nuestro propio caso. Qué es lo más importante para nosotros/as, qué le pedimos a un método, qué tipo de relaciones mantenemos, etc. Informarse para poder decidir lo más conveniente.

En la consulta de Planificación Familiar pueden asesorarte, teniendo en cuenta tu situación personal y tu salud. No es lo mismo planteárselo desde una relación de pareja estable, que con relaciones esporádicas o sin pareja fija.

Hombres y mujeres debemos ser responsables de nuestra anticoncepción. El uso de métodos anticonceptivos será necesario en gran parte de nuestra vida.

Por tanto, en una etapa se puede usar la píldora, en otra el DIU o el preservativo. Podemos ir cambiando según nuestras circunstancias.

Compartir Responsabilidades

La anticoncepción es cosa de dos. Aunque la mayoría de los métodos van dirigidos a las mujeres, no quiere decir que los hombres se desentiendan del tema.

En una pareja deben estar informados los dos sobre los métodos y cómo actúan, discutir sobre qué método elegir y quién va a utilizarlo. Es conveniente que los hombres acudan también al Centro de Planificación Familiar.

Cuando no se tenga pareja fija, la cuestión debe plantearse en cada ocasión con la eventual pareja. También se pueden compartir con tu pareja en el día a día. Unos días él usa el preservativo y otros días ella el diafragma. Os podéis poner de acuerdo y así participáis los dos. La responsabilidad se puede compartir a lo largo de la vida y en las distintas etapas.

En una época ella puede tomar la píldora y, cuando pasen unos años, él usar el preservativo. O cuando tengáis claro que no queréis más hijos/as optar por la vasectomía. Si ella ha llevado durante muchos años la responsabilidad de la anticoncepción, sería bueno que él tomara la iniciativa.

Lo ideal sería que el uso de métodos se convirtiese en un hábito en las etapas de nuestra vida en que no deseemos tener hijos/as. Si queremos llegar a una sociedad más igualitaria y participativa entre hombres y mujeres, también debemos compartir el uso de los métodos anticonceptivos.

El Embarazo

Hasta hace poco tiempo tener hijos/as era "lo normal" en una pareja, y sólo dependía de la suerte. Actualmente, las cosas están cambiando, los métodos anticonceptivos nos ayudan a tener el número de hijos/as que deseamos y cuando los consideremos oportunos. También, a través de la adopción y las técnicas de fertilización, mujeres y hombres podemos plantearnos la maternidad-paternidad como una verdadera opción.

Aunque podamos elegir la época en que queremos tener bebé, la fecundación no siempre ocurrirá en el momento previsto, hay que tener en cuenta que desde que dejemos el método pueden pasar algunos meses. Cuando decidimos tener un/a hijo/a nos hacemos muchas preguntas: ¿Es este el momento adecuado? ¿Podré física y mentalmente?, ¿Y económicamente? ¿Seré capaz de educar correctamente? ¿Van a cambiar muchas cosas en mi vida?....

Desde el principio del embarazo se van produciendo cambios en la vida cotidiana que nos irán preparando, poco a poco, para la llegada del bebé. Muchos aspectos de la materno-paternidad serán agradables, fascinantes, otros serán desconcertantes, te harán cambiar algunas costumbres, gustos, etc. Por esto, una buena reflexión y un aprendizaje previo y correcto, pueden hacer de la materno-paternidad, una de las vivencias más positivas y enriquecedoras de nuestra vida.

Hábitos Saludables Durante el Embarazo

CONSIDERACIONES GENERALES

Durante todo el embarazo es mejor mantener una ducha diaria, con jabones suaves y luego darse un masaje con aceite o crema hidratante. No conviene practicar lavados vaginales. El resto de la higiene, según la costumbre.

Debemos tenér en cuenta mantener una buena higiene dental, cepillando los dientes después de cada comida y acudir al dentista en caso de ser necesario.

En cuanto a la ropa, debe ser cómoda y que no cprima; ni fajas; ni ligas. El calzado deberá ser plano o con tacón muy bajo desde el principio. Los tacones altos pueden resultar perjudiciales para la columna y favorecer la aparición de dolores musculares. Si tiene varices o tendencia a ellas, puede utilizar medias especiales.

Se debe evitar la exposición a Rayos X, los locales cargados de humos, los gases tóxicos y la toma de medicamentos que no estén indicados por el especialista.

ALIMENTACIÓN

Desde el momento que se confirma el embarazo, se deberá mantener una alimentación lo más variada y natural posible: frutas, verduras, carnes, pescados, legumbres y cereales, huevos, leche y sus derivados.

Es conveniente evitar las comidas pesadas y condimentadas, las grasas, los fritos, etc. También el tabaco, el café, los refrescos y el alcohol.

A partir del segundo trimestre se hace más necesario comer más veces y en menor cantidad. Una buena alimentación no debe implicar un aumento excesivo del peso; lo más conveniente es que al final del embarazo se pese entre 8 y 12 kilos más.

SEXUALIDAD

Si se tiene un embarazo normal no hay ningún problema en seguir manteniendo las relaciones sexuales habituales. Este es un buen período para disfrutar de ellas, ya que el cuerpo está más sensible y nuestro ánimo más optimista.

Es frecuente que notemos cambios en el deseo. En algunas personas aumentará y en otras disminuirá sin ningún motivo aparente. Igual puede ocurrir con el orgasmo, o con la satisfacción sexual, que se pueden ver dificultados o mejorados.

Si la mujer vive el coito de manera incómoda, se pueden practicar otras actividades sexuales, como la masturbación mutua. Las caricias se hacen más agradables.

A veces se pueden notar ligeras molestias debido al cansancio y sueño y a la hipersensibilidad de los pechos. A medida que la gestación avanza hay que adoptar algunas posturas más cómodas, debido a la dificultad que supone el tamaño del abdomen.

Cerca del parto, si el embarazo ha sido normal, se puede continuar con las relaciones sexuales habituales, recomendando que al practicar el coito se realice con cuidado y prudencia en las dos últimas semanas.

OCIO, TRABAJO Y OTRAS ACTIVIDADES

Durante todo el embarazo se puede continuar con las actividades normales, siempre que no requiera sobreesfuerzo o exista riego de caídas. En cualquier caso hay que evitar cansarse.

Si se viaja en coche hay que parar cada dos horas aproximadamente y dar un paseo, de esta forma se facilita la circulación sanguínea en las piernas.

Puede seguir conduciendo, si se encuentra bien, usando siempre el cinturón de seguridad por debajo del vientre.

Se debe procurar hacen ejercicios moderados, y pasear al aire libre todos los días al menos media hora.

En los últimos meses se irán limitando los movimientos y actividades de la embarazada, y sólo habrá que ir adaptándose a los nuevos cambios. En el tercer trimestre si trabaja fuera de casa se deberá decidir cuando se va a dejar el trabajo.

El Embarazo, el Trabajo y la Ley

Respecto al trabajo, en principio, no hay ninguna razón para dejarlo. Sólo hay algunos casos, que por razones médicas habría que planteárselo. Cuando se va a firmar un contrato la ley no obliga a decir que se está embarazada. Tampoco en el caso de ser solteras. Si tenemos problemas podemos buscar información en los Centros de la Mujer o en los Sindicatos.

Toda mujer trabajadora tiene derecho a un descanso de 16 semanas continuadas, que podrán ser distribuidas a opción de la mujer, siempre que las 6 últimas semanas sean después del parto. En caso de parto múltiple el período se amplía a 18 semanas.

Cuando el padre o la madre trabajan fuera de casa, se puede optar porque el padre sustituya a la madre, disfrutando él de las cuatros últimas semanas del descanso por maternidad-paternidad. En este caso, el padre deberá solicitarlo al iniciarse el descanso por maternidad-paternidad.

Si se decide coger un período de excedencia para atender al cuidado de los/as hijos/as, tenemos derecho a tres años. Este derecho también se disfruta en el caso de adopción. La reserva del puesto de trabajo y la antigüedad del mismo sólo se hará durante el primer año. A este derecho pueden optar la madre o el padre, en el caso en que ambos trabajen.

Tras el parto, la mujer trabajadora tiene derecho a una hora de ausencia del trabajo para la lactancia de un hijo/a menor de nueve meses, que puede dividir en dos fracciones de media hora o cambiarla por una reducción de jornada de media hora para la misma finalidad. La madre o el padre podrán disfrutar de este derecho.

Este derecho puede ser ejercido cuando la trabajadora lleva nueve meses o más dada de alta en la Seguridad Social y ha cotizado como mínimo 180 días en los 12 meses anteriores a esa fecha. Cuando se tenga un trabajo que perjudique a la embarazada o al feto, se puede solicitar en la empresa un cambio del puesto de trabajo.

Embarazos Especiales

Entre las posibles causas de embarazo especiales estarían, los embarazos gemelares, cuando la mujer padece una enfermedad (hipertensión, diabetes.) también, cuando el embarazo ocurre antes de los 18 o después de los 38 años aproximadamente, y en casos de embarazos o partos anteriores con problemas.

En estas situaciones y según el caso, habrá que tener en cuenta una serie de cuidados especiales y sobre todo acudir más al tocólogo/a.

Si previamente al embarazo se padece alguna enfermedad, es conveniente consultar al médico/a, pues a veces es más seguro posponer el embarazo.

ABORTO ESPONTÁNEO

El temor de abortar puede privar a algunas mujeres de sentirse felices durante los primeros tres meses, sin embargo, esa posibilidad es mínima; ya que más del 90% de los embarazos siguen hacia delante. Cuando una mujer padece un aborto espontáneo en su primer embarazo, lo normal es que en los posteriores todo vaya correctamente.

Enfermedades de Transmisión Sexual (ETS)

Son aquellas enfermedades infecciosas que se transmiten a través de determinadas conductas o prácticas sexuales. Se las conoce también por sus siglas: E.T.S. Aclaremos algunos conceptos de esta definición. Son enfermedades, es decir, alteraciones de la salud, algunas pasan casi inadvertidas o producen pocos trastornos y otras dan unos síntomas más graves.

Son infecciosas, cuando su causa suele ser un microorganismo (un ser vivo muy pequeño) que sólo se ve con microscopio. Hay varios tipos: hongos, bacterias y virus. En cambio, otras se pueden ver a simple vista como las ladillas o piojos del pubis. Se transmiten de una persona a otra mediante el contacto directo con una zona infectada. Mucha gente dice haberse contagiado en un servicio público y esto no es posible. Estos microorganismos para vivir, necesitan del ser humano y no sobreviven demasiado tiempo fuera de ellos.

Otro tipo de transmisión que se puede presentar es el de la mujer embarazada e infectar al feto que, tras el nacimiento, puede presentar síntomas de la enfermedad.

Algunas de estas enfermedades, además, de por contacto sexual, también se transmiten por contacto sangre-sangre a través de cierto objetos, jeringuillas, maquinas de afeitar, cepillos de dientes etc.

En la transmisión hay un concepto que es importante, es el llamado período prodrómico o ventana, se trata del tiempo que transcurre desde el contacto con el microorganismo hasta que aparecen los primeros síntomas de la enfermedad. Este período tiene el inconveniente de que es normalmente asintomático, es decir, no se siente nada y, sin embargo, sí se puede contagiar a otra persona.

Como casi todas las enfermedades tienen tratamiento y la mayoría se curan con facilidad. Y desde luego, como casi todas las enfermedades infecciosas, se pueden prevenir. La forma más eficaz, actualmente, de evitar contagiarse es usar un preservativo o evitar el tener contactos sexuales con una persona enferma hasta que no esté curada. Esto va a requerir de algo muy importante también en la prevención de las ETS, que es la comunicación.

La comunicación de la persona infectada con la pareja y con el personal sanitario. La persona que tiene una ETS, sigue pensando que es algo que hay que callar, algo vergonzoso, tiene miedo al que dirán, o a perder la pareja.

Así no se transmiten Por estas ideas, a veces, se está dispuesto a padecer una enfermedad que casi siempre puede curarse con un tratamiento fácil y rápido. Para que el tratamiento sea eficaz, es necesario que lo realicen ambos miembros de la pareja. Este es uno de los motivos por lo que resulta difícil erradicarlas. Existe un mito que también contribuye al mantenimiento de estas enfermedades y es el de la higiene como remedio.

Mucha gente piensa que una "buena" higiene puede proteger de este tipo de infecciones. No hay que confiar en la apariencia aseada, para no usar métodos preventivos. Actualmente hay cierta tendencia, entre las jóvenes, a confiar excesivamente de la apariencia del chico y cuando estos proponen no usar el preservativo, nos falta habilidad para decir que no a las relaciones sean de penetración u orales.

Pueden afectar a todas las personas que tengan más de una pareja sexual o que su pareja la tenga y, no use métodos preventivos como el preservativo.

Signos y Síntomas que Indican ETS

SÍNTOMAS LOCALES

En la siguiente tabla presentamos los síntomas o signos más frecuentes que nos pueden hacer sospechar que nos hemos contagiado. Pueden aparecer uno sólo o varios juntos. Aunque no siempre que notemos un leve escozor, picor o dolor en las relaciones se trata de una ETS. A veces son molestias pasajeras, sin importancia. Pero si creemos que se trata de algo importante debemos consultar con especialistas.

Bastantes jóvenes, por temor a que su familia se entere de que están manteniendo relaciones, no comentan nada y cuando vienen a consultar, la enfermedad ha producido daños más graves.

Dependiendo de las prácticas sexuales, las ETS se pueden contagiar en otras zonas como el recto y ano o en la boca y garganta.

SÍNTOMAS GENERALES

Algunas ETS presentan manifestaciones generales, de todo el cuerpo o de órganos distintos a los genitales. Como ejemplo tenemos la sífilis, que aunque comienza dando síntomas en los genitales, en una fase más avanzada, si no se trata a tiempo, presenta alteraciones en la piel de todo el cuerpo. Otro ejemplo es la hepatitis B que afecta principalmente al hígado.

Las ETS más Frecuentes

PEDICULOSIS PUBIS

Se llaman vulgarmente ladillas. El responsable es un parásito que vive en el vello del pubis u otras zonas velludas del cuerpo.

Se contagian generalmente por contacto directo y en ocasiones por la ropa u objetos que puedan contener grasa humana (sofás, toallas, etc.).

Los síntomas son picores en la zona púbica. A veces aparecen pequeños puntos de sangre en la ropa interior y se ven los parásitos en el vello.

Se tratan con lociones, polvos o champús específicos y con medidas de limpieza especiales con las ropas o sábanas.

SARNA

La provoca otro parásito que se contagia de la misma manera que el anterior. Se caracteriza por picores nocturnos en todo el cuerpo menos en la cara. Se pueden ver surcos en la piel.

El tratamiento es con lociones.

VAGINOSIS O INFECCIÓN POR GARDNERELLA

No es una infección de transmisión sexual propiamente dicha, igual no se puede considerar ni una infección, sino una alteración de la flora de la vagina.

Está producida por varios microorganismos que habitan, normalmente, en la vagina y que por algunas circunstancias aumentan de cantidad. Es muy frecuente.

Sólo se nota un flujo más abundante que, generalmente, cambia de color y tiene un olor mucho más fuerte. Los hombres no presentan síntomas.

Se puede diagnosticar con una simple exploración ginecológica o mirando el flujo vaginal al microscopio. No produce complicaciones.

CANDIDIASIS

El causante es un hongo que se llama Candida Albicans. Este tipo de infección es muy frecuente. Tampoco se puede considerar una infección de transmisión sexual propiamente dicha, pero si se tiene, se puede transmitir sexualmente.

Con frecuencia, se debe a una alteración del equilibrio en la flora vaginal. Hay factores que la favorecen: la toma de antibióticos, el uso abusivo de jabones y desodorantes en la zona, los cambios hormonales como el embarazo, la humedad excesiva, el uso de salva slip o ropa interior de fibra, etc.

Los síntomas en la mujer son muy aparatosos. Produce un gran picor y escozor en la vulva y vagina. La vulva se ve enrojecida e hinchada. El flujo es espeso y blanco, como yogurt o leche cortada. A veces, se forman pequeñas heriditas en la mucosa de la zona, que sangran levemente.

En los hombres aparece picor y enrojecimiento en el glande que acaba despellejándose.

Se diagnostica mirando el flujo al microscopio o con un cultivo. No suele presentar complicaciones. Normalmente se trata localmente con cremas y óvulos específicos.

Muchas mujeres presentan candidiasis de repetición. Al aparecerles de nuevo piensan que no se han curado bien. Generalmente, el tratamiento suele ser correcto pero no se ha eliminado las causas que lo provocan, entre ellas el lavado excesivo de los genitales, ropa interior de fibra y pantalones ajustados que no permiten la transpiración, abuso de antibióticos, etc. Otras veces, siguen apareciendo sin ninguna de estas causas. Se puede deber a factores psicológicos como problemas de pareja, conflictos con las relaciones sexuales, etc.

TRICOMONIASIS

Esta infección sólo se contagia a través de las relaciones sexuales. La produce un microorganismo llamado Tricomonas. Es muy frecuente.

En la mujer provoca una infección vaginal, que en algunos casos, pasa inadvertida por mucho tiempo, incluso años. En cambio, en otras ocasiones pueden aparecer alguno o todos estos síntomas; más flujo de lo normal de color verdoso y/o con mal olor, picor o escozor vaginal y dolor durante las relaciones sexuales.

Generalmente los síntomas son más intensos tras la menstruación. Los hombres no suelen presentar síntomas o sólo unas ligeras molestias al orinar.

Se diagnostica fácilmente, observado directamente el flujo al microscopio. No tiene complicaciones. Se trata por vía oral y generalmente con un sólo día de tratamiento es suficiente. Es imprescindible el tratamiento de la pareja aunque no tenga síntomas.

CONDILOMAS ACUMINADOS

Es una ETS provocada por un virus. Cada vez es más frecuente en nuestro país.

Aparece tanto en el hombre como en la mujer, unas verrugas blanquecinas o grisáceas.

No son dolorosas. A veces puede sentirse algún picor en la zona donde se encuentran los Condilomas.

Se suelen ver a simple vista en la vulva, periné, ano, glande, prepucio y piel del pene. También aparecen en la vagina y cuello del útero.

Es normalmente una lesión benigna pero es importante tratársela cuanto antes.

Hay que tener en cuenta que el período de incubación de esta infección, desde que se contagia hasta que aparecen los primeros síntomas, puede ser de hasta 8 meses, siendo lo más frecuente de 2 meses.

Mujeres que la han tenido alguna vez o, simplemente, hayan estado en contacto con el virus, tienen más posibilidades de desarrollar un cáncer de cuello uterino. Por eso es muy importante hacerse una citología periódicamente, que es la forma de diagnosticar las lesiones precozmente.

Los hijos/as de madres con condilomas pueden contagiarse durante el parto. Su tratamiento es local y específico.

HERPES GENITAL

También lo produce un virus. Se producen unas lesiones parecidas a las "calenturas" de la boca que suelen aparecer en las mismas zonas que los condilomas.

La enfermedad comienza con sensación de tirantez en la piel afectada hasta que aparecen unas pequeñas vesículas sobre un fondo rojo que posteriormente se rompen formándose una costra que desaparece sin dejar cicatriz.

En total dura unos 14 días. Es muy doloroso. Puede acompañarse de fiebre y malestar general.

Una vez, contraída la enfermedad, puede volver a aparecer en cualquier otro momento. El virus permanece en el organismo y la lesión reaparece cuando hay una disminución de las defensas por alguna causa. En estos casos, las lesiones duran menos, de 4 a 7 días y los síntomas son menos intensos.

Mientras la lesión permanece activa el riesgo de contagio es muy alto.

Puede afectar al niño/a durante el parto, si la madre se encuentra con las lesiones en período activo.

Debes acudir a tu médico/a, y para aliviar los síntomas de este tipo de herpes puedes mantener las llagas limpias y secas, usar ropa interior suelta y de algodón; toma baños de agua tibia o fresca; si sientes dolor al orinar puedes hacerlo en el bidet con agua templada o usa ambas manos para separarte los labios de la vulva y evitar que la orina toque las llagas.

GONOCOCIA

Es una infección provocada por una bacteria: el Gonococo. Afecta al cuello del útero en la mujer y a la uretra a los hombres principalmente. También puede infectar el recto y la faringe en función de las distintas prácticas sexuales.

Si no se trata a tiempo, desde estas zonas puede extenderse al testículo, la próstata, la uretra femenina, las trompas y los ovarios, incluso a las articulaciones en períodos más avanzados. Si esto llega a ocurrir, tanto en mujeres cómo en hombres, puede dejar como secuela una esterilidad. También el/la niño/a durante el parto puede verse afectado.

La infección del cuello del útero (cervicitis) puede pasar desapercibida. A veces provoca un flujo abundante y amarillento, molestias al orinar o en el bajo vientre.

Un alto porcentaje de mujeres no presenta síntomas.

En los hombres aparece de forma muy aguda, sienten escozor al orinar, orina turbia y más tarde secreción amarillenta o verdosa (pus) en el meato urinario que mancha la ropa interior.

Tanto en hombres como en mujeres, cuando la infección se extiende, aparece dolor en las zonas afectadas y fiebre.

Si se diagnostica con rapidez se cura fácilmente con antibióticos, generalmente, en una sola toma.

CLAMIDIASIS

La responsable es una pequeña bacteria llamada Clamidia.

En las mujeres produce una cervicitis que, normalmente, no presenta síntomas.

Puede haber un pequeño aumento del flujo o molestias al orinar o durante el coito. Aunque los síntomas puedan ser leves, conviene tratarla siempre pues su agravamiento, podría provocar una enfermedad inflamatoria pélvica (EPI).

En los hombres son más claros los síntomas. Puede aparecer una gotita amarillenta clara y viscosa en el meato urinario, sobre todo por las mañanas. También ligeras molestias al orinar.

Pueden complicarse extendiéndose como el gonococo y producir esterilidad en ambos sexos. También se puede infectar al recién nacido durante el parto. Se cura fácilmente con antibióticos.

INFECCIÓN POR MICOPLASMAS Y UREAPLASMAS

Nos puede servir lo dicho para las clamidias. En este caso, los síntomas son todavía menores y no está claro su papel en la esterilidad. Se creen responsables de algunos casos de abortos de repetición y afecciones fetales intraútero.

SÍFILIS

Está provocada por una bacteria. Se llama también lúes. Evoluciona en tres períodos y afecta a todo el organismo, no sólo a los genitales. Aparece igual en hombres que en mujeres.

En la primera fase: se forma una úlcera (chancro) indolora. Puede aparecer hasta tres semanas después del contagio. Se ve en los genitales, en la boca, ano, etc., cualquier zona que haya estado en contacto con los genitales de la persona infectada.

La úlcera desaparece en 3 ó 5 semanas espontáneamente y sin dejar rastro. Por eso es difícil de descubrir en esta etapa. Sobre todo en las mujeres, por su anatomía y porque con frecuencia los antibióticos a bajas dosis enmascaran el proceso.

En la segunda fase, meses después, aparecen alteraciones muy llamativas de la piel, que nos hace consultar con el médico/a.

En la última fase se afectan casi todos los órganos del cuerpo. Este proceso suele ocurrir en varios años, a veces muchos.

Se diagnostica con un análisis de sangre o por los síntomas y se cura fácilmente sin dejar secuelas en la primera y segunda fase de la enfermedad.

Puede provocar abortos o afectar al feto, que nace con una sífilis congénita.

HEPATITIS B

Está provocada por un virus y es una enfermedad muy frecuente. Se puede contagiar por contacto sexual. También se transmite por el contacto sangre/sangre o de ésta con un objeto infectado (jeringuillas) y de la madre al feto.

Produce, entre otros síntomas, cansancio, ictericia (piel y mucosas amarillas) y orina oscura.

Se puede ser portador/a. Esto quiere decir, que esta persona no está enferma, pero puede transmitir la enfermedad al estar infectada.

No tiene tratamiento específico. Existe una vacuna que se pone a las personas con más riesgo: Adictos a drogas por vía intravenosa, parejas de portadores, homosexuales masculinos, recién nacidos expuestos al virus, personal sanitario, etc. Actualmente, está incluida en el calendario de vacunaciones con lo que se está vacunando a toda la población, desde la infancia o adolescencia.

Prevención de la ETS

La prevención de las ETS es algo que nos corresponde a todas las personas desde que decidimos mantener relaciones sexuales. Existe la tendencia a pensar que son los chicos los que más cuidado deben tener, y no podemos olvidar que hoy día todos/as nos hemos liberado de antiguas costumbres y las mujeres también somos susceptibles de contraer cualquier ETS. Todos podemos formar parte de la cadena de contagios y somos responsables de nuestra propia salud y en buena medida, de la salud de los demás.

El riesgo de padecer una ETS está directamente relacionado con nuestras costumbres sexuales y con el interés que pongamos en la prevención. En este sentido hemos de comentar algo ya repetido, y es el hecho de que como costumbre, casi todos/as al tener una relación ya fija, ya esporádica, tendemos a usar la penetración como única práctica, cuando realmente podríamos hacer muchas otras cosas que no implicarían tanto riesgo.

En una pareja estable, en la que ningún miembro de la pareja tenga relaciones con otra persona, no existe la posibilidad de contraer ninguna ETS.

Si se mantiene relación fuera de la pareja estable, se debe usar siempre preservativo, aunque ya esté usando otro método para evitar el embarazo. Cuando no se tiene pareja estable y se mantienen relaciones sexuales de forma esporádica, adquiere mayor importancia usar siempre el preservativo.

Muchas mujeres argumentan que los hombres se niegan a usarlos. Hemos de aprender a tenerlo muy claro, si nos dicen que no al uso del mismo, nosotras hemos de decir no al sexo oral y a la penetración. Si creemos o sabemos que padecemos alguna ETS no conviene automedicarse, es decir, cualquier medicamento que se use lo debe recomendar un especialista. Es la mejor forma de saber exactamente que enfermedad es y tratarla correctamente.

Hay que procurar no mantener relaciones sexuales mientras dura la enfermedad. Si se tiene pareja estable, hay que advertir de lo ocurrido y acudir ambos al médico/a para ser tratados. Si se ha mantenido relaciones antes de saber que se tenía una ETS hay que comunicárselo a la pareja o parejas. Es la mejor forma de evitar que estas enfermedades sigan aumentando.

Para mejorar la prevención la comunicación es fundamental. Decirle a nuestra pareja estable u ocasional que tenemos una ETS o simplemente que la sospechamos nos convierte en personas responsables.

Actualmente, el sistema más eficaz que tenemos de prevenir este tipo de enfermedades es el uso del preservativo, masculino o femenino.

Llevarlo encima, si creemos que vamos a tener relaciones sexuales, es lo más sano. Solicitar a alguien que lo use o usarlo no debe dar vergüenza, es un acto de responsabilidad. No nos estamos defendiendo de los demás, estamos disfrutando de la sexualidad sin riesgos: ni enfermedades ni embarazos no deseados.

El preservativo no destruye ni pone barreras al amor y al disfrute. En cambio una ETS sí puede hacerlo.

El Sida

La palabra SIDA son las siglas de Síndrome de Inmuno Deficiencia Adquirida.

- Síndrome: Se dice cuando aparecen varios síntomas juntos que definen a una enfermedad.
- Inmuno: El sistema inmunitario se encarga de defendernos de las distintas enfermedades a que estamos expuestos.
- Deficiencia: Dice que el sistema inmune funciona mal o deficientemente.
- Adquirida: Es decir, que la persona antes estaba sana y en un momento dado adquiere la enfermedad. No se hereda. Esta enfermedad está producida por un virus llamado Virus de la Inmunodeficiencia Humana (VIH) o virus del SIDA.

Como cualquier otro virus con los que convivimos, este tiene predilección por vivir en una parte especial de nuestro cuerpo, así por ejemplo, el virus de la gripe prefiere para vivir el interior de las células que forman las mucosas que tenemos en las vías respiratorias y es ahí donde nos causan problemas, estornudamos, respiramos mal, nos duele la garganta, etc... El virus del SIDA prefiere para vivir el interior de las células del propio sistema inmunitario, más concretamente los linfocitos.

Sistema Inmunitario

Nuestro cuerpo tiene en la sangre unas células llamadas glóbulos blancos, una parte de ellos se encargan de destruir a casi todos los microorganismos que entran en él, para esto están en constante vigilancia y procuran reconocer a todo lo que se les pone al paso, si les resulta conocido lo dejan pasar y si no lo atacan y destruyen. Para acabar con estos microorganismos utilizan sus propios cuerpos que se comerán al desconocido.

A la vez se producen una serie de sustancias químicas llamadas anticuerpos. Estos anticuerpos se forman, específicamente, para cada uno de los microorganismos que nos atacan.

Una vez formados se quedan en la sangre y funcionan como vigilantes permanentes, reaccionando rápidamente ante cualquier otro ataque del mismo microorganismo.

Con un análisis de sangre especial se puede descubrir que tenemos un anticuerpo determinado y se sabrá qué microorganismo hemos tenido en nuestro cuerpo alguna vez, hayamos pasado o no la enfermedad. Es a esto a lo que se llama "seropositivo". En el caso de la persona seropositiva al virus del SIDA ocurre que además de tener anticuerpos, el virus también está dentro de las células de defensa.

Así el virus del SIDA penetra en el interior de estas células y allí permanecerá "dormido" durante algún tiempo sin causar ningún daño. Esta persona será, mientras esté así, una "portadora asintomática", y puede estar mucho tiempo sin padecer la enfermedad.

Puede ocurrir que el virus, que dormía en el interior de este grupo de células, se "despierte" y se active comenzando a multiplicarse y a destruirlas, de manera que el cuerpo se queda sin defensas. Como consecuencia de esto, aparecen diversas infecciones, que van minando la salud de la persona pasando de ser portadora a "enferma de SIDA".

Cómo se Puede Transmitir

El SIDA se transmite, principalmente, con el contacto con sangre, semen o el fluido vaginal de una persona infectada.

TRAVÉS DE LA SANGRE

- Por intercambio de jeringuillas contaminadas, es frecuente, entre personas adictas a drogas por vía intravenosa, si comparten las mismas jeringuillas.
- Por heridas accidentales o exposición de las mucosas a la sangre, sobre todo el personal sanitario puede estar expuesto a pincharse o cortarse con instrumentos contaminados.
- Por transfusiones de sangre. Esto es ya casi imposible, pues se hacen controles rutinarios de todas las donaciones. Donar sangre no supone ningún riesgo.

TRAVÉS DE LAS RELACIONES SEXUALES

- El coito vaginal. En este tipo de actividad sexual el riesgo de contagiarse es mayor para la mujer que para el hombre. El semen se deposita en la vagina y a través de pequeñas heridas en la mucosa vaginal o en el cuello del útero, entra el virus en el organismo. Los hombres también se pueden contagiar por una mujer portadora o enferma, en contacto con el flujo vaginal.
- El coito anal. Es la práctica sexual de más riesgo. La mucosa anal es muy frágil y se suelen producir pequeñas heridas por las que el virus entra en el organismo desde el semen.

- Relaciones buco genitales. En la boca pueden existir pequeñas heridas por las que penetre el virus sobre todo si el semen entra en contacto con éstas. El contacto del fluido vaginal con la boca produce contagio en pocas ocasiones, aunque el riesgo es mayor si entra en contacto con la sangre menstrual.

DE LA MADRE AL HIJO

- La madre enferma o portadora del virus, transmite los anticuerpos y el virus a través de la placenta al feto durante el embarazo. También puede producirse contagio en el momento del parto.

Cómo no se Transmite

Las relaciones cotidianas con personas infectadas no suponen ningún riesgo. Tocarse, besarse, abrazarse, usar los mismos platos y cubiertos, compartir la ropa o la cama, los alimentos, los servicios públicos, las piscinas etc., no contagian el SIDA. Tampoco donar sangre.

La persona adicta a drogas por vía intravenosa no debe compartir jeringuillas nunca.

Es muy importante no tener miedo al contacto con enfermos o portadores. La convivencia con estas personas no nos expone al contagio. Debemos pues, comportarnos con naturalidad y brindarles todo nuestro apoyo y cariño. Usando, siempre, el preservativo en las relaciones sexuales.

Cuándo y Cómo Hacerse la Prueba

En caso de creer que se ha tenido un contacto "de riesgo", lo adecuado es consultarlo con personal sanitario, que te podrá informar sobre las posibilidades de estar realmente contagiado/a, y la necesidad de hacer la prueba.

Estos profesionales tienen la obligación de mantener el secreto profesional, con lo que se está a salvo de que se divulgue esta información.

Es necesario esperar al menos 12 semanas después del contacto sospechoso para hacer la prueba. Aún no hay pruebas para hacer antes de estos tres meses.

En caso de ser negativa, hay que repetirla cada 3 meses hasta pasado un año del posible contagio.

No es conveniente solicitarla directamente en un laboratorio, es mejor consultar con un/a especialista que la indicará.

Consejos para Personas Seropositivas

Ser seropositivos/as significa que se ha estado en contacto con el virus del SIDA, que se tienen anticuerpos y que se es portador/a. Es decir, aún no se tiene la enfermedad pero se puede transmitir.

Para evitar transmitirla a otras personas debemos recordar:

- No tener nunca relaciones sexuales sin preservativo. De nosotros depende la salud, incluso la vida de las personas con las que nos relacionamos y, que en muchos casos, amamos.
- No compartir jeringuillas.
- Informar al personal sanitario en caso de curación de heridas, intervenciones quirúrgicas, extracciones dentarias etc.
- No quedar embarazada en caso de ser mujer, ni dejar a nadie embarazada en caso de ser hombre.
- No donar sangre ni órganos.
- Por motivos de higiene general, no se debe compartir cepillos de dientes ni maquinillas de afeitar.

PARA MANTENER LA SALUD SE DEBE TENER EN CUENTA

- Llevar una vida tranquila y saludable. Alimentación sana, dormir bien, no fatigarse, no ingerir tóxicos.
- Evitar ponerse en contacto con personas que tengan cualquier tipo de infección, incluso un catarro.
- No volver a entrar en contacto con el virus del SIDA, ni ninguna ETS, usando siempre el preservativo en las relaciones sexuales.
- Consultar antes de vacunarse. Hay ciertas vacunas que no deben ponerse.
- Evitar el embarazo usando preservativo.
- Consultar periódicamente al médico/a. Sobre todo, en caso de fiebre o cualquier otro síntoma. No tomar medicamentos sin consultar al médico/a.

Es importante no aislarse. Sigue tu vida social. Relaciónate con tus amigos o amigas.

Habla de ello si lo deseas. Busca alguna asociación de personas que se encuentren en tus mismas circunstancias, eso te ayudará a aceptarlo mejor.

PARA LAS PAREJAS DE SEROPOSITIVOS

El apoyo afectivo y emocional que se brinde la pareja es fundamental para su propio bienestar. Como hemos dicho, sólo con guardar algunas medidas es suficiente para prevenir el contagio.

La protección con preservativos en las relaciones sexuales es fundamental. Siempre que se tengan relaciones sexuales hay que usarlo.

Solicitar de tu pareja el uso del preservativo es un acto de responsabilidad, no de desconfianza.

Se debe tener en casa un botiquín y guantes de un solo uso. Si ocurre cualquier pequeño accidente con sangre conviene, usando guantes, curar la herida y taparla hasta que cicatrice totalmente. Luego limpiarlo todo con lejía, con eso es suficiente.

DETENER EL SIDA ES RESPONSABILIDAD DE TODOS

Parar el SIDA es responsabilidad de todas las personas. Por ahora, no hay vacuna, aunque el número de fármacos contra el virus continúa aumentando y estos cada vez son mejor tolerados. La forma más eficaz de detener su marcha es la prevención, y ésta nos corresponde a cada uno de nosotros.

Ya hemos explicado que evitarlo es una cuestión de responsabilidad personal. Si evitar contraerlo supone algunos cambios en nuestras costumbres, que están al alcance de todos, evitar contagiarlo también. En caso de duda, se deben tomar medidas y asegurarse solicitando la prueba. Debemos avisar a nuestra pareja sexual ya sea habitual o esporádica y, usar preservativo durante las relaciones sexuales.

No marginar a las personas afectadas, también, es nuestra responsabilidad. No hay peligro en convivir con las personas portadoras ni con las enfermas.

No se conoce ningún caso de transmisión en la escuela. Nuestros hijos/as no están en peligro por sentarse en el mismo pupitre que un niño portador. Los niños no son responsables de su enfermedad y sufren con nuestras actitudes cuando se les señala y margina.

El inicio de esta enfermedad fue un tanto espectacular y se dio más entre el grupo de homosexuales; esto dio lugar a una idea errónea: era una enfermedad de ellos/as y de personas de mal vivir o drogadictas.

Con lo que los/as heterosexuales bajaron la guardia y pensaron que con ellos no iba. Actualmente las cifras han variado considerablemente, pues gays y lesbianas se han preocupado por la protección y los/as heterosexuales no, sobre todo en la población femenina.

Trastornos de la Alimentación

Desde la antigüedad una de las principales preocupaciones del ser humano ha sido su aspecto externo. Las circunstancias sociales de cada época han contribuido a determinar el "ideal de belleza" que ha marcado cada momento histórico y que es muy variable según la cultura en la que nos situemos, pero hay algo que no ha cambiado con el paso del tiempo y es la importancia que se le otorga al cuerpo de la mujer.

En la actualidad, rendimos culto al cuerpo de la mujer joven y sobre todo delgado, imponiéndose como la cualidad que la hace más valorable social, laboral y personalmente. Se le da tanta o incluso más relevancia a su figura corporal que a tener estudios, cultura o a desarrollar habilidades personales.

No obstante, si miramos a nuestro alrededor, en la mayoría de los casos, podemos comprobar que este modelo estético se aleja de la realidad de nuestros cuerpos.

Esta idea constante por conseguir el "cuerpo perfecto" ha llevado a que el hecho de perder peso sea una práctica habitual en nuestros días. Cada vez son más los métodos que nos proponen para lograr este objetivo (dietas, ropas y cremas adelgazantes, alimentos bajos en calorías, técnicas quirúrgicas, etc.) pero poco se nos informa sobre las consecuencias físicas y psicológicas que pueden derivarse.

Entre los fenómenos que inciden de forma importante en perpetuar y extender este estereotipo de mujer, destacan la publicidad y los medios de comunicación que apelan al cuerpo femenino no sólo para vender los productos dirigidos a imponer este modelo, sino también para justificar las privaciones y sacrificios que supone mantener el mismo.

Por otro lado, las exigencias estéticas que impone la moda, limitan el abanico de posibilidades que debe ofrecernos como reflejo de comodidad y expresión variada de los distintos gustos y personalidades.

Así pues, nos daremos cuenta que la oferta, en cuanto a tallas y diseños se refiere, es muy limitado. En definitiva, todas las mujeres sentimos de una forma o de otra la presión que la sociedad nos impone sobre como debe ser nuestro cuerpo.

Esto crea sensación de disconformidad con el mismo, lo que puede hacer que la búsqueda de la delgadez se convierta en el centro de nuestros intereses ya sea por la edad, por nuestra profesión o porque tenemos algunos problemas en nuestras vidas y pensamos que cambiando nuestra figura se resolverán éstos.

Entonces decidimos experimentar con todos los métodos conocidos para adelgazar y es en este intento donde muchas mujeres, sobre todo adolescentes, quedan atrapadas en problemas con la alimentación de difícil salida si no es con la ayuda adecuada.

¿Qué son los Trastornos de la Alimentación?

Se trata de comportamientos, o conductas extrañas y anormales para alimentarse, elegidas de forma voluntaria con el único fin de adelgazar, debido a una gran insatisfacción con el cuerpo, y a un temor irracional y desmedido a engordar.

Se caracterizan porque la persona que los padece, decide por su cuenta limitar el número y la cantidad de alimentos de su dieta, movida por un sentimiento hacia sí misma muy negativo que le hace pensar de una forma muy particular sobre su papel en la vida.

Estos modos de alimentarse aparecen durante la adolescencia y la juventud en la mayoría de los casos, pero pueden manifestarse en otras edades de la vida de las mujeres. Sus manifestaciones más importantes son la anorexia y la bulimia nerviosas.

¿Por qué Hay Mujeres que Desarrollan Desórdenes de la Alimentación?

Actualmente se sabe que aunque hay muchos factores que pueden favorecer la aparición de anorexia y bulimia, tales como el entorno social, cultural, etc., tienen que existir algunos condicionantes personales que nos hacen más sensibles a estos desórdenes.

Generalmente se trata de mujeres que desde su infancia suelen organizar su vida en función de los demás, dejando su personalidad a lo que el mundo exterior opine, es decir si hacen alguna cosa no es para ser la mejor sino para complacer o para ayudar.

Son desde niñas muy dadas a hacer lo que puedan para que el mundo que les rodea sea lo mejor posible y suelen asumir responsabilidades que no pueden manejar. Por ello cuando hay dificultades a su alrededor lo interpretan como si no hubieran hecho lo suficiente por su parte y se hacen críticas muy negativas que les hace sentir mucha culpabilidad.

Se caracterizan por su inteligencia y afán de superación, muchas de ellas tienen como meta la perfección. Para esto se imponen una disciplina muy rígida y controladora que les lleva a tener pensamientos muy estrictos y erróneos con los que difícilmente van a poder convivir, por ejemplo "como estoy gorda no me va a querer nadie". A la vez el mundo que les rodea se le cierra al no comprender su actitud, de manera que van perdiendo las esperanzas de alcanzar "sus metas" y se sienten cada vez más culpables de lo que les pasa llegando a pensar que no merecen nada bueno.

Que aparezcan con más frecuencia durante la adolescencia se debe a que es ésta una fase de la vida en la que los cambios físicos y mentales se suceden con mucha rapidez y no comprendemos que nos está pasando. Es la etapa de la comparación con los demás, de la separación emocional de los padres, y de la búsqueda de una identidad propia aprendiendo y asimilando las formas de comportamiento del entorno social y cultural que nos rodea.

Cuando una niña crece con esta predisposición y no aprende a desarrollar sus propios criterios y a expresar sus gustos y emociones, cualquier suceso vivido como desagradable para ella puede motivar la aparición de conductas extrañas con los alimentos y en sus costumbres en general.

También durante este periodo comenzamos a tomar decisiones sobre las metas que queremos conseguir, dependiendo de nuestra situación social, económica, cultural, y de la propia imagen corporal y personal.

La imagen corporal y personal, es la representación que nos hacemos de nuestro cuerpo y personalidad en nuestra mente, comienza a formarse desde la infancia, y en ella influyen la forma de pensar, las ideas, las actitudes y los sentimientos. Está muy condicionada por los valores de estética propuestos por la sociedad, por lo que se espera de nosotras y por las reacciones de los demás, sobre todo de nuestros iguales. Las mujeres que aceptan mal los cambios que conllevan la pubertad y la adolescencia tienden a desarrollar una imagen corporal negativa que les hace sentir insatisfacción personal y poca seguridad en sí mismas.

En un momento dado, las circunstancias que disparan la aparición de anorexia y bulimia pueden ser distintas de unas mujeres a otras, pero en todas aparecen pensamientos de insatisfacción alrededor del peso, la figura y la estética que tiene su cuerpo (imagen corporal negativa). Se ven a sí mismas con poca agilidad, pesadas y fofas, independientemente del peso y la figura real que tengan.

Estos pensamientos se vuelven repetitivos, apareciendo muchas veces al día, provocando malestar y ansiedad y se caracterizan por:

• **Dar mucha importancia a algunos aspectos del cuerpo que suelen ser negativos, y ninguna a otros más positivos: "cuando me veo en las fotos, siempre me veo unas caderas muy anchas y unas piernas de elefante.**
• **Atribuir unas consecuencias mayores de las que tiene: "tener las caderas anchas es lo pero que te puede pasar"**
• **Tener un punto de vista sobre las cosas en general que se aplica a casi todo, en especial al peso y figura: "si pruebo una galleta no podré parar", "si pongo un kilo no pararé de engordar".**
• **Aparición de pensamientos del tipo todo o nada: "o dejo de comer o me lo como todo".**
• **Tener juicios erróneos sobre objetos o situaciones determinadas: "beber agua engorda".**
• **Atribuir propiedades que no existen: "si me como un helado engordaré inmediatamente".**

A esta situación hay que añadir que nuestro entorno social y cultural invita y premia con el éxito a las mujeres dispuestas a todo tipo de métodos y dietas para mantenerse muy delgadas y, por tanto, socialmente bellas y aceptadas.

Así mismo, es frecuente que las niñas perciban en las mujeres y hombres adultos una preocupación excesiva por el contenido de los alimentos, el control del peso y la importancia desmedida que se le da a la delgadez de tal o cual actriz, modelo o persona como si esto constituyera la clave del triunfo en la vida.

Tampoco es extraño que hagamos comentarios y críticas al cuerpo de las niñas y de las jóvenes porque no se acerquen al modelo ideal con el convencimiento de que lo hacemos por su bien.

¿CUÁLES SON LAS SEÑALES QUE NOS AVISAN QUE SE ESTÁ INICIANDO O INCLUSO PADECIENDO YA UNA ALTERACIÓN DE LA CONDUCTA ALIMENTARIA?

Aunque anorexia y bulimia son dos formas distintas de expresión de alteración en la conducta de alimentación, en ambos casos podemos observar una preocupación excesiva por el peso y por la silueta o figura que lleva a experimentar dietas restrictivas, ejercicios en exceso, vómitos provocados, uso de laxantes y diuréticos, comportamientos extraños con los alimentos y en la relación con los demás, y cambios inesperados de humor.

La preocupación excesiva por la figura y el peso lleva a reducir el mismo a costa de no comer o hacerlo de forma mínima y, una vez conseguido, o incluso estando ya demasiado delgada, persiste el empeño en seguir reduciendo peso, asegurando encontrarse muy bien de salud y saber hasta donde tiene que llegar.

Para disminuir el miedo y la ansiedad que produce recuperar peso van adquiriendo unos hábitos y comportamientos, muy similares en todas ellas, que incluso se imitan y son motivo de competición entre los grupos de jóvenes que comparten estudios, piso, aficiones, etc.

Estos hábitos y comportamientos que nos advierten del trastorno de alimentación son, entre otros:

- Comportamientos con relación a la vida social: evitan todas las situaciones relacionadas con la comida o la bebida (celebraciones, reuniones de amigos, etc.) y en general todas las circunstancias que requieran mostrar el cuerpo (ir a la playa, bailar, etc.). Suelen vestir ropas amplias con objeto de ocultar las supuestas deformidades o bien para aliviar el frío.

- Hacer ejercicios de forma exagerada con el único fin de rebajar peso (caminar muy deprisa durante mucho trayecto, subir y bajar escaleras varias veces al día, etc.).

- Provocación de vómitos y/o uso de laxantes y diuréticos de forma indiscriminada

- Interés enorme por la composición de los alimentos y por las calorías que aportan (llegan a aprender las calorías de memoria).

- Cambios en el modo de cocción de los alimentos. Solo ingieren los asados o cocidos, se niegan a comer guisos o frituras aunque les guste mucho y vigilan atentamente el aceite que se añade a la comida.

- Cambios en los hábitos para alimentarse: van reduciendo el repertorio de comida, primero eliminan los alimentos ricos en hidratos de carbono o azúcares, después los de contenido graso seguidos de los que contienen proteínas. Ingieren grandes cantidades de agua, leche y sobretodo productos "Light". También es característico masticar chicles sin azúcar.

- Comportamientos para evitar comer: dejar parte del alimento en el plato, esconder o tirar la comida, escupir la comida sin haberla tragado o bien la chupan y después la echan.

- Mirarse con mucha frecuencia en el espejo o en los escaparates, sobretodo de cintura para abajo y pesarse varias veces al día para comprobar el descenso de peso, sin mostrar satisfacción aunque lo consigan o se les diga. Otras veces no son capaces de mirarse al espejo ni pesarse pues le produce mucho miedo.

El "atracón de comida", es característico de las crisis de bulimia y va precedido por un gran nerviosismo y malestar no identificable con nada y que impulsa a buscar comida a escondidas y a comer rápidamente, casi sin masticar los alimentos y mezclando lo dulce con lo salado, e incluso, a veces, a comer alimentos no cocinados o preparados de animales.

Al principio le proporciona alivio de su inquietud, pero luego siente pena y vergüenza de sí misma por no poder controlar la comida, por lo que decide no contarlo a nadie, y miedo por la ganancia de peso que conlleva, recurriendo a la provocación del vómito y/o al uso de laxantes y diuréticos con el fin de eliminar los alimentos ingeridos para que no le engorden. También decide ayunar para contrarrestar las calorías ingeridas, con lo que se sientan las bases para el siguiente atracón.

¿QUÉ CONSECUENCIAS TIENEN ESTAS CONDUCTAS EN NUESTRA SALUD?

Si estas conductas persisten y no ingerimos las cantidades suficientes de alimentos, nuestro cuerpo y nuestro ánimo se resienten y las consecuencias son muchas y malas, al punto que pueden acabar con la vida o hacer que vivamos con poca salud.

Algunas de las consecuencias físicas que podemos observar son:

- Caída del cabello. Piel muy seca, sin el brillo natural, especialmente fría en manos y pies. Uñas frágiles y quebradizas.

- Pérdida de fuerzas por debilidad de la musculatura del cuerpo. Cuando se afectan los músculos de la vejiga nos hace ir muchas veces al baño, si es al corazón y/o a los vasos sanguíneos puede haber episodios de tensión baja e incluso lipotimias.

- Trastornos de la regla. Pueden hacerse irregulares o desaparecer. Si el trastorno de alimentación se inició antes de la pubertad puede que no aparezca la regla.

- La temperatura se siente de una forma especial. No toleran el frío ni el calor.

- Los huesos se vuelven finos y se pueden romper con facilidad.

- Las digestiones se hacen lentas y pesadas. La provocación de vómitos de forma repetida puede dar lugar a ardores, úlceras en la boca, esófago o estómago e inflamación de las glándulas parótidas con el consecuente aspecto de cara redondeada.

- Los dientes pierden el esmalte y presentan con más frecuencia caries.

- El hígado produce menos proteínas dando lugar a hinchazón de manos y piernas.

En cuanto a la pérdida de peso, algunas veces es tan evidente que no nos cabe duda del estado de malnutrición.

Sin embargo, hay mujeres con serios trastornos de alimentación que mantienen su peso normal o incluso por encima de lo normal, pues aunque pensemos que las mujeres que padecen bulimia son obesas y las que padecen de anorexia son muy delgadas esto no siempre es así ya que cuando entramos en un trastorno de alimentación podemos pasar por varias etapas distintas, empezar por la anorexia y al cabo del tiempo padecer de bulimia, o bien alternar una y otra, o bien iniciar directamente la bulimia o presentar sólo anorexia.

La carencia de los nutrientes necesarios para vivir, tiene consecuencias en otra esfera del ser humano: el ánimo y la mente. Sentimos más tristeza que de costumbre, menos ilusiones y menos interés por el mundo externo. Emocionalmente tenemos incomodidad, nerviosismo y miedo, más acusado cuando nos enfrentamos a la comida o al cuerpo (elegir ropas, mirarse en el espejo etc.).

Podemos tener dificultades para conciliar el sueño o incluso dormir poco y mal, con mucho cansancio al levantarnos de la cama, a veces sin querer emprender el nuevo día que hay por delante. Es probable que se nos olviden las cosas con mucha facilidad y en consecuencia rindamos menos, por lo que necesitamos hacer más esfuerzos para las tareas habituales.

Cuando pensamos en nosotras no nos gusta nada nuestro aspecto físico ni la personalidad que tenemos, surge la creencia de no ser útil y no merecer la felicidad. A veces sentimos la necesidad de desaparecer por la sensación de que no hacemos nada y de que en cambio aportamos muchos problemas a los que nos rodean.

También es posible que tengamos cambios de humor muy fuertes, lo mismo nos sentimos "la mejor del mundo" y muy contentas que al momento estamos por los suelos, sin que ni nosotras ni nadie pueda entenderlo.

Lo más común en estos trastornos es que nuestra mente esté dominada por un monotema "tengo que adelgazar" de modo que toda la vida gira en torno a ello; y que la cabeza esté como dividida en dos partes: una, la parte sensata y lúcida que es arropada por la otra parte que es estricta y nos recuerda permanentemente que tenemos que controlar nuestra vida porque, de lo contrario, el peso subirá y eso es un desastre, predominando esta última.

Las mujeres que presentan anorexia no pueden reconocer ni expresar verbalmente los propios sentimientos, por lo que difícilmente piden ayuda. Las mujeres que presentan bulimia pueden reconocer que hay problemas y hacer la promesa personal de que no les volverá a pasar, pero esa conducta se escapa del control y vuelve a aparecer, es precisamente ese sentimiento de descontrol el que les produce vergüenza y hace que no lo cuenten a nadie. Cuando el trastorno se hace crónico muchas de ellas piden ayuda.

¿Qué Podemos Hacer Frente a estos Trastornos?

En cualquier caso lo mejor es prevenir, pero esto a veces resulta más difícil debido a los condicionantes personales que se han analizado. Por ello, cuando estas cosas suceden a pesar de haber puesto de nuestra parte para evitarlas, sentimos la carga negativa de la culpabilidad. Sin embargo, es muy importante entender que nadie es causante de estos trastornos y creer que no hay culpa ni en la familia ni en ella sino interés por comprender qué le pasa, y apoyo para conseguir la ayuda que necesita.

Es necesario desarrollar actuaciones específicas desde diversos sectores (sanidad, educación, medios de comunicación, moda, etc.), encaminadas a eliminar la imposición social de modelos estéticos a las mujeres y a promover en ellas estilos de vida más saludables. En todo caso, es fundamental acercarnos a la información para abordar esta problemática de tanta actualidad y se hace igualmente necesario que reflexionemos sobre cual puede ser nuestra aportación personal para evitar estas situaciones. Con este último objetivo, ofrecemos a continuación una serie de consideraciones que pueden resultar útiles:

APRENDER Y ENSEÑAR A ACEPTAR NUESTRO CUERPO TAL Y COMO ES, CON LAS DIFERENCIAS Y CARACTERÍSTICAS PROPIAS

En primer lugar tenemos que saber que, cuando nacemos, tenemos un cuerpo que es particular de cada una de nosotras y que trae implícitas unas características que heredamos de nuestra familia, es lo que se llama la herencia genética. Esto es causa de que unas tengamos los ojos azules o negros, seamos más bajas o más altas, etc. sin que podamos hacer mucho para que estas características personales varíen.

Así, si por factores genéticos tendemos a tener un peso que no coincide con el socialmente impuesto y nos empeñamos en reducirlo, caeremos en la experimentación de todos los métodos que vamos conociendo para este fin sin que los resultados sean los esperados y con los consiguientes trastornos físicos y psicológicos que ello puede conllevar.

APRENDER Y ENSEÑAR A CONOCER, CUIDAR Y DISFRUTAR DE NUESTRO CUERPO PROPORCIONÁNDOLE UNA ALIMENTACIÓN Y UNOS EJERCICIOS FÍSICOS ADECUADOS

Es importante adquirir desde la infancia hábitos de alimentación saludables que fomenten el gusto por la comida. Esto supone:

- Iniciar la lactancia natural siempre que sea posible, o en caso de optar por la lactancia artificial llevarla a cabo con el mismo esmero y contacto físico y emocional.

- Aceptar las diferencias de cada niño/a a la hora de comer respetando los gustos y posibilidades de cada uno.

- Disfrutar de una alimentación variada que incluya todo tipo de alimentos en cantidades suficientes, sin excesos.

- Mantener horarios de comida más o menos estables.

- • No prohibir ningún alimento ni caer en el error de etiquetarlos como buenos o malos.

- Comer en razón del hambre que tengamos, sin que sea una obligación terminar los platos.

- Procurar comer en compañía y en un ambiente relajado.

Lo aconsejable es mantener una alimentación equilibrada donde no se excluya ningún alimento, ya que todos tienen su función y su aporte es necesario. En principio, no hay motivos suficientes para privarnos de determinados alimentos, sea cual sea nuestro peso.

Lo mejor es huir de las presiones de la sociedad de consumo y optar por alimentos naturales que no estén desprovistos de elementos tan esenciales como grasas y azúcares. En este sentido nuestro medio físico nos ofrece infinidad de recursos alimentarios (cereales, fruta, pescado, carne, aceite de oliva, etc.) que podemos combinar para elaborar una comida sana y apetitosa con la que poder disfrutar.

Nuestro cuerpo y nuestra mente funcionan bien cuando hacemos, tres o cuatro comidas al día, sin saltarse ninguna. De este modo el cerebro que es el encargado de que la distribución de los alimentos sea correcta para el buen funcionamiento de cada órgano, recibe información constante y adecuada para cumplir su misión.

Mientras que si lo sometemos a cambios frecuentes, con dietas exageradas o periodos de ayunos largos etc., tiene que estar adaptándose a éstos para evitar que órganos importantes se afecten y se producen oscilaciones del peso, además de las consecuencias que ya se han referido.

Por todo ello hay que decir que no es saludable someternos continuamente a dietas restrictivas para adelgazar, pues ya hemos visto las consecuencias que la mala nutrición nos puede acarrear.

Realizar unos ejercicios físicos adecuados a la etapa de la vida en la que estemos es una buena medida para relajarnos, disfrutar de nuestro cuerpo y mantenernos sanas. Por ejemplo, podemos simplemente pasear o practicar deporte en equipo, que además enriquecerá nuestra relación con los demás, en vez de hacer ejercicios agotadores con el único fin de mostrar una figura corporal que otras personas han decidido que es la ideal.

Es interesante aprender a ser críticas con las cosas que el mundo exterior nos propone, e incluso nos impone, como es el caso de las modas y la publicidad. ¿Es más feliz quién está permanentemente comiendo como recomiendan las revistas y el sin fin de libros dedicados a ello, o quién utiliza alimentos específicos para no engordar o que pasa hambre o que hace ejercicios sin parar, para obtener un peso no compatible con la salud?, ¿Por qué aceptamos este reto?

Lo importante es lo que cada cual piensa sobre sí misma: si pensamos que por tener una talla determinada vamos a triunfar o a perder en la vida nos estaremos privando de desarrollar las múltiples virtudes y cualidades con las que podríamos obtener logros personales y que nos harían experimentar felicidad.

Partimos de la supuesta base de que la felicidad y el éxito, dependen de los conocimientos que vamos adquiriendo durante la vida para intentar desarrollar la profesión y las aficiones que nos gustan, de la manera de cuidar de nosotras mismas, de cómo nos alimentamos, nos vestimos y nos queremos, aceptando que tenemos nuestras limitaciones y nuestras diferencias y que no podemos agradar a todo el mundo ni acertar siempre que tomamos decisiones o que emprendemos un camino que creemos cierto.

También depende de la capacidad de relación con los demás y de la expresión de sentimientos y de opiniones; recordemos que no hay ninguna razón para ocultar o avergonzarse de sentimientos ni experiencias propias, y menos aún cuando éstas nos hacen daño.

Comunicar nuestros temores es una buena forma de salir adelante con las dificultades que la vida entraña y de prevenir riesgos mayores.

Debatir estas cuestiones con otras personas de nuestro entorno, nos ayudará a entender y enfrentar estas situaciones.

Resulta muy positivo charlar a menudo con nuestras hijas, escuchando y aceptando sus opiniones y gustos propios, sin juzgarlas ni descalificarlas, para que nos hagan partícipes de sus sentimientos e inquietudes y, de este modo, nos permitan ayudarles a desarrollar un sentido crítico frente a los mensajes del mundo que les rodea. Las estimularemos para que sigan el camino que han elegido a pesar de los riesgos de equivocarse o de no contar con la aprobación de los demás.

La Menopausia

La menopausia se refiere al último período o regla; es el cese definitivo de la menstruación como resultado de la pérdida del funcionamiento de los ovarios. También se usa el término climaterio, que es más amplio y abarca el período inmediatamente anterior y posterior a la menopausia.

El climaterio comprende los años de transición entre la vida reproductiva o fértil, y la no reproductiva. Se estima que puede durar entre diez y quince años. Durante esta etapa, la función ovárica y la producción de hormonas disminuye, y el cuerpo debe adaptarse a los cambios que se producen. En el climaterio se pueden distinguir varias fases:

- Premenopausia: es el tiempo que precede a la menopausia o última menstruación, caracterizado por irregularidades en la menstruación o regla.

- Posmenopausia: después de un año de amenorrea o sin reglas, hablamos de posmenopausia.

La menopausia es un fenómeno universal, pero la influencia de la sociedad en la que se vive, hace que se pueda percibir de forma distinta.

Así, en las sociedades en las que se valora la belleza y la juventud, para algunas mujeres la menopausia puede representar el final de su feminidad y el principio del envejecimiento. Sin embargo, en otras culturas, en las que la madurez se valora extraordinariamente, o con la edad se adquiere un papel más importante en la familia o la sociedad, la menopausia no se percibe como algo negativo.

Los Cambios Hormonales

Durante la etapa reproductiva o fértil, el ciclo menstrual es controlado por hormonas, que se producen en unas glándulas situadas en el cerebro (hipotálamo e hipófisis) y también en el ovario. Este mecanismo tiene como fin producir la ovulación. Este circuito hipotálamo-hipófisis-ovarios controla el ciclo de la ovulación y de la menstruación.

A medida que se acerca la menopausia, el número de óvulos se agota y los ovarios dejan de responder a los estímulos del hipotálamo y de la hipófisis y este tiene dos consecuencias:

- Disminuir de forma importante la producción de hormonas femeninas (estrógenos y progesterona).

- Se produce la interrupción gradual de la ovulación y, posteriormente, su cese definitivo.

El reajuste hormonal suele ocurrir de forma gradual y comienza varios años antes de que desaparezca la regla de forma definitiva.

La Edad de la Menopausia

En España la edad media se sitúa en 50 años. Entre los 45 y los 55 años la mayoría de las mujeres llegan a la menopausia. Antes de los 40 años se habla de menopausia precoz. Después de los 55 se considera menopausia tardía.

Actualmente, resulta imposible saber cuando se producirá, ya que no se conocen los mecanismos que intervienen en la interrupción de la función ovárica.

Los estudios realizados para investigar los factores que influyen en la edad de la menopausia dan a menudo resultados contradictorios.

Así, la edad de la primera menstruación, la utilización de la píldora, el número de hijos, la talla o el peso, son factores que parecen no influir en la edad de la menopausia. Las mujeres fumadoras, sin embargo, experimentan la menopausia antes que las no fumadoras.

La menopausia precoz está causada, principalmente, por la extirpación quirúrgica de los ovarios, también por algunos tratamientos, como la radioterapia o la quimioterapia. Con mucha menos frecuencia su causa es hereditaria.

Cambios en la Regla

Durante la menopausia es difícil saber si la regla que se acaba de tener será la última. En general, la mayoría de las mujeres experimentarán modificaciones en los ciclos menstruales, de acuerdo a los siguientes patrones:

FINALIZACION REPENTINA Y BRUSCA

Es el cese de la menstruación de forma definitiva, sin previo aviso. Hasta ese momento la mujer tenía ciclos regulares o periódicos.

Esta forma de finalización es poco frecuente, ya que rara vez los ovarios dejan de funcionar de forma brusca.

FINALIZACIÓN GRADUAL

Es la forma más frecuente. Disminuye progresivamente la cantidad de flujo menstrual y su duración.

Los períodos se vuelven más cortos y menos frecuentes. También, se puede producir alguna falta, hasta que la menstruación cesa definitivamente. Con esta forma de experimentar la menopausia, los síntomas son, en general, leves, ya que los ovarios continúan produciendo estrógenos en pequeñas cantidades.

FINALIZACIÓN IRREGULAR

Al principio el flujo menstrual puede ser abundante, después más ligero o incluso alternándose menstruaciones abundantes con otras insignificantes. El número de días entre regla y regla puede aumentar o disminuir. Después de algunos meses sin menstruación la regla se presenta de nuevo.

La menopausia se confirma tras un año de amenorrea o sin regla. Durante la premenopausia y hasta un año después de la última regla se debe seguir utilizando un método anticonceptivo.

Síntomas Relacionados Directamente con la Menopausia

En aquellas mujeres en las que los cambios hormonales se han producido gradualmente, los signos son más ligeros o leves que en las que experimentan subidas o bajadas bruscas en las hormonas.

Al climaterio se le atribuyen numerosos síntomas, a menudo subjetivos. Esta etapa coincide, frecuentemente, con cambios en la vida de las mujeres; puede necesitarse un ajuste conyugal, la preocupación por los/as hijos/as, aumentan las responsabilidades hacia los padres ancianos.

Estas situaciones influyen poco en los sofocos o calores que con frecuencia aparecen en el climaterio, pero pueden influir en los cambios psíquicos (ansiedad, miedo a envejecer...). Estas alteraciones psíquicas no son específicas de la menopausia, sino de situaciones o circunstancias que con frecuencia se dan en esa etapa.

Además de las irregularidades en el ciclo menstrual, los principales signos de la menopausia son los sofocos o calores, la sudoración directamente con la menopausia nocturna y también en algunas mujeres la sequedad vaginal que puede resultar molesta en las relaciones sexuales.

Los Sofocos o Calores y Sudores

Se trata de una sensación de calor que recorre todo el cuerpo, pero que afecta más a cuello, cara y cabeza. Su duración es muy variable, de 30 segundos a 2 minutos y puede terminar con un sudor frío. La frecuencia varía de una mujer a otra, oscilando desde unos pocos al mes a varios en una hora.

Para muchas mujeres es sólo una sensación de calor transitoria, en cambio para otras puede suponer una molestia considerable o incluso un verdadero obstáculo para su vida social o profesional.

Aún cuando sean intensos, no son peligrosos y son una manifestación del organismo para adaptarse a los cambios hormonales que se producen. Cuando aparecen por la noche se pueden acompañar de sudores y trastornos del sueño.

El estrés, una emoción o la temperatura ambiental elevada, a veces, lo provocan o aumentan su intensidad.

Aunque el sofoco y el sudor suelen ser molestos, con frecuencia las personas que nos rodean no los perciben.

Cómo Aliviar los Sofocos y Sudores

Muchas veces, los sofocos están relacionados con alguna situación concreta, identificarla puede ayudar a evitar que se repitan, si se adoptan algunas medidas sencillas.

- Procure no utilizar tejidos sintéticos y evite la ropa con cuello alto y/o mangas largas. En invierno no se abrigue demasiado.
- Baje la calefacción y ventile bien su dormitorio. En invierno elimine alguna manta.
- El tabaco perjudica su salud y además, puede aumentar los sofocos. Si fuma, es un buen momento para dejar de fumar.
- Algunas bebidas (café, alcohol, bebidas de cola...) y también algunos alimentos (platos azucarados, salados, las sopas calientes....) pueden provocarlos. Beba zumos de naranja, limón o pomelo.
- Las mujeres que hacen ejercicio regularmente suelen tener menos sofocos; relajarse disminuye su intensidad.
- Tenga a mano un abanico.

Sequedad Vaginal

En la menopausia y, sobre todo, después de ésta, pueden aparecer cambios en la vagina, motivados por el descenso de estrógenos. Aparecen, principalmente, cinco o seis años después de la menopausia.

- Las paredes vaginales se vuelven más delgadas, menos elásticas y pierden parte de su humedad natural. La lubricación vaginal durante las relaciones sexuales también puede disminuir, pero tarda más en manifestarse.
- También se puede dar con mayor facilidad, incontinencia urinaria, infecciones vaginales o de orina.
- Las relaciones sexuales con penetración, pueden ser molestas o dolorosas. Pero si se ha tenido una vida sexual activa antes de la menopausia, posiblemente, tendrá menos sequedad después. Además, hay mujeres en las que no aparece.

- Cuando la sequedad vaginal interfiere en las relaciones sexuales, conviene dedicar más tiempo al juego amoroso, ya que esta medida permite aumentar la lubricación vaginal natural. También puede ser eficaz, el uso de lubricantes desde la vaselina o el aceite de oliva hasta productos específicos que existen en la farmacia. Las caricias y el masaje erótico mejoran la lubricación vaginal.

- Los ejercicios de Kegel, refuerzan los músculos y por ello actúan contra la incontinencia urinaria y hacen que las relaciones sexuales sean más agradables. Para localizar esta musculatura, trate de cortar el flujo orina cuando esté vaciando la vejiga, notará que los músculos vaginales se contraen. Manténgalos contraídos, cuente hasta cinco y después relájelos.

  Este ejercicio conviene hacerlos diez veces al día y se puede realizar en cualquier momento.

Después de la Menopausia

Son trastornos que coinciden con la menopausia, pero que no se consideran específicos de esta.

La osteoporosis y la cardiopatía isquémica, son enfermedades que dependen de múltiples factores, siendo la menopausia un factor más y no siempre el de mayor importancia.

LA OSTEOPOROSIS

La osteoporosis consiste en la perdida de masa ósea. Con la edad la masa ósea disminuye en todas las personas, pero en las mujeres esta disminución es más brusca en los siete o diez años que siguen a la menopausia. Después continua pero de forma más lenta.

La consecuencia más grave de la osteoporosis es la fragilidad de los huesos, y por tanto, el riesgo de fracturas, afectando principalmente a las vértebras y a la cadera o cuello de fémur.

Se han identificado diversos factores que influyen en la osteoporosis; conocerlos es importante.

- Hay factores que no podemos evitar como:

  - Antecedentes familiares: parece existir una influencia genética en la pérdida de masa ósea.

  - Diferencias raciales: la raza blanca presenta mayor riesgo.

  - Menopausia precoz: ya sea espontánea o inducida por extirpación quirúrgica de los ovarios.

- Delgadez.

- Enfermedades o medicamentos: las mujeres que han padecido artritis reumatoide, diabetes, enfermedad de Cushing o problemas de tiroides, o quienes han recibido tratamiento con corticoesteroides, tienen más riesgo de padecer osteoporosis.

- Sin embargo, otros factores si pueden ser evitados:

  - Dieta pobre en calcio: una alimentación pobre en calcio conduce a una menor masa ósea.

  - Falta de ejercicio físico: el ejercicio es importante para que aumente la masa ósea.

  - Tabaquismo, abuso del alcohol y cafeína: estos factores presentan un efecto negativo sobre la masa ósea.

El tener uno o más factores, no significa que se vaya a padecer necesariamente esta enfermedad, pero sí nos será útil conocerlos, para así prevenir su aparición.

Por otro lado, la posibilidad de sufrir una factura no solo depende de la masa ósea, sino de otros factores como defectos en la visión, deterioro físico o psíquico, enfermedad crónica, obstáculos en el domicilio, tipo de caídas....

Enfermedad Cardiovascular

- En los países desarrollados, las enfermedades cardiovasculares son la primera causa de muerte en los hombres y la segunda en las mujeres.

- La menopausia por la disminución de estrógenos que produce suele considerarse un factor de riesgo, pero su influencia es mucho menor que la ejercida por el hábito de fumar, el exceso de colesterol en la dieta, la hipertensión arterial o el no hacer ejercicio físico. Estos factores tienen mucha importancia y evitarlos contribuye a que las enfermedades cardiovasculares disminuyan notablemente.

La Seguridad en la Menopausia

- En la sexualidad no sólo interviene el cuerpo; los pensamientos, las emociones, los sentimientos, la cultura y la sociedad en la que vivimos son elementos que también influyen.

- En nuestra sociedad aún persiste la idea de que las mujeres, tras la menopausia, no tiene interés sexual. Afortunadamente estos mitos están cambiando. Con la menopausia finaliza la etapa reproductiva, pero la capacidad de seguir aprendiendo y experimentando placer continúan a lo largo de toda la vida.

- Para la mayoría de las mujeres el interés sexual no cambia con la menopausia. El deseo sexual puede reducirse temporalmente, por diferentes problemas o circunstancias, dificultades en la relación de pareja, enfermedad, situación económica, etc. pero no por los cambios hormonales que se producen.

- La mayoría de las mujeres tras la menopausia siguen gozando de una sexualidad satisfactoria. También es un buen momento para plantearse las relaciones y mejorarlas. En esta etapa de la vida las relaciones sexuales también tienen muchas ventajas, desaparece el miedo al embarazo, en general se dispone de más tiempo y, además, con los años se gana en experiencia.

- Unos años antes de la menopausia, la fertilidad disminuye y el riesgo de quedarse embarazada es menor. Esto es debido a que, en esta etapa de vida, la ovulación no siempre ocurre sobre la mitad de cada ciclo menstrual de forma que hay meses que no se ovula y en otros sí, pero no podemos saber exactamente cuando.

- Entre los 40 y 44 años el riego de embarazo es moderado, tras los 45 el riego de quedar embarazada es mucho menor. Sin embargo, si quiere evitar el embarazo es importante que utilice un método anticonceptivo eficaz hasta un año después del último periodo.

La Píldora Anticonceptiva

- La píldora contiene una o más hormonas que suprimen la ovulación y, por tanto, impiden el embarazo. La mayoría combinan un estrógeno con un progestágeno que son hormonas similares a las que produce el ovario en un ciclo menstrual normal.

- Los riesgos cardiovasculares de la píldora son bien conocidos, aumentando con la edad y especialmente en las mujeres fumadoras. Por estos motivos, generalmente, a partir de los 40 años no se recomienda la píldora, ya que el riesgo de padecer infarto o trombosis aumenta.

- Actualmente, las píldoras contienen pequeñas cantidades de hormonas lo que parece implicar un menor riesgo para la salud. Esto permite que mujeres de más de 40 años puedan continuar tomando la píldora si no fuman, si su estado de salud lo permite, y si se someten a vigilancia médica.

Anillo Vaginal

Se trata, como su nombre indica, de un anillo de plástico flexible de, tan solo, 5,5 centímetros de diámetro y un grosor de 4 milímetros. Éste está repleto de estrógenos y progestágenos que se liberan de una forma muy lenta, a lo largo de un periodo de 21 días tras ser insertado en la vagina.

VENTAJAS

- Se trata de un anticonceptivo de un solo uso.
- Permite olvidarse de la toma diaria de la pastilla hormonal.
- Reduce los efectos secundarios de la píldora.
- Los estudios clínicos señalan que el 3 por cierto de las usuarias presentan molestias, frente al 15 por ciento de las que utilizan la píldora.
- Su aplicación es muy sencilla, y muestra fallos en menos de 2 de cada 100 mujeres que utilizan cada año.

INCONVENIENTES

- Puede presentar algunos efectos secundarios al ser un complejo hormonal.
- Ocasionalmente las hormonas del anillo pueden incrementar el riesgo de coágulos, arritmias o accidentes vasculares.

Es recomendable acudir al ginecólogo y pedir consejo.

Parche Hormonal

Igual de eficaz que la píldora anticonceptiva, es un método hormonal sencillo y cómodo. Su mecanismo de acción es el mismo que el de la píldora, pero no es un anticonceptivo oral. Te lo pegas en el pompis, el brazo, el abdomen o la espalda.

El parche anticonceptivo es un método transdérmico, es decir, que libera sus principios activos a través de la piel en una dosis continua hasta el flujo sanguíneo por siete días.

Contiene hormonas estroprogestínicas a bajas dosis. En concreto, etinilestradiol (750 microgramos) y norelgestromina (6 miligramos). Cada día, el parche libera 20 microgramos de estrógenos y 150 miligramos de progestínico.

VENTAJAS

Las ventajas del parche con respecto a los anticonceptivos orales son varias:

- Las hormonas pasan directamente del parche a la sangre, saltándose el primer paso metabólico, en el hígado, como sucede en el caso de la píldora tradicional.
- Por lo tanto, se trata de un sistema de contracepción más ligero, puesto que se necesita una dosis menor de estrógenos y progestínicos para bloquear la ovulación con eficacia.
- Con el parche, las hormonas no pasan a través del aparato digestivo y, en caso de vómito o diarrea, la eficacia anticonceptiva permanece inalterada.

- El parche libera una cantidad de fármaco continua y constante; en consecuencia, el nivel de hormonas de la sangre se mantiene inalterado, lo que garantiza una mayor fiabilidad sobre la inhibición de la ovulación. Precisamente por este motivo, a diferencia de los anticonceptivos orales, si se olvidase aplicar el parche, la cobertura contraceptiva estaría asegurada durante 48 horas.
- Se ha demostrado que el parche no modifica el metabolismo de las grasas y de los azúcares, ni aumenta los valores de la presión sanguínea.
- Además, un estudio clínico ha demostrado que, con el parche, el incremento medio de peso es de 300 gramos, un valor mínimo. Esto se debe a que su composición interfiere muy poco en los mecanismos que causan la retención hídrica.

INCONVENIENTES

Sus efectos secundarios son similares a los de la píldora y la mayoría no son graves ni frecuentes:

- Reacción en el área de aplicación.
- Náuseas.
- Infección de las vías respiratorias superiores.
- Dolor menstrual o abdominal.

Algunos de los efectos de mayor riesgo son:

- Coágulos de sangre.
- Derrame cerebral y ataques al corazón.
- Si fumas, aumentas el riesgo de graves efectos secundarios cardiovasculares.

EL DIU

- Si es bien tolerado puede resultar un método excelente.
- A partir de los 45 años, aproximadamente, cuando los ciclos son irregulares y la menstruación es muy abundante, el DIU puede contribuir a que la regla sea demasiado hemorrágica o incluso interminable. Cuando se produce este problema será necesario acudir a la consulta médica.

Métodos de Barrera

- El diafragma y el preservativo, son métodos muy adecuados en esta etapa. Si se añade una crema o un óvulo espermicida es un método muy eficaz para evitar el embarazo. Además, no presenta efectos secundarios ni riesgos añadidos.

- El preservativo, además, es el método recomendado para evitar las enfermedades de transmisión sexual y el sida. Cuando se mantienen relaciones esporádicas se debe utilizar, aún cuando ya se use también otro método.

Métodos Naturales

- Se basan en evitar el coito durante los días fértiles del ciclo menstrual. Cuando se acerca la menopausia, los ciclos se vuelven irregulares y la ovulación se adelanta o se atrasa, por lo que estos métodos no son eficaces en esta etapa de la vida.

Métodos Quirúrgicos

- La ligadura de trompas en la mujer y la vasectomía en el hombre son métodos muy eficaces.

- La ligadura consiste en obstruir las trompas de Falopio para así, evitar que el óvulo llegue al útero.

- La vasectomía es una intervención más simple que la ligadura. Consiste en ligar o cortar los conductos deferentes, que son los que transportan los espermatozoides del testículo a la uretra.

- Los hombres y las mujeres que decidan someterse a estos tipos de intervención deben, previamente, informarse y tener en cuenta que, actualmente estas técnicas son irreversibles y, por tanto, definitivas.

La Preparación para la Menopausia

- La preparación para la menopausia brinda importantes beneficios para la salud a corto y largo plazo. Actualmente, la mayoría de las mujeres que están embarazadas, buscan información sobre el embarazo y parto, adaptan su dieta, hacen ejercicios de preparación al parto, etc.

- Este enfoque aplicado a la menopausia, aumentaría la capacidad de las mujeres para afrontar esta etapa de su vida y permitiría vivirla de forma más positiva.

- Cuando se tiene ideas erróneas y negativas sobre la menopausia, la posibilidad de verse afectada puede ser mayor. En la sociedad sigue siendo un tema tabú y aún, con frecuencia, se hace referencia a ella de forma negativa. Todo esto hace que muchas mujeres teman llegar a esa etapa de su vida.

- En realidad, para la mayoría de las mujeres la menopausia no tiene que ser negativa, sino que puede ser un período de nuevas oportunidades.

- Es importante mantener una actitud positiva. Estar bien informada, comentar las dudas, dedicar un poco de tiempo a mantenerse en forma y alimentarse de forma equilibrada, contribuye a que la menopausia se viva de una forma más relajada. También si surge algún problema se podrá resolver antes y mejor.

Alimentos Sanos y Nutritivos

- Con la edad se aumenta de peso. Este hecho ocurre tanto en los hombres como en las mujeres, pero en las mujeres resulta especialmente visible en la menopausia y posmenopausia.

- El aumento de peso moderado resulta beneficioso, ya que permite mantener un nivel de estrógenos aceptable y por tanto disminuye los síntomas molestos.

- No conviene realizar dietas restrictivas o desequilibradas, sino mantener una alimentación variada que aporte los nutrientes que se necesitan y sobre todo, practicar algún ejercicio físico que se adapte a sus condiciones físicas y circunstancias personales.

- Una dieta equilibrada, también, posee efectos beneficiosos sobre los síntomas de la menopausia y su prevención.

  - Frutas: Naranjas, peras, ciruelas, albaricoques limón, etc. Son ricas en vitaminas, minerales y fibra. La fruta fresca es la más nutritiva. No se recomienda comer más de cuatro piezas al día, ya que contiene azúcar.

  - Verduras y hortalizas: Acelgas, calabacines, berenjenas, zanahorias, tomates, etc. Contienen vitaminas y se deben comer diariamente. Cuanto más verde sea la verdura más vitaminas contiene. Mejor comerlas crudas o cocidas al vapor con poca agua. Además, aportan pocas calorías.

  - Cereales integrales, incluyendo el pan: Trigo, maíz, arroz, cebada... Aportan vitaminas B, minerales y fibra. También hidratos de carbono complejos más nutritivos que los hidratos de carbono simples, tales como azúcar, harinas refinada o "blanca", azúcar de la fruta, etc.

  - Legumbres: Garbanzos, lentejas, judías, soja... Son ricas en proteínas y fibra, también, aportan hierro. Se pueden tomas dos o tres veces a la semana. Cuando se cocinan añadiéndoles arroz, patatas o verduras, el aporte y la calidad de las proteínas mejora.

- Proteínas: La carne, el pescado, las aves y los huevos son los alimentos ricos en proteínas. Se pueden tomar dos raciones al día. El pescado azul (sardina, atún, caballa...) se puede tomar 3 ó 4 veces a la semana, además, tiene la ventaja de no aumentar el colesterol.

- Lácteos: La leche, el queso, el yogurt, son alimentos ricos en calcio. Cuando sea posible mejor desnatados. Es importante que se formen huesos fuertes antes de la menopausia.

- En la posmenopausia, se recomienda 1.200 ó 1.500 miligramos de calcio al día. Para aportar al organismo esta cantidad, es necesario el consumo de lácteos. También algunos pescados (sardinas, boquerones, atún, gambas), son ricos en calcio. Las sardinas en aceite están especialmente indicadas.

Contenido en Calcio de Algunos Alimentos

Alimento y cantidad comestible	Cantidad de calcio
En miligramos	
Leche entera (1 litro)	1.200
Leche desnatada (1 litro)	1.300
Yogurt (100 gr.)	148
Queso Manchego curado (100 gr.)	1.200
Queso Manchego semicurado (100 gr.)	835
Queso Manchego fresco (100 gr.)	470
Queso blanco fresco (100 gr.)	79
Sardinas en aceite (100 gr.)	400
Almendras (100 gr.)	234

Mantenerse en Forma

- Algunas personas creen que con la edad deben hacer menos ejercicio físico, pero esto es un error. El ejercicio físico proporciona beneficios a cualquier edad.

- Estimula la producción de estrógenos.

- Nos mantiene flexibles, ágiles y actúa contra las molestias musculares y dolores.

- Ayuda a reducir la grasa corporal.

- Fortalece y mantiene la masa ósea y muscular, disminuyendo el riesgo de fracturas.

- Contribuye a reducir la tensión arterial y previene las enfermedades cardiovasculares.

- Además, nos sentimos con más energía, bienestar y ayuda a mantener una buena salud mental.

- El tipo de ejercicio dependerá de las circunstancias personales, así determinadas enfermedades pueden limitar algunas actividades físicas.

En general algunos ejercicios que se recomiendan son:

- Andar: Se debe caminar unos 30 minutos diarios como mínimo. Este tipo de ejercicio favorece la circulación, protege contra el infarto de miocardio, contribuye a prevenir la osteoporosis, etc.

- Natación: Mejora la capacidad cardíaca, respiratoria y muscular. Además, favorece la relajación. Las personas con problemas de espalda, deberán consultar a su médico/a.

- Bicicleta: Mejora el estado de las articulaciones y de la musculatura; tiene también efectos positivos, a nivel cardíaco y en el aparato respiratorio. Cuando se practica hay que evitar fatigarse excesivamente.

- Baile: Además del efecto sobre las articulaciones y la musculatura, es un ejercicio divertido.

- Yoga: Relaja la musculatura, contribuye a mejorar la flexibilidad del cuerpo y las personas que lo practican, aprenden técnicas de respiración y relajación.

Controlarse la Salud

- Cuando llega la menopausia muchas mujeres dejan de acudir a la consulta ginecológica. En esta etapa, las revisiones periódicas continúan siendo importantes para mantener la salud, especialmente para poder diagnosticar, precozmente, la mayoría de los cánceres ginecológicos.

- La citología de cuello uterino es una prueba que, habitualmente, se realiza en la consulta ginecológica y permite detectar el cáncer de cuello de útero y vagina. Todas las mujeres deberían hacerse periódicamente esta prueba.

- También, hacerse una mamografía cada dos años, a partir de los 45 ó 50 años de edad, es una medida fundamental para detectar precozmente el cáncer de mama.

- El sistema sanitario público dispone de recursos donde puede acudir.

El Tratamiento Hormonal en la Menopausia

- El tratamiento hormonal en la menopausia consiste en administrar dosis muy reducidas en estrógenos, preferentemente naturales, generalmente en forma de parches sobre la piel o cremas y de una progesterona o un progestágeno (progesterona sintética). Este tipo de tratamiento está recibiendo mucha publicidad en los últimos años.

- Entre los/as profesionales de salud encontramos opiniones diversas. Hay sectores que las recomiendan a mujeres con alto riesgo de presentar osteoporosis o cardiopatía esquémica. También existen profesionales muy críticos a este tipo de tratamiento hormonal.

- Hay mujeres que no pueden utilizar este tipo de tratamiento por presentar determinadas enfermedades o predisposición a ellas. Así, la terapia hormonal sustitutoria estaría contraindicada antes las siguientes condiciones:

  - Antecedentes de cáncer de mama o endometrio.
  - Endometriosis.
  - Enfermedad trombo embolica o antecedentes de tromboflebitis.
  - Enfermedad hepática activa.
  - Insuficiencia renal avanzada.
  - Hipertensión arterial.
  - Fumadoras.

- Las mujeres deben estar bien informadas. Conocer los beneficios y riesgos individuales de este tipo de tratamiento es fundamental para poder decidir.

- La utilización de la terapia hormonal puede ser apropiada en las siguientes circunstancias:

  - Mujeres con menopausia precoz: ya sea espontánea o por extirpación quirúrgica de los ovarios.
  - Mujeres que tienen osteoporosis o alto riesgo de padecerla. En este caso, el tratamiento debe ser a largo plazo, siempre más de siete años, pero no más de diez. Se debe utilizar un estudio previo individual de los riesgos y beneficios que reportaría el tratamiento en relación a otros tratamientos alternativos. Las mujeres deben participar en la elección, tras ser informadas.

- Mujeres con síntomas específicos (sofocos, sudoración, sequedad vaginal) moderados o graves y que no presenten importantes factores de riesgo de cáncer de mama y/o endometrio. El tratamiento no debe durar más de 5 años.

- Existe actualmente, una gran controversia en la utilización de la terapia hormonal a largo plazo, como medida preventiva en osteoporosis, fracturas y enfermedad coronaria, basada en un incremento del riesgo de cáncer de mama. Por ello, la terapia hormonal debe quedar limitada a mujeres con un riesgo muy alto de osteoporosis o de enfermedad coronaria y que no presenten contraindicaciones.

- En estos casos, se considera necesaria la participación de especialistas en cardiología, endocrinología o profesionales expertos/as en enfermedades metabólicas óseas, ya que lo importante en este momento es la osteoporosis y/o la enfermedad coronaria.

- En cualquier situación, antes de comenzar un tratamiento es necesario realizar un estudio individual.

- Mientras que no se mejoren los conocimientos sobre los efectos a largo plazo de este tipo de tratamiento, se debe evitar la medicación de la menopausia.

- Las mujeres que decidan iniciar este tipo de tratamiento deben acudir a consulta médica periódicamente.

El ejercicio físico moderado, una alimentación equilibrada que aporte el calcio que se necesita y estar informadas son, medidas muy adecuadas, que junto a las revisiones médicas periódicas, contribuyen a mantener y asegurar una vida sana para la mayoría de las mujeres.

Prevención del Cáncer Ginecológico

Muchos procesos evolucionan lentamente. En el caso del cáncer esto suele ser así, desde que aparecen las primeras lesiones, hasta que el cáncer está en fase avanzada suelen pasar años, de ahí la importancia del diagnóstico precoz, es decir, de diagnosticar el cáncer en las primeras fases.

Cuanto más pronto se detecte y se ponga en tratamiento, las posibilidades de curación serán mayores.

Conocer nuestro cuerpo, acudir a la consulta médica periódicamente, permite detectar los cambios que se producen y actuar, en caso de que sea necesario, con mayor rapidez. Los hábitos preventivos deben acompañarnos durante toda la vida, siendo también muy necesarios tras la menopausia.

El Autoconocimiento

Conocer nuestro cuerpo es importante, ya que permite saber más respecto a nosotras mismas, distinguir lo que es normal de lo que no lo es y los cambios que se producen.

Autoexploración Genital

Para conocer los genitales por fuera y por dentro, se usa un espejo y un especulo (instrumento que usa el personal sanitario para realizar la exploración genital). A ellos mismos le puede decir que le enseñen a usarlo, no es difícil.

Con esto se consigue ver el interior de la vagina y el cuello del útero, así como, sus cambios durante el ciclo menstrual.

Esta autoexploración se puede hacer con cierta regularidad y permite reconocer algunos cambios con antelación y, acudir a los/as especialistas antes de que los cambios se hagan graves o más difíciles de tratar.

Autoexploración Mamaria

También, podemos auto explorar las mamas. Se recomienda hacerlo siempre después de la regla.

Se trata de aprender a conocer las mamas y establecer comparaciones. Percibir las diferencias que hay entre una y otra, o las pequeñas modificaciones que puedan aparecer, para que cuando se note algo "anormal" acuda al/la médico/a. En este sentido, es mejor que la primera vez la exploración la realice un especialista, que nos podrá enseñar la técnica y mostrar la normalidad de lo que estamos explorando.

Si le causa angustia la autoexploración, acuda a su médico/a. La mayoría es de los "bultitos" que se pueden encontrar, son normales o benignos. Sería muy aconsejable, si tiene hijas, que las enseñe a auto explorarse, periódicamente, desde que tengan edad para ello.

En general, las mamas cambian mucho durante el ciclo menstrual debido a la dependencia de la glándula de los cambios hormonales, siendo más tensas y más sensibles durante la segunda mitad del ciclo, generalmente, los últimos diez días antes de la menstruación. Durante estos días podemos encontrar "bultitos" que desaparecen solos al comienzo del siguiente ciclo.

Para realizar esta autoexploración, se debe situar de pie frente a un espejo. Con los brazos colgando, mirar ambos pechos, buscando si hay alguna asimetría no habitual. Luego se levantan los brazos y se comprueba su movilidad y simetría.

El siguiente paso, será levantar un brazo y con la punta de los dedos de la mano contraria, penetrando en el tejido suavemente, buscar en la mama y en el trayecto que va desde ésta hasta la axila, posibles bultitos o nodulillos.

Una vez hecho esto con calma, se tira suavemente del pezón para ver si está elástico y se despega con facilidad. Después se explora del mismo modo el pecho contrario.

Para el siguiente paso, conviene estar tumbada y así dejar el pecho en reposo. Tocamos cada pecho y la punta de los dedos de la mano contraria, de nuevo penetrando el tejido suavemente, alrededor del pezón, circularmente y de nuevo en la trayectoria de la axila.

Finalmente, sujetando y presionando levemente la glándula con una mano, exprimiremos con suavidad cada uno de los pezones para detectar secreciones si las hay.

Si detectamos un nódulo o "bultitos" en cualquier momento del ciclo que no sea después de acabar la menstruación, debemos de esperar a confirmar que permanece al inicio del siguiente ciclo.

En caso contrario debe de ser considerado como uno de los muchos cambios que experimenta la mama debida a las hormonas que segrega el ovario.

La autoexploración mamaria ayuda a conocer algunos cambios que se producen en el pecho y a consultar al/la médico/a, quien decidirá con su exploración, la necesidad o no de utilizar otros medios de diagnóstico.

Aunque la autoexploración mamaria, es aconsejable como cualquier otro método de autoconocimiento, no debe de sustituir a la exploración por alguien experimentado, ni a los demás métodos de diagnóstico aconsejados para la detección precoz del cáncer de mama, ya que no ha demostrado ser muy útil para este fin.

La Consulta Ginecológica

Si una mujer no ha tenido ningún problema previamente, debería acudir a la consulta ginecológica cuando comience a tener relaciones sexuales con penetración.

Además de las ventajas que supone para su salud, le permite consultar sobre otros temas de su interés. Una mujer hasta los 30 años sin hijos, que utiliza anticonceptivos de barrera, si las primeras revisiones han sido normales y se encuentra bien, bastaría con que se hiciera revisiones cada uno o dos años.

Sin embargo si utiliza el DIU o la píldora convendría que se revisara anualmente.

Si tiene más de una pareja o cambia de pareja frecuentemente, las revisiones deben ser también anuales, pues aumenta el riesgo de contraer infecciones de transmisión sexual (si no usa siempre el preservativo en las relaciones sexuales).

Si su pareja fuera siempre la misma, pero él o ella tiene más parejas sexuales, su riesgo es el mismo que si tiene varias parejas sexuales, con lo que sería conveniente revisarse cada año.

A partir de los 35 años, es conveniente la revisión anual en cualquier caso. Tras la menopausia muchas mujeres abandonan la costumbre de acudir al ginecólogo/a y es, precisamente, el momento en el que la vigilancia tiene mayor importancia, pues la mayoría de los cánceres ginecológicos y mamarios, son más frecuentes en este período de la vida.

Factor o Factores de Riesgo

Se llaman a así a las causas que hace que aumenten las probabilidades de padecer una cierta enfermedad. Por ejemplo, un factor de riesgo para tener cáncer de pulmón es fumar. Esto no quiere decir que, necesariamente, todas las personas fumadoras vayan a tener un cáncer de pulmón, sino que en estas personas las posibilidades de padecerlo serán superiores a las no fumadoras.

Con frecuencia, en los cánceres femeninos que trataremos en este cuaderno, un factor de riesgo es que existan casos en familiares directos, una mujer que su madre o su hermana hayan tenido un cáncer de mama tiene más riesgo.

Las personas con estas circunstancias, deben revisarse con más frecuencia.

Según la enfermedad hay unos factores de riesgo determinados, de los que hablaremos más adelante.

Los Tumores Malignos Femeninos

El término tumor en lenguaje médico, se podría traducir de forma coloquial como bulto. Todo "bulto" anormal en el cuerpo humano se designaría como tumor. Los tumores pueden ser benignos o malignos. A los tumores malignos se le llama cáncer.

Las células de los tejidos que forman el organismo, suelen estar en continuo recambio o transformación. Las células se dividen dando células nuevas que maduran y más tarde se eliminan. Así, un tejido está en continuo proceso de renovación celular desechando las viejas y formando células nuevas. Este proceso está genéticamente determinado y controlado.

En ocasiones, aparecen células alteradas, diferentes a la célula "madre". El organismo tiene medios de control para evitar que esto ocurra o para destruirlas si aparecen, pero cuando este control falla, las células alteradas crecen desordenadamente.

Estas células alteradas pueden invadir los órganos vecinos, así como viajar a través de la corriente sanguínea y linfática a otros órganos alejados, desarrollándose en estos un nuevo cáncer. A esto se llama metástasis.

Cáncer de Mama

Es el más habitual de los cánceres femeninos aunque sólo representa el 10 % de las enfermedades de la mama. Es decir, nueve de cada diez son benignos. Su frecuencia está aumentando en los países con niveles de vida altos. Actualmente, se diagnostican con medios fiables y poco agresivos. Como su evolución es lenta, en la mayoría de los casos, el diagnóstico precoz contribuye a que se pueda descubrir más pronto y se curen con mayor facilidad.

FACTORES DE RIESGO

Afecta, principalmente, a la mujer, en el hombre es raro; sólo uno de cada cien cánceres diagnosticados corresponde a un varón.

Su máxima incidencia se estima entre los 40 y los 74 años (90 % de los casos) y son pocos (1,21%) los que aparecen en menores de 30 años. Como ya hemos dicho, el factor de riesgo más importante para padecer un cáncer de mama es la edad. Otro factor de riesgo demostrado es la existencia de cáncer en familiares directos (madre, hermanas, hijas...), que será más importante, si el cáncer familiar aparece en más de una persona, si aparece antes de la menopausia o si aparece en las dos mamas.

Aunque este aumento del riesgo puede tener que ver en algunos casos con genes especiales, no se puede considerar que se herede como pasa con el color del pelo o los ojos, ya que intervienen muchos más factores como formas de vida o hábitos familiares, etc... También, puede relacionarse con este factor genético el que mujeres que han padecido cáncer de colón, de ovario y de endometrio, tanto personal como familiar, tengan también mayor riesgo de tener uno de mama.

La existencia de un cáncer de mama previo, o de un cierto tipo de enfermedades benignas, poco frecuentes, de la mama llamadas proliferativas, puede aumentar las posibilidades de padecer con el tiempo una nueva enfermedad maligna de la mama. Aunque se sabe que la forma de vida influye en la posibilidad de aparición de esta enfermedad, esta relación es muy difícil de demostrar y, por lo tanto, no podemos asegurar qué hábitos son los que realmente aumentan el riesgo y cuáles lo previenen.

Hábitos como el sedentarismo, la obesidad, el estrés, las dietas ricas en grasas, etc..., que son muy frecuentes en las sociedades en que vivimos y que desgraciadamente van en aumento, se han relacionado con mayor o menor éxito, y coinciden con el hecho de que sea precisamente en los países más desarrollados entre los que nos podemos contar en los que el riesgo de padecer un cáncer de mama es mayor.

La relación entre la primera menstruación temprana, (por debajo de los 12 años) y una menopausia tardía (por encima de los 50 años), así como el no haber tenido hijos o haber tenido el primero con más de 35 años, es decir, un período reproductivo largo con mayor número de ovulaciones y cambios hormonales a lo largo de la vida, parece ser un factor débil de aumento del riesgo.

No se ha demostrado un aumento de riesgo, en mujeres que hayan tomado anticonceptivos orales durante largos períodos de tiempo. El cáncer de mama no se contagia.

PREVENCIÓN SECUNDARIA O DIAGNÓSTICO PRECOZ

Es difícil prevenir su aparición, ya que existen muchos factores que contribuyen a su desarrollo, sin embargo, se puede detectar a tiempo y con facilidad ya que el pecho se ve, se palpa y se radiografía sin problemas. Así, diagnosticarlo a tiempo, sería la verdadera prevención.

El objetivo del diagnostico precoz es descubrir el tumor cuando aún no se palpa.

En esta fase, el tumor está muy localizado y el tratamiento resulta más fácil y menos traumático.

El método más eficaz para detectar pronto este tipo de cáncer, es la mamografía, que ya se explicó en apartados anteriores.

Diversos organismos internacionales recomiendan realizar mamografías periódicas a partir de cierta edad, entre los 40 y los 50 años y con intervalos de 1 a 2 años, dependiendo del organismo. En general, sería razonable aconsejar a todas las mujeres mayores de 45 años, que no dejasen pasar más de 2 años sin realizarse una mamografía. Si existen antecedentes familiares directos u otros factores de riesgo importantes, es muy posible, que las mamografías deban de iniciarse antes de los 40 años. Antes de los 25 años es preferible evitarla y sólo en casos excepcionales debe de utilizarse. La mortalidad por cáncer de mama se reduce en un 35% entre las mujeres que desde los 40 años de edad se someten anualmente a mamografías.

TRATAMIENTO

Cuanto antes lo empecemos mejor. Actualmente, cuando el tumor es pequeño, se utilizan técnicas quirúrgicas menos agresivas que extirpan solamente el tumor, conservando la mama. Cuando esto no es posible, la cirugía plástica permite la reconstrucción de la mama.

Dependiendo de la enfermedad, de la extensión de las lesiones, de que existan o no metástasis, el tratamiento consistirá en cirugía, radioterapia, hormonoterapia o quimioterapia o una combinación de las cuatro técnicas.

Cáncer de Vulva

Este es un tumor de escasa frecuencia, propio de mujeres mayores de 65 años, pero de fácil diagnóstico y con algunas características particulares.

Suele aparecer como una lesión en la vulva -labios mayores y/o menores- que produce picor. Esta lesión se ve fácilmente por la propia mujer, sobre todo si tiene costumbre de autoexplorarse o por su pareja.

Muchas mujeres sienten picor tras la menopausia por la sequedad y atrofia de la vulva y la vagina que se produce por la falta de hormonas. Si este picor es persistente, sería conveniente acudir al ginecólogo para llegar a un diagnóstico y un tratamiento concretos, y descartar así la presencia de un cáncer de vulva.

Displasia, Carcinoma "In Situ" y Cáncer de Cuello Uterino

A veces, se pueden observar alteraciones celulares similares a las del cáncer en las capas más superficiales de un tejido, apareciendo las más profundas normales.

Según el grado y la profundidad de la alteración, a estas alteraciones se les denomina "lesión intraepiteliar de alto y de bajo grado" (antes displasia leve, moderada, grave y carcinoma "in situ").

En realidad, estos nombres representan etapas sucesivas de una misma enfermedad. Parece que, desde la aparición de una lesión intraepiteliar de alto grado hasta la presentación de un cáncer de cuello del útero, pueden pasar varios años si se deja evolucionar sin tratamiento. Si se diagnostica y se trata, se detiene el proceso y se cura.

Casi la mitad de las lesiones más leves, las de bajo grado, desaparecen espontáneamente, incluso sin tratamiento. Entre las que no desaparecen, otro buen porcentaje nunca evoluciona hasta lesiones de más alto grado y a cáncer, y sólo unas pocas van a evolucionar hasta el final.

Es por lo tanto, un proceso muy lento, lo cual favorece que sea posible diagnosticarlo en sus primeras etapas si se realizan controles periódicos.

Estas lesiones, no presentan ningún síntoma especial que pueda ser apreciado por la mujer ni por el médico/a, en una exploración a simple vista. Sin embargo, se sospecha con facilidad mediante citología, y se diagnostica mediante una biopsia de cuello dirigida con un colposcopio. Por esto, se recomiendan las citologías periódicas en todas las mujeres activas sexualmente, como la base del diagnóstico precoz del cáncer de cuello uterino.

FACTORES QUE FAVORECEN EL CÁNCER DE CUELLO DE ÚTERO

Desde hace muchos años, se sabe que la aparición de este cáncer, tiene que ver con el coito y con las enfermedades de transmisión sexual, debido a su rara aparición en mujeres que nunca han tenido coitos y a que la probabilidad de padecerlo aumenta cuanto más joven se han iniciado los coitos, con el número de parejas que se han tenido y con el número de parejas del compañero.

También se sabe, que se trata de un proceso evolutivo, ya que las lesiones previas se dan entre los 25 y 35 años, mientras que el cáncer en sí se desarrolla, generalmente, a partir de los 40 años.

Hoy en día, se sabe que en más de un 95% de los casos, la causa del cáncer de cuello uterino es una infección de transmisión sexual (E.T.S.): la infección genital previa por el virus de las verrugas genitales (V.P.H o papovavirus). Este virus es el responsable de todas las alteraciones celulares, de las lesiones intraepiteliares de bajo y de alto grado y de la evolución de éstas hasta el cáncer.

El virus de las verrugas genitales es, ahora mismo, la enfermedad de transmisión sexual más frecuente. Se inicia a partir de un contacto sexual con alguna persona infectada y puede permanecer años sin que produzca ningún síntoma y, a veces, sin que se detecte incluso por citología. Por esto, y por que sólo en unos pocos casos van a tener un desarrollo desfavorable, se aconseja que toda mujer con actividad sexual con penetración, se realice citologías con la periodicidad que se recomiende en cada caso.

LA PREVENCIÓN

La mejor prevención es el diagnóstico precoz que se realiza con una prueba sencilla; la citología. Realizándose esta prueba, periódicamente, la posibilidad de diagnosticarlo en las primeras fases es muy alta.

La utilización sistemática del preservativo en las relaciones sexuales con penetración, se considera una buena medida para proteger al cuello uterino de esta alteración.

El diafragma, al mantener el cuello uterino tapado durante las relaciones sexuales, podría ser también una manera de prevenir las enfermedades del cuello del útero.

LA ENFERMEDAD

Es un tumor que evoluciona lentamente y no produce síntomas hasta que no está muy avanzado.

Como todos los cánceres, si no se tratan se van extendiendo, afectando a órganos vecinos, ganglios de alrededor y dando metástasis a distancia en otros órganos alejados.

TRATAMIENTO

Existen varias opciones para el tratamiento de las lesiones de bajo grado como: la simple vigilancia mediante citologías, los tratamientos con algunos fármacos, la criocoagulación (tratamiento mediante el frío), el láser y la extirpación del foco, todos ellos sencillos e indoloros. En los casos de lesiones de alto grado, siempre se considera necesaria la extirpación quirúrgica de la zona afectada del cuello del útero, que en algunos casos, se llama conización porque la zona extirpada del cuello tiene forma de cono.

En los casos en que se diagnostica precozmente, presenta un buen pronóstico y una posibilidad de curación muy alta, pero que cuando supera los límites del cuello se convierte en uno de los que más difícil tratamiento tiene.

En estos casos, se evalúan individualmente las posibilidades, que suelen combinar cirugía, quimio y/o radioterapia Cáncer de útero El cáncer de endometrio es, el más frecuente, de los cánceres de útero, pero cada vez se diagnostica más a tiempo y se cura más fácilmente. Además, la mortalidad por cáncer uterino, está disminuyendo en todos los grupos de edad y en todo el mundo.

Aparece con más frecuencia entre los 35 y 64 años, principalmente sobre los 60 años. Nueve de cada diez casos aparecen después de la menopausia. Es muy raro antes de los 40 años.

Al igual que otros cánceres, es de evolución lenta y permanece bastante tiempo localizado, por lo que un diagnóstico precoz favorece su pronóstico.

Factores que Predisponen

No se conocen sus causas, pero los estudios señalan algunos factores que puedan favorecer su aparición.

Ya hemos visto que suele aparecer tras la menopausia en el noventa por ciento de los casos.

Parece favorecer su aparición una vida reproductiva larga, es decir, una primera regla muy joven y una menopausia tardía. Aunque tener hijos disminuye la posibilidad.

La píldora anticonceptiva tendría un efecto protector, ya que mantiene unos niveles constantes de hormonas. Se considera también, factores de riesgo haber padecido lesiones previas en útero, por ejemplo; hiperplasias endometriales. Otros factores serían la alimentación rica en calorías, la obesidad, la diabetes. Las mujeres con algunos factores de riesgo deben acudir a revisiones periódicas sobre todo después de la menopausia.

LA ENFERMEDAD

El signo más típico es la pérdida de sangre fuera de lo habitual, entre una regla y otra o tras la menopausia. Las pérdidas de sangre, anormales y repetidas, indican la necesidad de acudir a la consulta médica. Cuando estas pérdidas aparecen tras la menopausia, pueden ser poco abundantes o negruzcas.

Debido a que este cáncer produce estas perdidas sanguíneas ya en las fases más precoces, es por lo que puede ser diagnosticado cuando la extensión es mínima, y por lo que, correctamente tratado, tiene una probabilidad de curación muy alta.

Las pérdidas de sangre antes o después de la menopausia no son siempre provocadas por el cáncer, la mayoría de las veces, son producidas por enfermedades o trastornos benignos. En cualquier caso, es importante consultar con profesionales de la salud.

EL TRATAMIENTO

Una vez diagnosticado conviene tratarlo cuanto antes. El tratamiento en general es inicialmente quirúrgico e incluye la extirpación del útero, incluyendo el cuello, los ovarios y las trompas, por ser las zonas hacia las que puede extenderse la enfermedad. A veces, es necesario utilizar la radioterapia, o la hormonoterapia que según el caso se aplicará antes o después de la intervención. Tanto la radioterapia como la hormonoterapia puede, en algunos casos, controlar la enfermedad totalmente, sin necesidad de tratamiento quirúrgico.

Cáncer de Ovario

Es el cuarto cáncer en orden de frecuencia en la mujer. Su incidencia ha ido aumentando en los países industrializados. Se presenta generalmente entre los 60 y 65 años.

En general, es un tumor difícil de diagnosticar, debido a que el ovario es un órgano que se encuentra dentro del abdomen (difícil de explorar) y a que no da ningún síntoma al exterior, como pasa con los sangrados en las enfermedades de útero, hasta que ya tiene un tamaño considerable. De ahí la importancia de las revisiones ginecológicas periódicas.

FACTORES DE RIESGO Y DE PROTECCIÓN

Se consideran factores de riesgo, aunque débiles, para padecer un cáncer de ovario los relacionados con factores reproductivos, entre ellos las mujeres que no han tenido hijos (nulíparas) de más de 45 años, también aquellas con la menopausia tardía o las que su primer embarazo fue después de los 30 años.

Así mismo existen factores de protección que están relacionados con la reproducción, entre ellos: los embarazos precoces (antes de los 25 años), la menopausia temprana y el uso de contraceptivos orales. Es decir, todo aquello que disminuya el número de ovulaciones.

LA PREVENCIÓN

Para diagnosticarlo, precozmente, son necesarias las revisiones ginecológicas periódicas, especialmente en mujeres que han pasado la menopausia y en las que se debe incluir la realización de una ecografía que explore los ovarios; es la única manera de detectar este cáncer antes de que tenga un tamaño considerable, como para producir síntomas. La ecografía vaginal es la exploración más efectiva para los ovarios.

LA ENFERMEDAD

Esta enfermedad es difícil de diagnosticar, debido a que no aparecen síntomas específicos, es decir, sólo se perciben molestias muy comunes y parecidas a patología benigna del ovario (quistes) con síntomas como inflamación y dolor de vientre, algunos trastornos digestivos, etc... Cuando un cáncer de ovario produce todos estos síntomas, tan comunes a otras enfermedades benignas, el tamaño del tumor suele ser grande. Lo más conveniente sería el diagnóstico en una revisión rutinaria antes de la aparición de estos.

EL TRATAMIENTO

Normalmente, cuando el tumor es maligno se extraen mediante cirugía los dos ovarios con sus trompas y el útero. A veces, según los casos, antes de operar se utiliza quimioterapia.

Cuando el tumor está poco desarrollado existe la tendencia, en mujeres jóvenes sin hijos, a conservar un ovario y el útero para permitirles la posibilidad de tenerlos.

Cómo Actuar ante el Cáncer

La prevención es la mejor forma de actuar ante este tipo de problemas. Las revisiones periódicas, pueden evitar que se desarrollen la mayor parte de los cánceres ginecológicos y mamarios.

Con frecuencia acudimos a la consulta cuando nos encontramos demasiado enfermas; la prevención en este tipo de enfermedades significa detectar la enfermedad cuando las posibilidades de curación son muy altas.

Acudir periódicamente a la consulta médica es, en estas enfermedades, la mejor forma de participar en el cuidado de nuestra salud.

Hacerse una mamografía cada 2 años, a partir de los 45 años de edad, es una medida fundamental para disminuir los efectos que el cáncer de mama aún provoca.

No debemos dejar las revisiones ginecológicas habituales después de la menopausia, por el contrario se debe aumentar la frecuencia.

Aprender a Vivir con el Cáncer

Siempre pensamos en el cáncer como algo terrible, aunque la mayoría de nosotras conocemos a personas que lo han superado. Con frecuencia, muchas tratan de ocultarlo. Este tipo de prejuicios desaparecerá cuando aprendamos a hablar sobre esta enfermedad, a expresar nuestras experiencias y sentimientos.

Conocer estas enfermedades, hace que sea más fácil vivir ante este tipo de problema y también, resultará menos difícil ayudar a nuestros seres queridos.

Con respecto al cáncer cabe plantearnos tres fases en nuestras vidas: antes, durante y después del diagnóstico y el tratamiento. En el antes, lo más habitual es que, desde que aparece el primer síntoma de dolor o alguna molestia, dejemos pasar bastante tiempo antes de acudir a consultar. Son bastantes las personas que acuden demasiado tarde, o se demoran en hacerse las pruebas que el médico les pide, por miedo a enterarse de lo que tienen.

Pregunte a los/as sanitarios/as todas las dudas que se le presenten. Esto le ayudará a luchar sin desconocimiento. Todo el esfuerzo que haga por controlar su propia situación será beneficioso para usted. Con información adecuada sobre el tipo de tumor y su tratamiento, menos ideas equivocadas se formará y menos miedos irreales se planteará.

Cuando conozca el diagnóstico, lo más normal, es que su ánimo varíe de un día a otro. Permítase todos los cambios de humor, dar la imagen de persona muy entera y con buen ánimo es bueno, pero también lo es demostrar que de vez en cuando nos venimos abajo y que necesitamos apoyo.

Es muy importante contar con el apoyo de los demás, pero mucho mejor es contar con una misma y tener confianza. Con esto está contribuyendo a su propia curación.

Durante el tratamiento, lo más duro debe ser la quimioterapia, ya que la persona suele cambiar de aspecto. Estos cambios son transitorios y no duran demasiado.

Sin embargo, son de gran ayuda en la lucha contra el cáncer. Tras el tratamiento, quizás, debamos cambiar algunos aspectos de nuestra forma de vivir, cuantos menos cambios hagamos mejor. Y si esto ha de ocurrir, hagámoslo lo más positivamente posible. Ya lo hemos dicho, lo último darse por vencidas.

Hemos de continuar relacionándonos socialmente con nuestro entorno: trabajo, amigos, pareja, etc. Las personas que se enfrentan a un diagnóstico de cáncer, necesitan de mucha ayuda, también los familiares.

Las asociaciones contra el cáncer ofrecen la posibilidad de contactar con personas que han vivido esa experiencia. Los grupos de autoayuda para pacientes y familiares facilitan información, ayudan a enfrentarse con esa enfermedad y permiten que personas con el mismo problema, se comuniquen y se ayuden.

Relación de Asociaciones

ASOCIACIÓN DE MUJERES ANDALUZAS MASTECTOMIZADAS

Granada: Avd. Mediterráneo, nº 9, 4º O

Tfno.: 958/ 13 40 90

Sevilla: C/ Alberto Lista, nº 16

(Centro Taracea)

ASOCIACIÓN ESPAÑOLA CONTRA EL CÁNCER

ALMERÍA

Paseo de Almería, 69, 6º Izda.

04001 Almería

Tfno.: 959-24 42 06

CÁDIZ

Brunete, 4º bajo izda.

11007 Cádiz

Tfno.: 956-28 11 64

CÓRDOBA

Cruz Conde, 19, 4º-A

14001 Córdoba

Tfno.: 957-47 39 21

GRANADA

Fray Leopoldo de Alpandeire, 10

18014 Granada

Tfno.: 958-29 42 74

JAÉN

Avda. de Madrid, 19, entreplanta C

23001 Jaén

Tfno.: 953-26 59 11

HUELVA

Isaac Peral, 16, bajo izda.

21004 Huelva

Tfno.: 959-24 03 88

MÁLAGA

Alameda de Capuchinos, 37.

Edf. La Carolina, portal 2, 1º

29014 Málaga

Tfno.: 952-25 61 95

SEVILLA

Virgen del Valle, 89

41011 Sevilla

Tfno.: 954-27 45 03

Qué Puede Hacer Contra el Cáncer

1. No fume.
2. Modere el consumo de bebidas alcohólicas.
3. Evite la exposición excesiva al sol.
4. Siga las medidas de higiene, protección y seguridad en el trabajo.
5. Coma frecuentemente frutas y verduras frescas.
6. Evite el exceso de peso.
7. Consulte a su médico si un lunar o una cicatriz cambian de aspecto, o si aparece algún bulto en alguna parte de su cuerpo.
8. Consulte a su médico en caso de trastornos persistentes como tos, ronquera, cambio en sus hábitos intestinales o pérdidas de peso injustificadas.
9. Hágase regularmente un chequeo ginecológico.
10. Vigile sus pechos a menudo. A partir de los 45 años, consulte a su médico para hacerse una mamografía regularmente.

La mayoría de las diez medidas recomendadas, reducen el riesgo de padecer cáncer y/o hacen posible diagnosticarlo a tiempo.

LO QUE HEMOS APRENDIDO

- Que la calidad de vida de la mujer influye de forma fundamental en su salud.

- Que la mujer española debe invertir cada vez más tanto en información como en utilización de dicha información para mejorar sus niveles de salud y por tanto su calidad de vida.

- Que es necesario vivir una sexualidad plena y adulta y realizar también una buena prevención de posibles enfermedades mediante la detección precoz.

- Incidir en los aspectos fundamentales en la salud femenina.

ANOTACIONES

TEST

Marcar la respuesta correcta.

1. Aunque la mayoría de las españolas manifiesta su preocupación por la salud, las cifras demuestran:
   - ☐ El gran seguimiento de las recomendaciones médicas básicas, ya que todas manifiestan visitar el ginecólogo una vez al año.
   - ☐ El seguimiento de las recomendaciones médicas básicas, como visitar al odontólogo una vez al año.
   - ☐ El poco seguimiento de las recomendaciones médicas básicas, como visitar el ginecólogo una vez al año.
2. Un amplio estudio poblacional realizado por el Proyecto Observatorio sobre Salud y Mujer, revela que el conocimiento de la mujer española de los temas de salud es:
   - ☐ Alto.
   - ☐ Insuficiente.
   - ☐ Suficiente.
3. La paridad sexualidad es exclusivamente:
   - ☐ Un instinto biológico que sirve para la reproducción.
   - ☐ El coito: la penetración del pene en la vagina.
   - ☐ Ninguna respuesta es correcta.
4. El virus del SIDA tiene predilección por vivir en:
   - ☐ Los leucocitos.
   - ☐ Los linfocitos.
   - ☐ Las neuronas.
5. El SIDA se transmite por:
   - ☐ El contacto con la piel, la saliva, o el fluido nasal de una persona infectada.
   - ☐ El contacto con la sangre, la saliva, o el fluido vaginal de una persona infectada.
   - ☐ El contacto con la sangre, el semen, o el fluido vaginal de una persona infectada.
6. ¿Qué podemos hacer frente a los trastornos de la alimentación (Anorexia y/o Bulimia)?
   - ☐ Aprender y enseñar a aceptar nuestro cuerpo tal y como es, con las diferencias y características propias.
   - ☐ Aprender y a enseñar a conocer, cuidar y disfrutar de nuestro cuerpo proporcionándole una alimentación y unos ejercicios físicos adecuados.
   - ☐ Ambas respuestas son correctas.

Educación para la Salud

Violencia de Género: Erradicación y Prevención

- La Violencia Invisible
- Ley Orgánica de Medidas de Protección Integral contra la Violencia de Género
- El Problema de la Violencia Masculina
- Una Estrategia Articulada y Transversal

Objetivos:

- Incidir sobre el hecho de que debemos abordar una estrategia articulada y transversal para solucionar el problema de la violencia de género.
- Conocer y poder realizar un trabajo de prevención a la hora de saber en qué consiste el problema de la violencia masculina.
- Conocer qué resultados se pretende conseguir con la aplicación de la Ley Orgánica de Medidas de Protección Integral contra la Violencia de Género.

tema 10

La Violencia Invisible

La violencia contra las mujeres sigue generando resoluciones y sentencias judiciales difícilmente comprensibles por la ciudadanía; a modo de recordatorio, el Auto de Libertad Provisional de un hombre que presuntamente había matado a su esposa fundamentándose en la monogamia, con lo que resultaba improbable que pudiera repetir la misma acción criminal.

Otro asunto a reseñar es la sentencia absolutoria de un delito de malos tratos habituales en la que se entraba a valorar la forma de vestir de la víctima para determinar si podía o no ser una mujer maltratada.

Al cuestionar estas resoluciones surge sistemáticamente el tema de la independencia judicial, la valoración de los medios de prueba según la conciencia del juez o la jueza; consecuentemente, el mayor grado de concienciación sobre la antijuricidad de la violencia hacia las mujeres.

Es común el reproche social hacia los delitos contra la propiedad privada. Un robo por el sistema del tirón o con intimidación tiene siempre una respuesta judicial rigurosa, casi nunca matizada por el valor de la sustracción, pero cuando estamos ante delitos relativos a la violencia de género ¿se aplican las normas con igual rigor?

Las campañas de "Tolerancia Cero a la violencia contra las mujeres" son un medio de sensibilización de la sociedad, que sigue siendo profundamente tolerante e hipócrita con la violencia de género. De todas las violencias ilegítimas, la única que afecta a la mitad de ésta.

La disponibilidad sobre el cuerpo femenino, la potestad del varón de normativizar el ámbito privado y las restricciones al estatuto de ciudadanía de las mujeres han sido determinantes para la tolerancia de los actos y comportamientos violentos hacia ellas.

Todas las mujeres son destinatarias en mayor o menor grado de la violencia invisible (limita la libertad deambulatoria a través de procesos de aprendizaje en la infancia en los que la autolimitación es interiorizada como algo natural, en tanto esto no ocurre con los varones); cualquier mujer puede ser objeto de la violencia verbal masculina, que va desde el aparentemente inocente piropo hasta la obscenidad. Los refranes y chistes que devalúan a las mujeres son aceptados.

Las imágenes en los medios de comunicación cosificando a la mujer y el "famoseo"por haberse relacionado sexualmente con otro "famoso" configuran eso que llamamos la violencia invisible. Todo ello es considerado normal y dentro de los parámetros tolerables, e incluso en ocasiones aplaudidos.

Cuando en los programas de televisión de variedades se trata al mismo tiempo un caso de maltrato a una famosa con una posible operación de cirugía estética que pueda haberse realizado, se frivoliza sobre esta grave lacra social.

Algunos inquisidores mediáticos que se autodenominan prensa del corazón indagan sobre hechos violentos, unas veces denunciados y otras no, sentenciando con una total falta de pudor y respeto a la dignidad de la persona; cuando otros programas enfrentan a dos o más mujeres en peleas dialécticas sobre las dimensiones de sus senos o nalgas con el único fin de conseguir altas cotas de audiencia, la incitación a la violencia contra la mujer es inmanente.

La publicidad que utiliza el cuerpo femenino como reclamo para la compra de los objetos más diversos sugiere la disponibilidad y ausencia de fronteras sobre el cuerpo de la mujer.

Al panorama descrito, hay que adicionar la violencia económica, que abarca incluso a las mujeres que teniendo aparentemente autonomía económica al trabajar por cuenta ajena, resulta que con sus ingresos se hacen cargo de los gastos corrientes del mantenimiento de la familia, sin capacidad de ahorro. Ello no surge por generación espontánea, el trabajo de la mujer está supeditado a que ella cumpla con la reproducción social (cuidado de la familia); a la dedicación personal hay que sumar el destino que tiene que dar a sus ingresos por trabajo retribuido.

Esta violencia que podría denominarse "ambiental" se convierte en directa al surgir la necesidad de las mujeres de afirmar su autonomía y "re-negociar su lugar en el mundo". Cuando las mujeres denuncian, cuando el juzgado civil o penal estudia su caso, el juzgador tiene un "colchón" de tolerancia: la violencia ambiental, que no tiene frente a otros supuestos.

Retomando el ejemplo de las sustracciones, el juez o la jueza sabe que es falta cuando se ha hurtado una determinada cantidad sin fuerza o violencia, y que es delito cuando se supera la referida cantidad, aquí no hay "colchón".

La violencia contra las mujeres tiene un sentido instrumental, de la sociedad patriarcal por una parte y del agresor por otra, quien obtiene beneficios directos de sumisión y subordinación.

Es un atentado contra los derechos de ciudadanía. La igualdad real entre hombres y mujeres estará más próxima cuando se consiga erradicar el "colchón" de la tolerancia social de la violencia.

La violencia constituye en la actualidad un problema social de primera magnitud en muchos países occidentales, por los efectos que produce en las personas contra las que se dirige. Dentro de este contexto debemos destacar que es la población más joven la que aporta gran parte de los datos recogidos en las estadísticas sobre hechos violentos. Son los hombres los que generalmente adoptan el rol de agresores, y mujeres, niñas y niños y personas mayores, los de víctimas.

Actos de violencia tales como sexo sin consentimiento, abuso sexual y violación, acoso y malos tratos, son más comunes de lo que en un principio nos podemos imaginar.

Estos y otros como las humillaciones, amenazas, rechazos por motivos de orientación sexual (homofobia), motes... están muy presentes en la vida cotidiana cercana. Las conductas violentas están basadas en convicciones y sistemas de creencias sesgados por mensajes de carácter sexista, mitos sobre el poder y la violencia, por falsedad o ausencia de información sobre las relaciones entre iguales, la sexualidad y las relaciones de género, y por unos mecanismos de socialización que hacen que la realidad emocional de hombres y mujeres sea diferente, presentándose "mutilados/as" ante las relaciones interpersonales y el propio proceso de desarrollo personal.

Esta claramente demostrado que, tomando en consideración los antecedentes de los agresores, los actos de dominio, intimidación y violencia suelen producirse desde edades tempranas, en la adolescencia, fase crítica que va estrechamente unida a la búsqueda de una identidad social, profesional, sexual y de género.

La ausencia de programas preventivos que aborden todas las cuestiones planteadas hace que surjan, entre otros, los diferentes "Proyecto Daphne", de la Comunidad Europea, el "Desarrollo de materiales curriculares para la prevención de la violencia de género en adolescentes varones", financiado por la Unión Europea (Nº de proyecto 98/146WC), llevado a cabo en Alemania, Dinamarca y España, coordinado a nivel español por el Dr. Fernando Barragán, del Centro Superior de Educación de la Universidad de La Laguna (Tenerife).

Ley Orgánica de Medidas de Protección Integral contra la Violencia de Género

Esta Ley puede representarse como una figura poliédrica, donde múltiples facetas confluyen en el objetivo común de la erradicación de la violencia de género: los derechos de las mujeres víctimas de violencia constituyen la columna fundamental de la misma. La prevención a través de la educación, la sensibilización de la ciudadanía junto con el control de la imagen de la mujer que se trasmite a través de los medios de comunicación integra otro de los pilares.

La detección de la violencia en sus inicios a través de los servicios de salud, la tipificación de delitos específicos y el establecimiento de Juzgados de Violencia sobre la Mujer son otros aspectos fundamentales de esta norma. La coordinación de las Fuerzas y Cuerpos de Seguridad junto con otras administraciones públicas, y el establecimiento de medidas para la mejor protección y seguridad de la víctima son otras tantas cuestiones reguladas.

Por último, la Delegación del Gobierno y el Observatorio son los cauces de participación de las organizaciones sociales, especialmente las asociaciones de mujeres, en el impulso y control de las medidas previstas.

La Ley tiene la finalidad de combatir la violencia que se ejerce contra la mujer en el ámbito de la pareja, y se centra en esta forma de violencia de género por lo generalizada que está y por las consecuencias que tiene sobre la vida de las mujeres.

El primer elemento singular de la Ley es el objetivo de acometer la violencia de género, es decir, combatir la violencia que ejerce el hombre sobre la mujer para mantenerla en una posición subordinada.

Puede parecer que no existen diferencias entre violencia de género en las relaciones de pareja y violencia doméstica, ya que la destinataria de la violencia doméstica es la mujer por una abrumadora mayoría; sin embargo, las diferencias son esenciales en la salvaguarda de los derechos fundamentales de las mujeres.

Mientras la protección jurídica de las víctimas de violencia doméstica descansa en el hecho de ser los miembros más débiles o vulnerables de la familia, continuando la tradicional equiparación de la mujer con los y las menores (en el universo simbólico significa: menor capacidad que el marido-padre), el término violencia de género trata a la mujer como ciudadana equiparada al ciudadano y enfatiza el déficit democrático que supone que el Estado no pueda garantizar a las mujeres el pleno ejercicio de los derechos fundamentales a la vida, integridad, igualdad, libertad y seguridad.

Del propio concepto de violencia de género se deduce el deber de diligencia del Estado en la prevención, protección de la víctima, sanción al violento, reparación del daño, y el establecimiento de derechos sociales que permitan a la mujer restituir su proyecto de vida quebrado a consecuencia de la situación violenta padecida.

En su artículo Primero de la Ley Integral expone: "Por esta Ley se establecen medidas de protección integral cuya finalidad es prevenir, sancionar y erradicar esta violencia y prestar asistencia a sus víctimas".

La judicatura es uno de los tres poderes del Estado de Derecho. Como garante de los derechos constitucionales está obligada por la propia Constitución, a remover los obstáculos que impidan o dificulten el pleno ejercicio de los derechos de ciudadanía; para el cumplimiento de este fin, la Ley crea los Juzgados de Violencia contra la Mujer.

Éstos tienen la finalidad de unificar la jurisdicción civil y penal en todos los supuestos que tengan su base en actos violentos contra la mujer en el ámbito del hogar; esto significa, por una parte, evitar la victimización secundaria que se deriva de que la mujer tenga que repetir, hasta la saciedad, sus declaraciones ante distintas instancias judiciales, y por otra, una optimización de recursos, ya que los mismos operadores jurídicos que intervienen en el proceso penal lo harán en el proceso civil con conocimiento de la realidad violenta. El nombramiento por el Fiscal General del Estado de un Fiscal contra la violencia sobre la mujer y el establecimiento de secciones contra la violencia en la Audiencia Nacional, Tribunales Superiores de Justicia y Audiencias Provinciales permitirá la especialización del Ministerio Público.

Si el Estado tiene el deber de erradicar la violencia de género, la lógica impone que sean las prioridades y necesidades de la mujer para salir de o prevenir la violencia el punto a partir del cual se articulen las medidas concretas que le posibilitarán el cese de la misma.

Desde la centralidad de la mujer se evidencian las prioridades y los cambios que hay que realizar en el Ordenamiento Jurídico para restaurar a la mujer en su estatuto de ciudadanía, para ello es preciso tener en cuenta los distintos modos en que los hombres y las mujeres son socializados, el plus valorativo que tienen las actividades consideradas masculinas, y la falta de reconocimiento de autoridad a las mujeres.

La centralidad de la mujer obliga a tener en cuenta si las medidas perpetúan los roles tradicionales o aproximarán a los hombres y a las mujeres en la igualdad real. La Ley Integral aplica la centralidad de la mujer en el ámbito penal estableciendo delitos específicos de amenazas, coacciones y malos tratos continuados inferidos por el ex-marido o marido, ex-conviviente o conviviente, ex-novio o novio contra la mujer.

Esta tipificación tiene su justificación en el cambio que ha supuesto pasar de estar regulado el derecho del marido de "corregir a la mujer" y la penalización de "la desobediencia de la mujer al marido" por la prohibición absoluta de ejercer violencia contra la mujer. Las amenazas contra quien sea o haya sido, esposa, compañera o novia, y las coacciones contra las mismas mujeres, constituyen el punto de inflexión a partir del cual, si la violencia no cesa radicalmente, si se toleran las violaciones de los derechos fundamentales a la libertad y a la seguridad, puede que no haya retorno en la escalada de violencia. Y es, precisamente, debido al margen de tolerancia de la violencia ambiental que existe en la sociedad, que las amenazas y las coacciones contra la esposa, y en general, cualquier acto de violencia de género ha sido minimizado en su consideración antijurídica.

Estos tipos penales han sido muy discutidos, hasta el punto de que algunos juristas los han considerado contrarios a la Constitución. El Código Penal es considerado como una constitución inversa que regula las consecuencias de las violaciones de los derechos constitucionales, es decir, mientras la Constitución establece los principios básicos de convivencia y los Derechos Fundamentales de la persona, el Derecho Penal establece aquellos actos y omisiones que son inaceptables para la sociedad y la sanción de las violaciones de los derechos fundamentales.

La tipificación específica de violencia contra la mujer, además de ser un instrumento jurídico coactivo, cumple una función pedagógica: no caben justificaciones, ¡ESTÁ PROHIBIDA!!

La mujer maltratada, antes de serlo, había realizado un aprendizaje y desarrollado habilidades que le generaban expectativas sobre su vida profesional, personal y social con probabilidades de llevarlas a cabo. El impacto de la violencia de género sobre la salud de la mujer, sobre su trabajo y su entorno social es de tal envergadura que las consecuencias se dilatan en el tiempo mucho más allá del momento del cese de la violencia.

Estas modificaciones de las condiciones de existencia deben ser reparadas, pero las indemnizaciones por los daños materiales, morales y las lesiones y secuelas no son suficientes para restituir el proyecto de vida, por esto la Ley Integral reconoce derechos sociales en el campo de la salud, del trabajo y la vivienda.

El artículo 2.b de la Ley establece entre sus principios rectores: "Consagrar derechos de las víctimas de violencia sobre la mujer, exigibles ante las administraciones públicas, y así asegurar un acceso rápido, transparente y eficaz a los servicios establecidos al efecto".

La posibilidad de que la mujer víctima de violencia pueda solicitar la suspensión o extinción del contrato de trabajo accediendo a las prestaciones de desempleo, el cambio de puesto o centro de trabajo, o la jornada reducida son algunos de los derechos que desarrolla la Ley.

Pero los derechos sociales no se limitan al ámbito laboral, también se regula el derecho a la información, a la asistencia jurídica inmediata desde la interposición de la denuncia, a las ayudas sociales y la preferencia en el acceso a viviendas protegidas o acceso a las residencias de personas mayores.

La promulgación de esta Ley no presupone el inminente fin de los asesinatos, pero será un buen instrumento para que las mujeres puedan cesar, con seguridad, la convivencia violenta, y para que los jóvenes puedan aprender a resolver pacíficamente los conflictos.

Ahora la Ley Integral es una realidad jurídica, para su efectividad sólo hace falta que el Estado, las Comunidades Autónomas y los Ayuntamientos destinen presupuestos para aplicarla; que las instituciones, los operadores jurídicos, los sindicatos y la ciudadanía la hagan propia, y las asociaciones de mujeres la impulsen hasta conseguir vencer la extrema desigualdad que sustenta la violencia contra la mujer.

El Problema de la Violencia Masculina

Sabemos que la violencia de género es aquella que, con diversas formas, tiene como principales víctimas a las mujeres de todas las edades.

Y sabemos que la prioridad de las acciones preventivo-asistenciales contra dicha violencia debe estar dirigida hacia la protección, la dignificación, el empoderamiento y el logro de autonomía de las mujeres para que puedan vivir en paz, justicia e igualdad.

Esta respuesta a la violencia, en su aplicación, está cosechando poco a poco en el mundo importantes logros que todos y todas conocemos.

Sin embargo, estas acciones pueden estar generando, sin percibirlo, un efecto secundario indeseado y contrario a sus objetivos. Este efecto consiste en que, al centrarse "en" las mujeres, puede estar confirmando para algunos sectores la idea de que el problema de la violencia es "de" las mujeres.

Y esto -que lo creen la mayoría de los varones y no pocas mujeres- es un obstáculo para la acción que debe ser removido, ya que la violencia no es un problema "de" sino un problema "para' las mujeres, siendo en realidad, y fundamentalmente, un problema "de" la cultura masculina/patriarcal y "de" los varones.

Son las normas de esta cultura las que la propician y toleran la violencia, y son generalmente ellos quienes la ejercen de diversos modos y en diferentes ámbitos. Si acordamos con lo anterior, debemos concluir que, así como no se puede excluir de las estrategias para combatir la violencia el intento de transformación de las normas e instituciones sociales y culturales, tampoco puede excluirse a los varones de dichas estrategias, ya que son quienes producen mayoritariamente el problema en los ámbitos público y privado. Incluirlos supone no solamente —aunque esto es fundamental para deslegitimar e ilegalizar la violencia— judicializar su actuación, sino también pensar a la violencia masculina como objeto posible de investigación y prevención, y a los varones que ejercen violencia como sujetos posibles de asistencia y reeducación.

Incluirlos significa, asimismo, comprometer a todos los varones a romper el silencio cómplice y colaborar activamente en la lucha contra la violencia.

Una Estrategia Articulada y Transversal

Desde hace algún tiempo, esta postura de inclusión en las estrategias contra la violencia de lo que atañe a los varones, se está llevando adelante en diversos países a través de diferentes acciones que tienen como objetivo general lograr la erradicación de la violencia masculina.

Es una idea consensuada, entre quienes —desde la perspectiva de género— desarrollan este trabajo, que para hacerlo se requiere una estrategia articulada y transversal que debe incluir al menos siete actuaciones básicas.

Dichas actuaciones implican acciones sociopolíticas generales, y otras con los varones concretos. Ellas son:

- Condenar la violencia de género en todas sus formas, sabiendo que esta violencia es fundamentalmente masculina, y que es un atentado a los derechos humanos de las mujeres que, como tal, debe ser considerado socialmente intolerable.

- Cuestionar la violencia como vía válida para la resolución de conflictos entre las personas. Esta vía, que apela al poder, al control y a la lógica del todo/nada, debe ser transformada en otra que tienda al pacto y al consenso potenciando el poder de las personas y no el poder sobre o contra ellas.

- Cuestionar y luchar por transformar las estructuras de poder y privilegios masculinos/patriarcales -el sexismo y el machismo fundamentalmente-, donde la violencia está enraizada. Y cuestionar la intocabilidad de lo "doméstico", reducto de poder feudal masculino en un sistema social que valora lo democrático. La cultura masculina, de la firme creencia en la igualdad y el respeto mutuo con las mujeres. El feminismo y la cultura de la paz son dos de las bases que deben sostener esta actuación, tendiente a procurar el desarrollo de estrategias de convivencia igualitaria entre mujeres y varones, respetuosa y con modos pacíficos de resolución de los conflictos.

- Trabajar para redefinir los formatos y prácticas de la masculinidad tradicional y obligatoria que la cultura propone para los varones. Estas propuestas son la matriz con que la mayoría de los varones construyen su subjetividad y contienen elementos que las transforman en productoras de desigualdad y daño para las mujeres, para otros varones menos poderosos, y son mutiladores del desarrollo emocional y empático masculino. Un aspecto de esta cuestión supone trabajar para poder romper la actual y estrecha asociación entre masculinidad y violencia, y reemplazarla por otra que homologue violencia con delito y masculinidad injusta, cobarde y vergonzosa.

- Comprometer a los varones a romper el silencio corporativo y trabajar junto con las mujeres en la lucha contra la violencia. Y no sólo contra las grandes violencias, sino también contra las múltiples formas de violencia social, sexual y doméstica contra ellas.

- Trabajar en estrategias asistenciales y reeducativas con los varones que cometen violencia, y con aquéllos con riesgo de cometerla o acrecentarla, procurando su detección precoz. Desde la prevención es básico intentar actuar antes y no después de situaciones que luego son muy difíciles de resolver.

- Generar actividades educativas, preventivas y de sensibilización dirigidas a varones niños, jóvenes y adultos que les permitan involucrarse en la transformación de la (y su) violencia masculina y en el desarrollo de comportamientos respetuosos y cuidadosos. La creación de motivaciones para el compromiso con lo doméstico y con la paternidad participativa es un obligado componente en estas actividades.

Teniendo en cuenta estas propuestas de actuación, un grupo de profesionales de las ciencias sociales, de la salud mental y educativa, convencidos de que trabajar contra la violencia de género implica trabajar también para transformar la violencia masculina, nos hemos congregado en España para pensar y trabajar alrededor de este fenómeno masculino.

Se trata de un pequeño grupo de varones —al que pertenezco— que nos definimos como profeministas y que con formato de red estamos enlazados a través de Internet y de diversos proyectos, estando a la vez en contacto con grupos europeos y americanos que hace tiempo están trabajando activamente sobre la problemática de la violencia masculina y sus modos de prevención.

Sabiendo la complejidad de problema, y que lo urgente no puede ocultar lo importante, este grupo se ha propuesto —teniendo en cuenta su perfil profesional—, el desarrollo de los siguientes objetivos, aunados bajo el nombre de Proyecto COVIMA (Contra la Violencia Masculina) y que son homólogos al de otros grupos profeministas que trabajan esta problemática:

- Alentar y fomentar la investigación acerca de las situaciones culturales, sociales, familiares y personales que generan y perpetúan que los varones ejerzan violencia, y de aquellas que desalientan ese ejercicio.

- Promover la comprensión crítica sobre la moderna mitología social sobre el varón violento que minimiza el problema, la identificación de las múltiples formas de violencia masculina, la comprensión de la violencia como proceso continuo y no como acciones aisladas, y el desarrollo del aprendizaje de formas alternativas a la violencia para la resolución de problemas y conflictos entre mujeres y varones.

- Aunar ideas sobre el abordaje psicosocial del problema de la violencia masculina, manteniendo información actualizada sobre las experiencias extranjeras.

- Trabajar para que dentro de los planes de acción contra la violencia doméstica se incluyan estrategias de prevención, detección y abordaje de la violencia masculina dirigidas a subgrupos específicos.

- Promover el desarrollo de estrategias para lograr la sensibilización y el compromiso de los varones para la erradicación de la violencia masculina dirigidas a niños, jóvenes y adultos. La puesta en marcha de campañas tales la Campaña Europea del Lazo Blanco o los Proyectos Mercurio y Varones por la igualdad en España se incluyen es este objetivo.

- Trabajar por la jerarquización de abordajes que ayuden a detectar precozmente a potenciales varones violentos en el hogar, en el trabajo y en la calle, antes y no después de las violencias graves. En este sentido, creemos muy útil trabajar en los dispositivos asistenciales, detectando especialmente a varones en riesgo tales como aquellos en crisis por sentimientos de pérdida de poder (separados o desempleados por ejemplo) con problemáticas psicológicas (depresión, conductas de riesgo y adicciones fundamentalmente). Relacionado con esto último, es un punto importante la evaluación de las conveniencias y posibilidades de la creación de dispositivos específicos preventivo-asistenciales, similares a los centros o teléfonos para "varones en crisis" escandinavos, norteamericanos o canadienses.

- Difundir a profesionales y personas interesadas en general, información sobre los diferentes y escalonados abordajes al problema:

    - Estrategias educativas para transformar los estereotipos masculinos violentos en programas transversales, para no silenciar el problema y para descubrir a los chicos y jóvenes con perfiles de riesgo.

    - Grupos de intervención psicosocial para varones previolentos, o con manifestaciones iniciales de violencia física o psicológica.

    - Estrategias de intervención psicosocial para varones denunciados por maltratos, agresiones y violencias a mujeres y varones.

  - Estrategias de intervención con varones encarcelados por violencia.
  - Grupos de intervención para hijos e hijas de varones violentos.
  - Diseño de actuaciones de estigmatización de la violencia masculina.

- Ofrecer la necesaria formación específica y desde la perspectiva de género a profesionales de las áreas sanitaria y educativa que puedan trabajar con varones violentos, o que puedan detectarlos.

- Difundir las acciones de asociaciones de varones que trabajan contra la violencia.

Nuestro grupo está abierto a que otras personas se sumen a nuestros objetivos, ya que creemos que pueden realizarse muchas actuaciones preventivo-educativo-asistenciales con los varones, con más probabilidad de resultados positivos cuanto más precozmente se trabaje con, para y entre ellos.

Y para concluir, y en consonancia con todo lo anterior, habría que realizar una propuesta para los varones que leen estas líneas: si creen en la igualdad, la justicia y la paz entre mujeres y varones, participen activamente en la lucha contra la (y su propia) violencia masculina.

Salgan del aislamiento, rompan su silencio, convenzan a otros varones, cuestionen sus hábitos machistas, no sean cómplices de las violencias de otros varones, reúnanse para hablar de la masculinidad, apoyen a las mujeres, hablen con los que ejercen (incluido uno mismo) las mil formas de violencias. Es de justicia, y además creo que muchas mujeres lo están esperando.

LO QUE HEMOS APRENDIDO

- [ ] Que debemos abordar una estrategia articulada y transversal para solucionar el problema de la violencia de género.
- [ ] En qué consiste el problema de la violencia masculina.
- [ ] La violencia constituye en la actualidad un problema social de primera magnitud en muchos países occidentales, por los efectos que produce en las personas contra las que se dirige.
- [ ] La Ley Orgánica de Medidas de Protección Integral contra la Violencia de Genero tiene la finalidad de combatir la violencia que se ejerce contra la mujer en el ámbito de la pareja, y se centra en esta forma de violencia de género por lo generalizada que está y por las consecuencias que tiene sobre la vida de las mujeres.

ANOTACIONES

TEST

Marcar la respuesta correcta.

1. El medio que sugiere la disponibilidad y ausencia de fronteras sobre el cuerpo de la mujer no es otro que:
   - ☐ La publicidad.
   - ☐ La literatura.
   - ☐ El arte.

2. La violencia contra las mujeres tiene un doble sentido para quienes obtienen los beneficios directos de sumisión y subordinación, que no son otros que:
   - ☐ Un sentido general de agresividad de la mujer hacia el mundo que le rodea.
   - ☐ Un sentido de generosidad de la sociedad matriarcal y de negación del agresor por otro.
   - ☐ Un sentido instrumental de la sociedad patriarcal y del agresor por otra.

3. Sabemos que la violencia de género es aquella que:
   - ☐ De una determinada manera realiza la mujer sobre sus víctimas.
   - ☐ Con diversas formas, tiene como principales víctimas a las mujeres de todas las edades.
   - ☐ Penaliza el "acecho" y el "daño social" a la victima acosada y perseguida.

4. Lo que creen la mayoría de los varones y no pocas mujeres es que la violencia:
   - ☐ No es un problema "de" sino un problema "para" las mujeres.
   - ☐ Es un problema "de" la cultura masculina/patriarcal y "de" los varones.
   - ☐ Ambas respuestas son correctas.

5. Desde hace algún tiempo, la postura predominante de inclusión en las estrategias contra la violencia de lo que atañe a los varones, se está llevando adelante en diversos países a través de:
   - ☐ Acciones negativas.
   - ☐ La Discriminación Horizontal.
   - ☐ Una estrategia articulada y transversal.

6. Dichas estrategias implican una serie de actuaciones sociopolíticas que son, entre otras:
   - ☐ Generar actividades educativas, preventivas y de sensibilización dirigidas a varones.
   - ☐ Comprometer a los varones a guardar el silencio corporativo a este respecto.
   - ☐ Obviar la violencia de género en todas sus formas.

Solucionarios

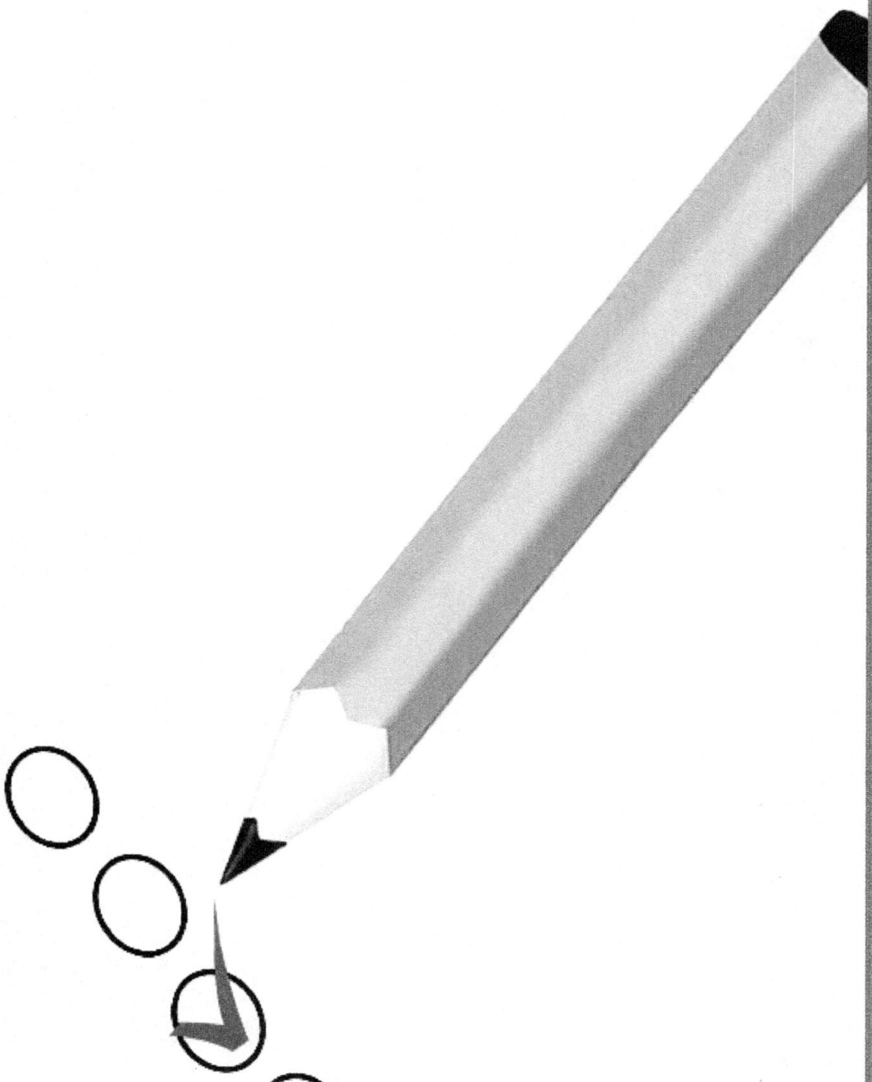

Test

Solucionarios

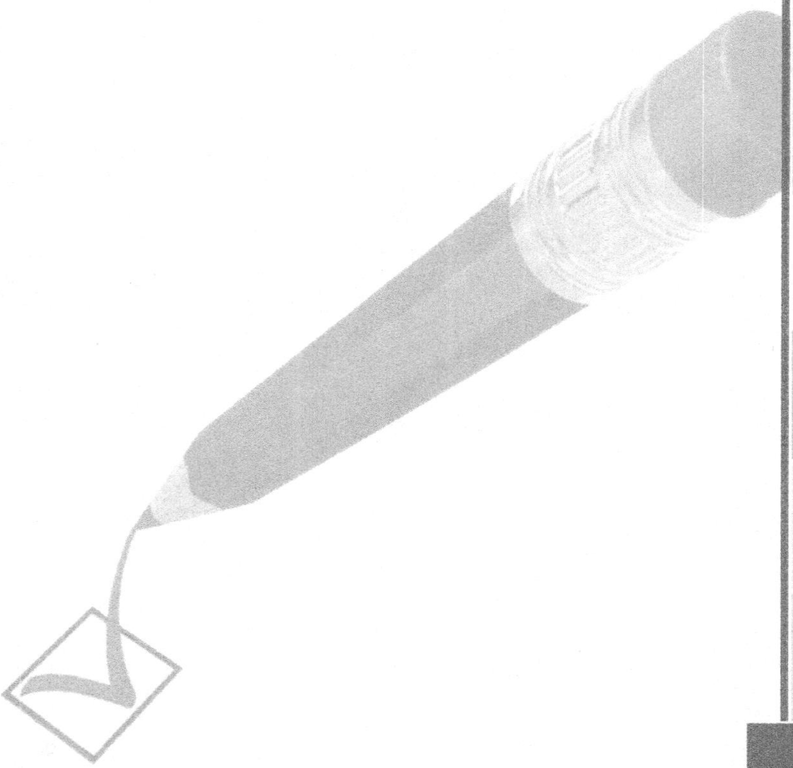

TEST tema 1: Educación para la Salud

Marcar la respuesta correcta.

1. La OMS define el concepto de salud como:
   - ■ Estado total físico, psíquico y social, y no sólo la ausencia de enfermedades.
   - □ Ausencia de enfermedad.
   - □ No tener lesiones ni heridas abiertas.

2. El fin de la Educación para la Salud es:
   - □ Incrementar la renta per capita de la familia.
   - □ Disminuir el número de artículos del Código Civil.
   - ■ Promover un estilo de vida saludable.

3. Una forma de prevenir la caries es:
   - □ Ingerir productos ricos en azucares.
   - ■ Agregar fluor al agua.
   - □ No cepillarse los dientes por la noche.

4. Agentes patógenos conocidos son:
   - ■ Los virus, las bacterias, los hongos y los parásitos.
   - □ Los hongos, las setas y los champiñones.
   - □ La bacteria, el virus y los animales invertebrados.

5. La principal fuente de contaminación atmosférica es:
   - ■ La combustión.
   - □ El uso de pesticidas.
   - □ El uso de aerosoles.

6. En el hombre el ruido produce enfermedades:
   - □ Físicas.
   - ■ Psíquicas y físicas.
   - □ No produce ninguna enfermedad.

TEST tema 2: Educación para la Salud

Marcar la respuesta correcta.

1. El SIPES tiene como finalidad principal:
   - ■ Intercambio de información y buenas prácticas en promoción de la Salud.
   - □ Evitar la venta de música estridente que dañe los oídos.
   - □ Patrocinar concursos televisivos.
2. La Región Europea es una zona de amplios contrastes en los que:
   - □ No existen grandes diferencias económicas.
   - ■ Los países ricos se codean con las naciones más pobres.
   - □ Existe un contraste económico apenas apreciable.
3. La política de Salud para todos pretende:
   - □ Crear diferencias y desigualdades en el desarrollo sanitario entre los Estados miembros de la región.
   - ■ Fomentar una mayor equidad y solidaridad en el desarrollo sanitario entre los Estados miembros de la región.
   - □ Fomentar un mayor consumo de aspirina y otros analgésicos.
4. Entre los objetivos de la OMS para los Estados miembros de la región están:
   - □ Que la moda sea compartida por todos los países miembros.
   - □ Disminuir el consumo de frutas y verduras.
   - ■ Envejecer en Buena salud.
5. Temas de la EPS son:
   - □ Conocer la diferencia fonética entre la b y la v.
   - ■ Prevenir el consumo de drogas legales e ilegales.
   - □ El incremento de Producto Interior Bruto de los países más desarrollados.
6. La EPS es un indicador claro del calidad y bienestar de los pueblos:
   - □ Falso.
   - ■ Verdadero.
   - □ Sólo de los pueblos de menos de 1.500 habitantes.

TEST tema 3: Educación para la Salud

Marcar la respuesta correcta.

1. Una de las tareas principales en la EPS en el currículo escolar es:
   - ■ Potenciar la autoestima del alumno y de la alumna.
   - □ Crear un ambiente donde los alumnos y alumnas puedan dialogar cuando quieran.
   - □ Formar personas adictas a los refrescos sin gas.
2. Potenciar una coordinación entre Centros de Salud y Centros Docentes es:
   - □ Indiferente.
   - □ Nefasto.
   - ■ Beneficioso.
3. La EPS tiene como objetivo:
   - ■ Mejorar la salud de las personas.
   - □ El funcionamiento óptimo de la sociedad protectora de animales y plantas.
   - □ Enseñar a todas las personas la terminología científica de la Salud.
4. La EPS se puede considerar desde una perspectiva:
   - □ Preventiva.
   - □ De promoción de la Salud.
   - ■ Preventiva y de promoción de la Salud.
5. Los adolescentes conceden mayor valor a la información obtenida:
   - □ En la familia.
   - ■ En el grupo.
   - □ En los libros infantiles.
6. La EpS da información sobre:
   - ■ Los riesgos y las consecuencias de las conductas poco saludables.
   - □ Lo positivo que es el consumo masivo de laxantes.
   - □ Los beneficios de la reducción de la actividad física.

TEST tema 4: Educación para la Salud

Marcar la respuesta correcta.

1. Las campañas de información sanitarias dan a conocer:
   - ☐ La nueva tendencia de la moda en los países industrializados.
   - ■ El riesgo de determinadas actitudes y malos hábitos.
   - ☐ El incremento de consumo de las nuevas energías renovables.

2. Los grandes principios universales (justicia, libertad, igualdad, fraternidad, amor justicia, solidaridad...) son:
   - ■ Valores atemporales.
   - ☐ Valores de épocas pasadas.
   - ☐ No son aplicables en nuestra sociedad actual.

3. Por qué es fundamental hacer actividad física:
   - ■ Porque evita enfermedades cardiovasculares, diabetes, obesidad, osteoporosis.
   - ☐ Porque esta de moda.
   - ☐ Porque al fatigarnos con el esfuerzo físico evitamos estar activos.

4. Una dieta equilibrada es aquella en la que :
   - ☐ Se toman gran cantidad de carnes y grasas saturadas.
   - ■ Se toman los alimentos necesarios según las necesidades en las diferentes. etapas de la vida.
   - ☐ Se ingiere habitualmente dulces y golosinas.

5. La ingesta elevada de frutas y verduras se asocia con:
   - ☐ Mayor consumo de proteínas.
   - ■ Menor consumo de proteínas y grasas.
   - ☐ Mayor consumo de grasas.

6. De los ácidos grasos, el más beneficioso para la salud es:
   - ☐ Los ácidos grasos saturados.
   - ☐ Los ácidos grasos polisaturados
   - ■ Los ácidos monoinsaturados.

TEST tema 5: Educación para la Salud

Marcar la respuesta correcta.

1. La anorexia se caracteriza por:
   - ☐ Comer grandes cantidades de alimentos seguida de vómitos provocados por el mismo paciente.
   - ☐ Comer de forma adecuada y con una dieta equilibrada, aportando todos los nutrientes necesarios para el organismo.
   - ■ Se caracteriza por el deseo de verse muy delgada y esto se consigue a través de ayunos prolongados y restricciones alimenticias.
2. La bulimia alterna:
   - ■ Periodos de restricción alimenticia con periodos en el que se consume grandes cantidades de comida.
   - ☐ Periodos en el que se consume gran cantidad de frutas con otros periodos en el que se consume gran cantidad de verduras.
   - ☐ Periodos alternativos de consumo de pescado con otros periodos de consumo de carnes u lácteos.
3. El origen de la anorexia nerviosa hay que buscarlos en :
   - ☐ La sociedad.
   - ☐ La falta de personalidad de la enferma.
   - ■ Múltiples factores, do orden bio-psico-social.
4. En nuestro país el hábito del tabaco:
   - ■ Es causa de la aparición de tumores malignos.
   - ☐ Produce bienestar físico.
   - ☐ Alarga la esperanza de vida en unos 10 años aproximadamente.
5. En nuestro país se aprobó la ley antitabaco que permite:
   - ■ Vender a los menores de 18 años.
   - ☐ Vender cajetillas con menos de 20 cigarrillos.
   - ☐ Fumar en teatros y discotecas, siempre que tengan una zona habilitada para ello.
6. Una vez enganchados en el consumo del tabaco:
   - ☐ Es imposible dejar de fumar.
   - ■ Existen métodos para dejar este mal hábito, parches, chicles...y terapias con profesionales.
   - ☐ Después de estar largo tiempo fumando, no merece la pena dejarlo, pues el mal ya esta hecho.

TEST tema 6: Educación para la Salud

Marcar la respuesta correcta.

1. El Día 10 de junio es el día asignado para:
   - ■ La Seguridad Vial.
   - □ La lucha contra el cáncer.
   - □ Día Internacional del Niño.

2. La OMS advierte que las causas de los accidentes de tráfico entre los jóvenes son:
   - □ El uso de ropa amplia, unido a al uso de calzado deportivo.
   - ■ El alcohol, las drogas, el exceso de velocidad, y el placer por el riesgo entre las causas más importantes.
   - □ La mala preparación de seguridad vial que se ensaña en los centros escolares y autoescuelas.

3. El carné por punto es un sistema que se ha puesto en marcha para:
   - □ Lograr una mayor recaudación.
   - ■ Reducir el número de accidentes de tráfico.
   - □ Acumular puntos hasta poder cambiar de vehículo.

4. En nuestro actual Reglamento se prohíbe:
   - □ Circular con los niños mayores de 12 años y con una talla superior a 1,50 de estatura, en los asientos delanteros.
   - ■ Bajo los efectos del alcohol y la droga.
   - □ Circular con el casco reglamentario para motos y motocicletas.

5. Un exceso de velocidad en un 50% de lo permitido conlleva:
   - □ La pérdida de 4 puntos.
   - ■ La pérdida de 6 puntos.
   - □ La pérdida de 2 puntos.

6. Conducir bajo los efectos del alcohol resta:
   - □ 4 puntos.
   - □ 0 puntos, porque puedes negarte a que te hagan la prueba de la alcoholemia.
   - ■ 6 puntos, por tener más de 0,50% g/l de alcohol en sangre.

TEST tema 7: Educación para la Salud

Marcar la respuesta correcta.

1. La Promoción para la Salud se define como:
   - ☐ La actuación de un país en materia escolar.
   - ■ El proceso de capacitar a los individuos y a las comunidades para que aumenten el control sobre los determinantes de la salud y por lo tanto mejoren su salud.
   - ☐ La capacidad que tiene un país para incrementar las exportaciones.

2. La importancia de la Promoción para la Salud radica en :
   - ☐ Hacer que un país sea más competitivo.
   - ☐ Que los profesionales de la salud puedan promocionarse en otros países.
   - ■ Que es un instrumento necesario para el bienestar de un país.

3. La Promoción para la Salud en los centros escolares es importante :
   - ☐ Porque enseña a los estudiantes como estudiar la Anatomía Humana.
   - ☐ Porque promociona a los alumnos y alumnas en el campo laboral, una vez concluida la enseñanza obligatoria.
   - ■ Porque enseña conocimientos, habilidades y destrezas necesarias para promover y cuidar no solo su salud sino la de su entorno.

4. En materia de inmigración España es uno de :
   - ☐ Los países que menos inmigrantes reciben.
   - ■ Reciben bastantes inmigrantes.
   - ☐ Es un país que solo recibe inmigrantes de habla hispana.

5. El perfil del inmigrante en España es:
   - ■ Persona joven y con un nivel de salud bueno.
   - ☐ Persona mayor de 65 años.
   - ☐ Persona de edad media y bien preparada para insertarse en el ámbito laboral.

6. Entre los objetivos de la Junta de Andalucía en materia de inmigración esta:
   - ☐ Asegurar el acceso de esta comunidad solo en materia de salud.
   - ☐ Asegurar el acceso de esta comunidad en materia de educación
   - ■ Asegurar el acceso de esta comunidad en materia de sanidad, educación, vivienda y asistencia jurídica.

TEST tema 8: Educación para la Salud

Marca la respuesta correcta.

1. La cocaína:
   - ☐ Es relajante y hace que te mantengas en unos niveles bajos de atención.
   - ■ Es estimulante y hace que te mantengas despierto y alerta mientras duran sus efectos.
   - ☐ Una cantidad pequeña hace que se mantengan sus efectos entre 6 y 8 horas.

2. La cocaína puede producir:
   - ☐ Agresividad y hace que cualquier cosa moleste.
   - ☐ Alucinaciones visuales o auditivas si el consumo es frecuente o a dosis elevadas.
   - ■ Ambas respuestas son correctas.

3. El éxtasis hace que:
   - ☐ Si se bebe alcohol, disminuya la deshidratación.
   - ■ Cuando pasen sus efectos se puedan producir cansancio y depresión.
   - ☐ Si se bebe agua, al consumirla, se potencien sus efectos.

4. El consumo de anfetaminas hace que:
   - ■ No se puede dormir aun estando cansado.
   - ☐ Aumentan el apetito y las ganas de comer.
   - ☐ Ayudan a retener la información en la memoria.

5. Si se consumen alucinógenos:
   - ■ Distorsionan la percepción visual, auditiva y táctil del sujeto.
   - ☐ Sus efectos son fáciles de controlar y no son drogas especialmente peligrosas.
   - ☐ Sus efectos son fáciles de controlar y no son drogas muy peligrosas.

6. Los alucinógenos producen efectos:
   - ☐ En función de la cantidad de sustancia que se consuma.
   - ☐ En función exclusivamente de la calidad que tenga la sustancia.
   - ■ Que no se pueden parar y pueden durar hasta 12 horas.

TEST tema 9: Educación para la Salud

Marcar la respuesta correcta.

1. Aunque la mayoría de las españolas manifiesta su preocupación por la salud, las cifras demuestran:
   - ☐ El gran seguimiento de las recomendaciones médicas básicas, ya que todas manifiestan visitar el ginecólogo una vez al año.
   - ☐ El seguimiento de las recomendaciones médicas básicas, como visitar al odontólogo una vez al año.
   - ■ El poco seguimiento de las recomendaciones médicas básicas, como visitar el ginecólogo una vez al año.

2. Un amplio estudio poblacional realizado por el Proyecto Observatorio sobre Salud y Mujer, revela que el conocimiento de la mujer española de los temas de salud es:
   - ☐ Alto.
   - ■ Insuficiente.
   - ☐ Suficiente.

3. La paridad sexualidad es exclusivamente:
   - ☐ Un instinto biológico que sirve para la reproducción.
   - ☐ El coito: la penetración del pene en la vagina.
   - ■ Ninguna respuesta es correcta.

4. El virus del SIDA tiene predilección por vivir en:
   - ☐ Los leucocitos.
   - ■ Los linfocitos.
   - ☐ Las neuronas.

5. El SIDA se transmite por:
   - ☐ El contacto con la piel, la saliva, o el fluido nasal de una persona infectada.
   - ☐ El contacto con la sangre, la saliva, o el fluido vaginal de una persona infectada.
   - ■ El contacto con la sangre, el semen, o el fluido vaginal de una persona infectada.

6. Qué podemos hacer frente a los trastornos de la alimentación (Anorexia y/o Bulimia):
   - ☐ Aprender y enseñar a aceptar nuestro cuerpo tal y como es, con las diferencias y características propias.
   - ☐ Aprender y a enseñar a conocer, cuidar y disfrutar de nuestro cuerpo proporcionándole una alimentación y unos ejercicios físicos adecuados.
   - ■ Ambas respuestas son correctas.

TEST tema 10: Educación para la Salud

Marcar la respuesta correcta.

1. El medio que sugiere la disponibilidad y ausencia de fronteras sobre el cuerpo de la mujer no es otro que:
   - ■ La publicidad.
   - □ La literatura.
   - □ El arte.

2. La violencia contra las mujeres tiene un doble sentido para quienes obtienen los beneficios directos de sumisión y subordinación, que no son otros que:
   - □ Un sentido general de agresividad de la mujer hacia el mundo que le rodea.
   - □ Un sentido de generosidad de la sociedad matriarcal y de negación del agresor por otro.
   - ■ Un sentido instrumental de la sociedad patriarcal y del agresor por otra.

3. Sabemos que la violencia de género es aquella que:
   - □ De una determinada manera realiza la mujer sobre sus víctimas.
   - ■ Con diversas formas, tiene como principales víctimas a las mujeres de todas las edades.
   - □ Penaliza el "acecho" y el "daño social" a la victima acosada y perseguida.

4. Lo que creen la mayoría de los varones y no pocas mujeres es que la violencia:
   - □ No es un problema "de" sino un problema "para" las mujeres.
   - □ Es un problema "de" la cultura masculina/patriarcal y "de" los varones.
   - ■ Ambas respuestas son correctas.

5. Desde hace algún tiempo, la postura predominante de inclusión en las estrategias contra la violencia de lo que atañe a los varones, se está llevando adelante en diversos países a través de:
   - □ Acciones negativas.
   - □ La Discriminación Horizontal.
   - ■ Una estrategia articulada y transversal.

6. Dichas estrategias implican una serie de actuaciones sociopolíticas que son, entre otras:
   - ■ Generar actividades educativas, preventivas y de sensibilización dirigidas a varones.
   - □ Comprometer a los varones a guardar el silencio corporativo a este respecto.
   - □ Obviar la violencia de género en todas sus formas.

Actividades

Solucionarios

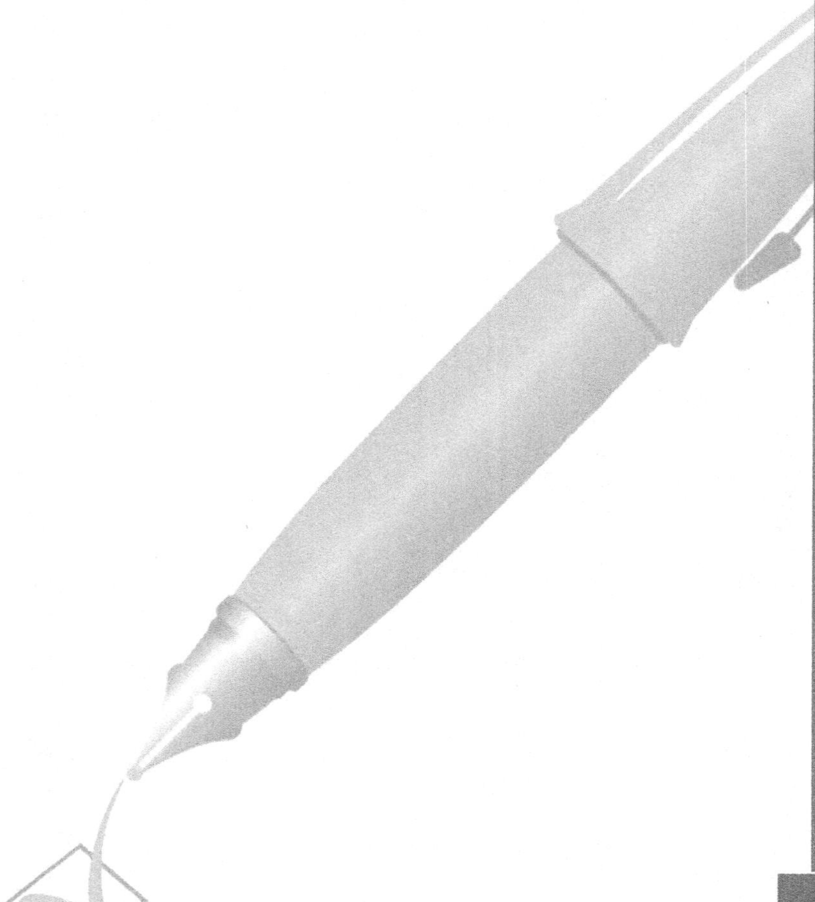

ACTIVIDADES tema 8: Educación para la Salud

" DROGOQUINIELA"	VERDADERO	DEPENDE	FALSO
1. verdadero x. depende 2. falso	1	x	2
• Hay drogas estimulantes, depresoras y alucinógenas, el acohol es un estimulante.	1	x	2
• El cannabis es la droga más consumida en la Unión Europea.	1	x	2
• Los porros son inocuos no afectan ni crean dependencia, pero quien los fuma termina consumiendo otras drogas.	1	x	2
• Los cigarrillos light no hacen daño, no son cancerígenos.	1	x	2
• El porro, hachís, marihuana, costo, hierba... son derivados del Cánnabis, planta de la que salen las sustancias.	1	x	2
• Las drogas de Diseño afectan menos al cuerpo si se toman con alcohol.	1	x	2
• Las drogas de Diseño crean dependencia y pueden provocar paros cardíacos.	1	x	2
• Las drogas de las que hay que prevenirse son las ilegales: porros, pastillas, coca...	1	x	2
• Los jóvenes no saben divertirse sin consumir alcohol u otras drogas.	1	x	2
• La presión del grupo influye en el uso de drogas y hay jóvenes que la usan porque no saben decir no.	1	x	2
• Dos de cada tres jóvenes que han usado los porros han dejado de consumirlos posteriormente.	1	x	2
• Cuando uno consume por el ambiente, tiene más riesgo de desarrollar dependencia a esa sustancia.	1	x	2
• Las drogas sólo son perjudiciales si se consumen habitualmente, quien sólo consume los fines de semana no está enganchado.	1	x	2
• El mono sólo lo pasan los heroinómanos.	1	x	2
• El consumo de drogas tiene repercusiones negativas a corto, medio y largo plazo en el funcionamiento del cuerpo.	1	x	2
• Cuando consumes algún tipo de droga te sientes mejor, te muestras como eres.	1	x	2

• Si tu cuerpo resiste y necesita cada vez mayor cantidad de sustancias para "ponerte a tono" es porque tu estado de salud es muy bueno.	1	x	2
• Cuanto más joven empieza una persona a consumir drogas, mayor es el riesgo de dependencia.	1	x	2

" DROGOQUINIELA" **Resultados.**	**VER DA DE RO**	**DE PEN DE**	**FAL SO**
1.- verdadero x.- depende 2.- falso	1	x	2
• Hay drogas estimulantes, depresoras y alucinógenas, el alcohol es un estimulante. HAY DROGAS ESTIMULANTES DEPRESORAS Y ALUCINÓGENAS. EL EFECTO DEL AMBIENTE EN EL ALCOHOL ES MÁS ESTIMULANTE QUE LA PROPIA SUSTANCIA	1	x	2
• El cannabis es la droga más consumida en la Unión Europea. UNA ENCUESTA DEL PLAN NACIONAL SOBRE DROGAS A POBLACIÓN ENTRE 15 Y 64 AÑOS CONCLUYE QUE AL MENOS EL 36,9 % LO HABÍA PROBADO ALGUNA VEZ.	1	x	2
• Los porros son inocuos no afectan ni crean dependencia, pero quien los fuma termina consumiendo otras drogas. CONCEPTO DE DEPENDENCIA FÍSICA-PSIQUICA-SOCIAL. NO TODOS LOS QUE LLEGAN A OTRAS SUSTANCIAS SE INICIARON DESDE PORROS Y ALCOHOL.	1	x	2
• Los cigarrillos light no hacen daño, no son cancerígenos. "LIGHT" ESTRATEGIA DE MERCADO.	1	x	2
• El porro, hachís, marihuana, costo, hierba... son derivados del Cánnabis, planta de la que salen las sustancias. LOS EFECTOS SON SIMILARES AUNQUE UNOS SALEN DE LA HOJA Y OTROS DE LA RESINA DE LA MISMA PLANTA.	1	x	2
• Las drogas de Diseño afectan menos al cuerpo si se toman con alcohol. PASTILLA ESTIMULANTE ALCOHOL -DEPRESOR CHOQUE DE MENSAJES AL CEREBRO. AGUA, ZUMOS, ... EVITAN DESHIDRATACIÓN Y NO COMPLICAN MÁS LOS CONSUMOS.	1	x	2
• Las drogas de Diseño crean dependencia y pueden provocar paros cardíacos. D. DISEÑO: DEPENDENCIA PSÍQUICA Y SOCIAL O DEL ENTORNO.	1	x	2

• Las drogas de las que hay que prevenirse son las ilegales: porros, pastillas, coca... EL RIESGO Y SU PELIGRO NO DEPENDEN DE SU ACEPTACIÓN SOCIAL DE LAS SUSTANCIAS, SINO DE LAS SUSTANCIAS Y SU REPERCUSIÓN EN EL ORGANISMO. TODAS CREAN DEPENDENCIA Y TOLERANCIA.	1	x	2
• Los jóvenes no saben divertirse sin consumir alcohol u otras drogas. HAY JÓVENES QUE CONSUMEN Y OTROS QUE NO. LA DIVERSIÓN NO DEPENDE DEL CONSUMO. HAY MUCHAS ALTERNATIVAS.	1	x	2
• La presión del grupo influye en el uso de drogas y hay jóvenes que la usan porque no saben decir no. REFORZAR LA ASERTIVIDAD-AUTONOMÍA-PERSONALIDAD.	1	x	2
• Dos de cada tres jóvenes que han usado los porros han dejado de consumirlos posteriormente. LOS CONSUMOS PUEDEN SER PARTE DE UNA ETAPA. LA LECTURA DE LAS EXPERIENCIAS AYUDA A PREVENIR EL USO DE CONSUMOS INADECUADOS.	1	x	2
• Cuando uno consume por el ambiente, tiene más riesgo de desarrollar dependencia a esa sustancia. EL CONSUMO POR EL ENTORNO GENERA MÁS RIESGO DE DEPENDENCIA YA QUE EL INDIVIDUO SE "SOMETE" A LA PRESIÓN DEL GRUPO, MAS DESPERSONALIZACIÓN - MAS CONSUMO.	1	x	2
• Las drogas sólo son perjudiciales si se consumen habitualmente, quien sólo consume los fines de semana no está enganchado. DEPENDENCIA SOCIAL. ROMPER MITOS. ENGANCHADO = TIRADO	1	x	2
• El mono sólo lo pasan los heroinómanos. ROMPER MITOS : HEROÍNA LA ÚNICA QUE CREA SINDROME. DIFERENCIAR EFECTOS FÍSICOS-PSÍQUICOS-SOCIALES.	1	x	2
• El consumo de drogas tiene repercusiones negativas a corto, medio y largo plazo en el funcionamiento del cuerpo. ROMPER MITO : NO PASA NADA POR UNOS. DIFERENCIAR EDADES, CULTURAS, FÍSICO, ... EN LO REFERENTE A LOS CONSUMOS, PERO SIEMPRE AFECTAN EN MAYOR O MENOR MEDIDA.	1	x	2
• Cuando consumes algún tipo de droga te sientes mejor, te muestras como eres. MITO: CON DROGAS SE LIGA MEJOR. DÍA SIGUIENTE REFLEXIÓN.	1	x	2

• Si tu cuerpo resiste y necesita cada vez mayor cantidad de sustancias para "ponerte a tono" es porque tu estado de salud es muy bueno. TOLERANCIA. EL CUERPO NECESITA CADA VEZ MAS SUSTANCIA PARA ALCANZAR LOS MISMOS EFECTOS. TOLERANCIA NO ES IGUAL A RESISTENCIA.	1	x	2
• Cuanto más joven empieza una persona a consumir drogas, mayor es el riesgo de dependencia. TOLERANCIA: DIFERENTE SEGÚN PERSONAS, SEXO, CONTEXTURA FÍSICA, EDAD, ...	1	x	2

GLOSARIO

Anorexia

La Anorexia Nerviosa se podría definir como la pérdida significativa de peso, es decir, con un índice de masa corporal de menos de 17'5. Esta pérdida de peso está originada por el propio enfermo a través de la evitación de consumo de alimentos que engordan y por uno o varios de los síntomas siguientes: Vómitos autoprovocados, purgas intestinales autoprovocadas, ejercicio excesivo y consumo de fármacos, diuréticos y anorexígenos.

Bulimia

La Bulimia Nerviosa es una preocupación continua por la comida, con deseos irresistibles de comer, de modo que el enfermo termina por sucumbir a ellos, presentándose episodios de polifagia (comer en exceso, atracones), durante los cuales consume grandes cantidades de comida, en periodos cortos de tiempo. La persona intenta contrarrestar el aumento de peso así producido mediante uno o más de uno de los siguientes métodos: Vómitos autoprovocados, abuso de laxantes, periodos de ayuno y consumo de fármacos supresores del apetito, extractos tiroideos o diuréticos.

Bienestar Físico

No sólo se quiere decir que el individuo sea normal y que tenga los órganos funcionando bien, sino que también quiere decir que debe lograr un organismo más perfecto y armónico, aumentar su capacidad y que pueda desarrollar el máximo de actividad.

Bienestar Mental o Psíquico

No consiste solo en la ausencia de enfermedades mentales, como la psicosis o las neurosis, sino que supone que el individuo sea capaz de adaptarse adecuadamente a los numerosos cambios.

Bienestar Social

Es la buena relación que se debe tener con los que nos rodean.

Colesterol HDL

Partícula lipidica de alta densidad que transporta el colestero en el llamado "circuito inverso" es decir que "atrapa" colesterol depositado en las arterias, para su eliminación.

Sus niveles elevados son muy beneficiosos para la salud cardiovascular.

Colesterol LDL

Partícula lipídica de baja densidad que transporta el colesterol Sus niveles elevados favorecen la arteriosclerosis por depósito del colesterol.

Comunicación para la Salud

Se define como: "Modificación del comportamiento humano y de los factores ambientales relacionados con ese comportamiento, que directa o indirectamente promueven la salud, previenen enfermedades o protegen a los individuos del daño".

Otra definición: "La comunicación para la salud es el proceso de presentar y evaluar información educativa persuasiva, interesante y atractiva que dan por resultado comportamientos individuales y sociales sanos".

Dieta Mediterránea

Los elementos que definen la dieta mediterránea: pasta y arroz, verduras, legumbres, abundante fruta, aceite de oliva, poca carne y mucho pescado, pan integral, y todo sazonado con algunas especias como el ajo, el orégano, algo de pimienta y pequeñas cantidades de buen vino. (sólo en adultos sin contraindicaciones médicas).

Doping

El doping es el uso por parte de un deportista, de cualquier sustancia fisiológica tomada en cantidad o por vía anormal, con la sola intención de aumentar artificial y deshonestamente su resistencia y habilidad en una competición.

Droga

Es una sustancia capaz de proporcionar placer actuando sobre el nivel o la claridad de la conciencia. (Aizpiri, 1986). Toda sustancia farmacológica activa que produce en un organismo vivo un estado de dependencia física, psíquica o de ambos tipos. (OMS, 1969). Toda sustancia que, introducida en el organismo vivo, y disuelta en la sangre, puede modificar una o más funciones de éste. (Centro de Prevención de las Drogodependencias, 1994). Toda sustancia que produce sobre el individuo modificaciones de su estado psíquico y susceptible de causar dependencia, si se insiste repetidamente en su consumo. (Calafat, 1985).

Educación Física

Educación Física es la ciencia en cuyo proceso educativo se busca la formación armónica e integral del hombre a través del movimiento humano, no formalizando en técnicas y tácticas.

Educación para la Salud

La OMS la define como "Cualquier combinación de actividades de información y educación que lleve a una situación en que la gente desee estar sana, sepa como alcanzar la salud y busque ayuda cuando la necesite.

Educar en Valores

Educar en valores, en la actualidad, es formar personas que puedan desenvolverse en la sociedad que tienen que vivir. Sujetos capaces de asumir los retos de la globalización y puedan comprometerse en la construcción de un mundo más justo.

Grasa Insaturada

Grasa que contiene 1 o más dobles enlaces en su molécula. Si es 1 se denomina grasa monoinsaturada (cuyo representante principal es el ácido oleico) y si son 2 o más se denominan poliinsaturadas, de la que existen 2 familias fundamentales: serie omega 3 y omega 6 según la posición del primer doble enlace.

Grasa Saturada

Grasa constituida por ácidos grasos que no contienen ningún doble enlace en sus moléculas.

Índice de Masa Corporal (IMC)

Medición de la obesidad propuesta por la OMS. Se correlaciona fuertemente con el grado de adiposidad. Se obtiene dividiendo: Peso en (Kg) / (Talla en m)2.

Hipertensión Arterial

La hipertensión arterial es la elevación crónica de la presión arterial por encima de valores considerados deseables o saludables para una persona de acuerdo con su edad y tamaño corporal. La presión arterial tiene directa relación con la constitución corporal, de ahí que los niños y adolescentes en general tengan una presión arterial más baja que los adultos.

Noxa o Agente Causante

Una noxa o agente causante de enfermedad es todo elemento capaz de producir un desequilibrio en nuestra salud. El término noxa procede del latín y antiguamente se usaba este vocablo como sinónimo de malo.

Nutrición

La nutrición es el conjunto de procesos mediante los cuales el ser vivo utiliza, transforma e incorpora en sus propias estructuras las sustancias que recibe del mundo exterior con el objetivo de obtener energía, construir y reparar las estructuras orgánicas, y regular los procesos metabólicos. Estas sustancias, llamadas nutrientes se encuentran en los alimentos: proteínas, carbohidratos, lípidos, vitaminas, minerales, elementos traza, y agua.

Prevalencia

Número de afectados de una problema por unidad de población. Protocolo de atención a pacientes con trastornos del comportamiento alimentario (T.C.A.) dirigido a Médicos de Atención Primaria.

Prevención

Es una herramienta que capacita a las personas para evitar o reducir las situaciones de riesgo.

Promoción de la Salud

El proceso de capacitar a los individuos y a las comunidades para que aumenten el control sobre los determinantes de la salud y por lo tanto mejoren su salud.

Salud

La Organización Mundial de la Salud la define como un estado total físico, psíquico y social, y no solo como un estado de ausencia de afecciones y enfermedades.

Salud Pública

Salud Pública, se entiende como la ciencia y el arte de promover la salud, prevenir la enfermedad y prolongar la vida mediante esfuerzos organizados de la sociedad.

Síndrome del Sedentarismo

El síndrome del sedentarismo se caracteriza por la combinación de mala dieta y una vida sedentaria, puede conducir a obesidad, hipertensión arterial, diabetes, enfermedades cardiovasculares, accidentes cerebrovasculares, retinopatías. El sedentarismo es una de las causa mayores de muerte.

Sistema Circulatorio

El aparato circulatorio sirve para llevar los alimentos y el oxígeno a las células y para recoger los desechos, metabólicos que se han de eliminar después por los riñones, en la orina, y por el aire exhalado en los pulmones, rico en dióxido de carbono (CO2). De toda esta labor se encarga la sangre, que está circulando constantemente.

Sistema Respiratorio

La respiración es un proceso involuntario y automático, en que se extrae el oxígeno del aire inspirado y expulsan los gases de desecho con el aire aspirado. Respiración consiste en tomar oxígeno del aire y desprender el dióxido de carbono que se produce en las células.

Se llama así a los ingresos que obtiene un Gobierno. En el caso de España, la principal fuente de ingresos públicos son los impuestos. Deben existir unos ingresos públicos que financien el GASTO PÚBLICO, ya que un Gobierno hace carreteras, hospitales, colegios, universidades, etc. Y estas inversiones requieren grandes sumas de dinero que se obtienen vía ingresos públicos.

BIBLIOGRAFÍA

Título: La Educación para la Salud del siglo XXI
Editorial: Díaz de los Santos
Autor: Serrano González, M.I.
Año: 1997

Título: Programa de Prevención de Drogodependencias (Tabaco y Alcohol)" al Finalizar la Educación Primaria.
Editorial: Junta de Andalucía
Autor: Delgado Arcos, E. y otros.
Año: 1994

Título: Carta de Ottawa para la Promoción de la Salud. Conferencia Internacional sobre Promoción de la Salud.
Editorial: Organización Mundial de la Salud
Autor: AA.VV.
Año: 1986

Título: Programa de Promoción de Salud.
Editorial: Organización Mundial de la Salud
Autor: AA.VV.
Año: 1991

Título: Alcohol y Tabaco, para nada. Guía del Profesor
Editorial: Ministerio de Educación y Ciencia
Autor: AA.VV.
Año: 2001

Título: Programa para Dejar de Fumar
Editorial: Junta de Andalucía
Autor: Becoña Iglesias, E.
Año: 1997

Título: Psicoterapia de la Anorexia Nerviosa y la Bulimia
Editorial: Editorial Guilford
Autor: Garnel y Garfunkel
Año: 2001

Título: Educación en Valores
Editorial: Consejería Educación y Ciencia Castilla la Mancha
Autor: AA.VV.
Año: 2006

Título: Postgrado: Pedagogía, Infancia y Enfermedad
Editorial: Universidad de Barcelona
Autor: AA.VV.
Año: 2006

Título: Orientaciones y Programas. Educación para la Salud en la Escuela
Editorial: Generalitat de Cataluña
Autor: AA.VV.
Año: 1984

Título: XXXVI Asamblea Mundial de la Salud
Editorial: Organización Mundial de la Salud
Autor: AA.VV.
Año: 1983

Título: Algunas Consideraciones sobre Promoción de Salud
Editorial: Revista cubana de salud pública
Autor: Cruz Álvarez, N.M. y otro.
Año: 2005

Título: Convenio de Atención a la Inmigración
Editorial: Consejería de Salud de la Junta de Andalucía
Autor: AA.VV.
Año: 2004

Título: Factores Psicológicos que Intervienen en el Desarrollo del Cáncer y en la Respuesta al Tratamiento.
Editorial: Ministerio de Sanidad y Consumo
Autor: Arbizu, J.P.
Año: 2007

Título: Consumo de Alimentos y Estado Nutricional de la Población Escolar de la Comunidad de Madrid (CAENPE)
Editorial: Ministerio de Sanidad y Consumo
Autor: AA.VV.
Año: 1994

Título: Alcohol y Conducción. Una Mezcla Peligrosa
Editorial: Exma. Diputación Provincial de Valladolid.
Autor: AA.VV.
Año: 2005

Título: Nutrición y Salud Pública. Métodos, Bases Científicas y Aplicaciones
Editorial: Masson
Autor: Serra Ll, Aranceta J., Mataix J.
Año: 1996

Título: Fundamentos de la Educación para la Salud y la Atención Primaria.
Editorial: Cep
Autor: Martos García, R.
Año: 2004

Título: Métodos y Medios en Promoción y Educación para la Salud
Editorial: Uoc
Autor: Marques Molías, F.
Año: 2004

Made in the USA
Monee, IL
18 October 2026

66048471R10208